U0284379

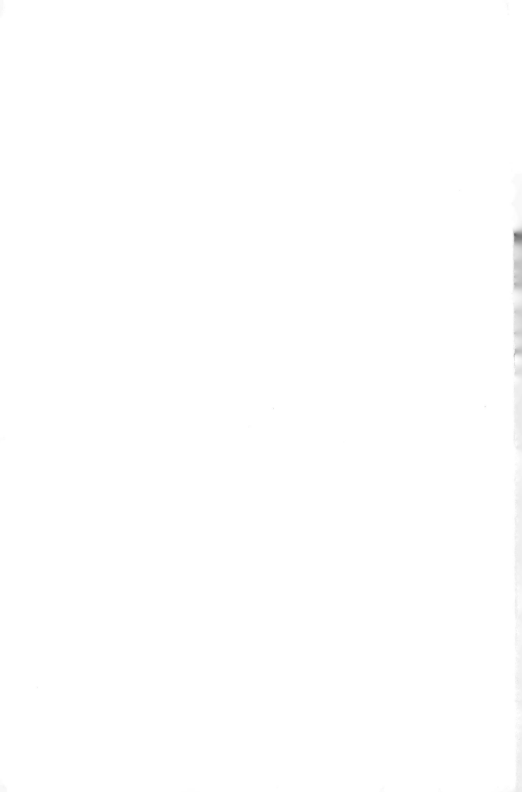

BRAIN SCIENCE IN EDUCATION

教育脑科学

从心理学实验室
走向教育实践

From the Psychological Laboratory to
Educational Practice

曾 琦 著

北京师范大学出版集团
BEIJING NORMAL UNIVERSITY PUBLISHING GROUP
北京师范大学出版社

推荐序

掌握脑智发育规律　提升基础教育质量

　　学习是人类终身的主题，更是推进个人发展、社会建设、文明进步的重要力量。教育则是人类提升学习能力、开展系统学习的重要路径。这就意味着教育必须坚持以人为主体，必须遵循人的发展规律、认知规律、学习规律等，才能实现高质量的教育，这也是古人所说的"因材施教"的内涵所在。

　　教育和学习是多学科研究的对象，其中很重要的角度就有脑科学。脑是学生各类学习活动的主要器官，多种多样的教育活动也在塑造着学生的大脑，未来教育的重要特征之一就是要基于脑、适于脑、促进脑。从脑认知的角度研究教育和学习问题，具有重要的理论意义和现实价值。近几十年来，磁共振成像、脑磁图、脑电图、功能性近红外光谱技术等一系列无创性技术的进步，为我们越来越深入地探索人类的脑智发育规律、学习规律提供了可能性。揭示人脑的奥秘，也已成为 21 世纪科学界共同关心的前沿课题之一。

　　曾琦教授的这本专著《教育脑科学：从心理学实验室走向教育实践》，正是脑科学与教育结合的有益尝试。曾琦教授在学生时期就在北京师范大学接受过系统而扎实的心理学专业训练。1996年留校工作后，她开始探索将心理学运用于教育领域，致力于教育心理学的研究与实践，参与了多项教育学、心理学、脑科学的跨学科研究，取得了丰硕的研究成果；指导多所实验学校开展的教育改革实验亦取得了良好成效。她在掌握脑科学研究成果的基础上，立足中国的教育情境，用深入浅出的语言，在本书中探讨了脑与学习、脑与阅读教育、脑与数学教育、脑与第二语言学习、友善用脑等一系列重要问题，生动展现了脑与学习、脑与教育的复杂联系和交互关系，深入阐述了基于儿童脑智发育规律的教育实践理念。相信这本书对于帮助教师、学生、家长和所有关注教育的公众了解脑科学、掌握基于脑认知规律的有效教育和学习方法具有重要作用，对于当前我国基础教育实践的变革也有积极的指导价值。

董奇

二〇二四年6月14日

走进脑科学，做明智的教育者

经过了在北京师范大学心理学系四年的本科学习和在北京师范大学发展心理研究所三年的硕士学习，1996年，我留校入职教育科学研究所（课程与教学研究院前身）。刚刚从心理学领域进入教育领域工作时，我还有一些自诩心理学比教育学更科学的"优越感"。但是，我很快就感受到，抽象概括的心理学研究成果未必能够使真实而复杂的教育问题迎刃而解。理论与实践的融合，同样是困扰一线教师的难题。

通过几十年在大学的教学历练，特别是与各地中小学及教育科研机构的长期合作，我越来越深刻地感受到，要弥合关注确定性、一般性的心理学研究与接纳可能性、多样性的教育实践之间的"鸿沟"，必须将抽象概括的研究规律与生动丰富的真实教育场景相结合。这种情境化既有助于改造心理学研究"掘地三尺"的琐碎分析，也有助于改造教育学"云中漫步"的笼统思辨。而且，立足真实情境、"有血有肉"的研究才是一线教师能够看得懂、用得上的。

留校至今，我已经为各级各类学生，从大学本科到教育博士，从一线教师到国家机关、部队、医护、金融行业等各领域专业人士，讲授了近30年的教育心理学相关课程。我发现教学中最好的情境化，就是链接学习者的经验。每个人都有学习的经验、教育的经验或者被教育的经验，所以，用贴近学习者经验的事例来展示学与教的规律，会更具亲和力。此外，我的教育心理学课程拒绝不断重复"昨天的故事"，而是常教常新。我特别愿意把最新的研究进展融入课程，并强调理论不仅来自实践而且应该用于实践，力求培养学生活学活用。"学习"是教育心理学研究的核心概念。近年来，心理学有关学习研究的新进展主要来自脑科学研究领域。从2014年开始，我尝试在"教育心理学专题研究"课程中加入脑科学与学习的专题，并不断充实脑科学专题内容，于2018年开始讲授专门的"脑科学与小学教育"课程，到2021年发展为"脑科学与学校教育"课程。在融合脑科学与学校教育的十年探索中，我深切感受到基于脑、适于脑、促进脑的教育正是未来教育的发展方向。

理解是教育的基础，脑是人类学习的物质基础，走进脑科学，理解脑与学习，已成为我们科学开展教育活动的必修课。但是，脑科学研究主要来自实验室研究，其专业门槛确实非常高，没有经过相关专业训练的教育者往往对其望而生畏，甚至可能会落入"神经神话"的陷阱。尽管近年来国内也有不少脑科学与教育主题的著作面世，但都是翻译国外研究者的作品，并没有基于中国的教育情境，其内容架构甚至话语逻辑也未必能对中国读者的"口味"。基于中国的教育情境，用深入浅出的方式建构脑科学的实验室研究成果与我们日常教育特别是学校教育实际的联系，正是我写作此书的初心。

进入 21 世纪，超扫描等技术的进步推动了脑科学研究的快速发展，并积累了丰硕的研究成果，但一本书难以囊括其所有精华。语数英是学校教育中最主要的学科，贯穿小学、中学所有学段。对此，本书将重点分享阅读、数学及第二语言学习三个领域的脑科学研究及其对教育实践的启示。

高度发达的神经系统是人类各种心理现象的物质基础，而大脑是神经系统的"最高司令部"。脑科学研究肇始于探索大脑结构与功能的定位关系，这使得心理学有关学与教的研究从传统的、较为宏观的、行为层面的探索逐步深入大脑分区甚至神经细胞水平。因此，适当了解神经系统特别是脑的结构与功能，是我们走进脑科学、解读相关研究成果的知识基础。如同我们作为电脑的使用者，未必对电脑的所有软件、硬件都了如指掌，但是，只有对其主要的硬件成分、常用软件有必要的认知，使用电脑才能更加得心应手。所以，本书的第一章会首先介绍脑的基本结构与功能，以及在学习过程中，脑在进行信息加工时将会怎样工作和运转。在此基础上，本书通过第二、第三、第四章用脑科学为大家解读，为什么阅读这种重要而基础的学习能力不是与生俱来的，还不能一劳永逸；为什么数学学习这么难，几乎所有的儿童在学校开始学习数学时都会面对挑战；为什么我们学校的英语教育老是无法突破"少慢差费"的怪圈，用学习汉语的方式学习英语很容易学成"哑巴英语"等日常教育中令我们费解的问题。通过学习脑科学研究对上述问题的解答，还不足以保证我们成为"明智的教育者"。如果仅仅折服于脑科学新颖的研究成果，看不到脑科学研究的局限和需要突破的未来发展方向，我们就会很容易落入迷信科学万能的窠臼，毕竟"明智"不仅需要"明事理"，而且需要"见未来""思周全"。因此，本书第五章将辩证地分析脑科学研究对学与教的系统启示以及面临的挑战，推进未来的教育基于脑、适于脑、促进脑，既用符合脑科学的方式开展学与教，又能发挥主动性用学习塑造脑，在教育中实现真正的"友善用脑"。

本书整合了我近十年讲授脑科学与教育相关课程的精华内容，感谢课程与教学论、小学教育等专业 2013—2023 级修读相关课程的研究生同学，在课程教学中与同学们的讨论、追问，推动我对脑科学与教育的了解不断深化、拓展；同学们对课程的热爱和认可，则成为我持续探索的强大推动力。特别感谢我的学生刘艺（第三章）、刘子煜（第五章）、张卓群（第一章）、徐辛（第四章）、刘意（第二章）协助我对相应章节教学转录稿的整理，使得这十年的教学精华能以图文并茂的方式呈现给各位关注教育的读者朋友们！

曾琦

2024 年 5 月

于北京师范大学英东楼

目　录

04　第四章　告别"哑巴英语"

——脑科学与第二语言学习

05　第五章　友善用脑

——基于脑科学的学与教

主要参考文献

第一章　脑与学习

人类灿烂的文明脱胎自猿人祖先第一次直立行走、极目远眺，加速于信息科技和人工智能的大规模应用。但是这一切波澜壮阔的发展背后的第一驱动力，是我们不断进化、永不停歇的大脑。……但是对大脑深处奥秘的探索，我们才刚刚开始。

——纪录片《大脑深处》

物质是精神的基础。人之所以有奥妙、神奇的心理世界，是因为人有高度发达的中枢神经系统。在中枢神经系统中，脑是"最高司令部"。为什么有的人反应快，有的人反应慢呢？或许你听说过这样的调侃——反应慢是因为这个人的反射弧太长了。有的人听到一个笑话后可能要琢磨半天，当别人都笑了好几轮之后，他还在细细回味，想了半天后哈哈大笑。真的是因为他的反射弧太长了吗？本章将会介绍学习的神经基础，即高度发达的以脑为"最高司令部"的中枢神经系统，学习了这一章你就能判断这个答案是否可信了。

在本章的学习中，我们不仅要了解神经系统基本的生理结构和功能，而且要关注脑在进行信息加工时将会怎样工作和运转。20世纪五六十年代，随着信息科学的发展，认知心理学派的很多学者将人的学习和计算机的信息加工过程加以类比，认为人类学习的本质就是对信息进行加工。人们每天都会接触海量的信息，究竟哪些信息能够进入加工系统并被存储下来呢？本章将从信息加工的角度来揭示在学习过程中脑是怎样运转的。此外，我们还将谈一谈脑的特异化和学习。人的神经系统的发育有一个特征——偏侧化。为什么有的人是左利手，有的人是右利手呢？这与脑的偏侧化有关。脑的特异化不仅体现在利手的差异上，而且体现在其他方方面面，包括对学习的影响。

第一节　学习的神经基础

夫人之神宅于心，心之精根据于肾，而脑为元神之府，精髓之海，实记性所凭也。

——《类证治裁》

一、神经系统的结构与功能

要想了解学习的神经基础，首先要了解神经系统的结构与功能。结构与功能相适应是生物学的基本观点之一。我们常说学习是需要"动脑筋"的，就是在强调学习和脑关联紧密，即学习是脑的一个非常重要的功能。那么，究竟脑的哪些结构与它高度发达的功能关联紧密，让我们一起来探索。

谈到脑与学习，就绕不开儿童神经系统的发展。学习并不是从我们获得学生的身份时才开始的，也不会随着我们学生时代的结束而终结。我们生活在一个终身学习的社会，不仅儿童需要学习，其他年龄段的人也都需要学习。不过，话虽如此，心理学最关注的仍然是儿童的学习，因为从神经系统的可塑性来看，儿童期的学习效率往往是最高的。正如发展心理学所揭示的，在不同的人生阶段，个体发展的核心任务是不一样的。在儿童期，学习是核心任务，所以谈到脑与学习时必然要重点关注儿童神经系统的发展。

了解儿童的神经系统如何发展，有助于我们理解并教育儿童。例如，人们常说"不能让孩子输在起跑线上"，但是了解了儿童神经系统的发展规律之后，我们会领悟到"站错起跑线"更加可怕。实际上，在什么年龄段应该学什么，这与儿童神经系统的发育有很大关系。我们未必是脑科学的研究者，但是至少要做理智的脑科学知识的消费者。拥有这些基础的知识之后，就不会被社会上铺天盖地的各种营销和宣传弄得迷失方向、随波逐流，因为我们会很清醒地知道在什么阶段什么事情是重要的、应该做的。

（一）神经系统的构成

神经系统分为周围神经系统和中枢神经系统。

周围神经系统遍布身体的各个角落。它分为两大类，一是自主神经系统，二是躯体神经系统。自主神经系统不受个人意志的控制。正如没有任何一个人能说，"我能控制我心脏的跳动"。心脏要不要跳动，胰腺要不要分泌胰岛素，内脏要不要工作，这些都不受个体意识的控制，而是受自主神经系统的控制。自主神经系统包括交感神经系统和副交感神经系统两种类型，前者主要对人体起兴奋作用，后者主要对人体起抑制作用。在生活中，人们常说某个人"神经病"，其实有可能指的是精神病。医学上的"神经病"除了指神经系统的器质性病变之外，更多指的是神经功能失调。例如，交感神经系统和副交感神经系统不能达到平衡的工作状态，也就是说，该抑制时不抑制，该兴奋时又兴奋不起来，这时可能就需要一些药物来调整动态平衡。总而言之，自主神经系统更多与我们控制自己的内脏有关，而不受自我意识的监控。除此之外，周围神经系统还包括躯体神经系统，这是个体能控制的。例如，在正常情况下让你举右手，你一定不会举左手，让你眨眼睛，你一定不会张嘴，即躯体神经系统根据一定的指令和自身的需要，通过相应的神经来调控，进而调动身体去实施特定的行为。躯体神经系统主要由 12 对脑神经和 31 对脊神经构成。

中枢神经系统不仅包括脑，而且包括被脊柱椎骨保护着的脊髓。脊髓里面有大量神经元细胞体和大量神经纤维。其中，神经元细胞体聚集的地方被称为灰质，神经纤维聚集的地方被称为白质。通过观察人类脊髓的截面图（如图 1-1 所示）可以发现，中间的部分是灰色的、呈蝴蝶形的，这里是大量神经元细胞体集中的地方，即灰质。而外周是一圈白色的，主要由神经纤维构成，即白质。脑也可以进一步细分成若干部分。人们日常所说的"动脑筋"的"脑"，更多指向端脑，也就是人们常说的大脑。除了大脑这个部分，人脑还有间脑、小脑、脑干，这些部分都非常重要。过去人们常常忽视这些部分的作用而更重视大脑。这是因为人们普遍认为学习好与不好，主要取决于大脑的功能。

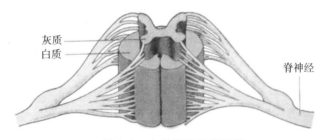

图 1-1 人类脊髓的截面图

（资料来源：袁运开，2013）

（二）神经元和神经胶质细胞

神经系统结构和功能的基本单位是神经元，也被称为神经细胞。

神经系统除了神经元之外，还有包裹着神经元的神经胶质细胞。这种包裹很重要，后面会讲到。

1. 神经元

首先，我们来认识一下神经元。通过观察被放大了很多倍的神经元电镜图（如图1-2所示）可以发现，神经元由细胞体和突起构成。这些突起有的很细，像树枝的分叉一样，被称为树突；有的很长，像一条又长又粗的尾巴，被称为轴突。轴突的神经末梢，即从长长的尾巴上长出来的小分叉的部分。细胞体的中央是神经细胞的细胞核。轴突的外面被髓鞘包裹，髓鞘由神经胶质细胞组成。这些结构支撑着神经元感受刺激、产生兴奋和传导兴奋的功能。感受刺激和树突有关，产生兴奋和细胞体有关，而传导兴奋和轴突有关。

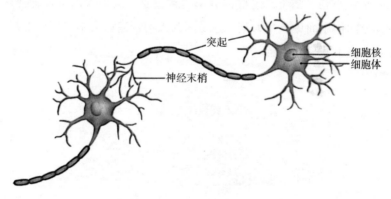

图1-2 神经元电镜图

（资料来源：朱正威，赵占良，2012）

在这样一个复杂的神经系统中，神经细胞的形态是非常多样的。神经元的分类有多种方法，常以神经元突起的数目、神经元的功能和所释放的递质为依据进行分类。根据神经元突起的数目，神经元可以分为单极神经元、双极神经元、多极神经元。根据神经元的功能，神经元可以分为感觉神经元、运动神经元、中间神经元。根据所释放的递质，神经元可以分为胆碱能神经元、胺能神经元、氨基酸能神经元、肽能神经元。

身体由细胞构成，而细胞又有不同的类型。神经元就是构成身体的一种细胞。不同的细胞之间有一定的差别。例如，夏天天气炎热，每天洗澡都能搓出泥来，澡泥是什么呢？实际上澡泥由灰尘和人体死亡了的表皮细胞组成。有人开玩笑说，那天天搓澡怎么没把自己搓没了呢？因为表皮细胞虽然每天都有死亡的，但是每天也都有再生的，以保持身体屏障的动态平衡。那么，神经元可再生吗？

但凡伤到神经，后果都很严重，因为神经元不能再生。例如，中风的老人突然不能说话了，很有可能是因为言语中枢的神经元坏死了。虽然有的老人中风之后经过康复训练也能恢复言语功能，但是这种恢复并不是因为坏死了的那部分神经元又再生了，而是由它旁边没有坏死的神经元在康复训练下代偿性地承担起了那部分死亡的神经元所应该承担的工作。神经科学家对于神经元能否再生的问题一直都特别感兴趣。如果死亡的神经元能够再生，就不会有半身不遂、不能说话等难以治愈的神经性疾病。但现实是——不能。神经科学家一直都在对这个问题进行持续探究，有研究者提出有一个部位的神经元似乎是可以再生的：海马部位的神经元。他们曾解剖并观察了一位患者的大脑，发现该患者的海马体积比之前增大了，由此推测其受损的海马部位的神经元再生了。但很多研究者对这个证据存疑，海马体积变大一定是因为神经元再生了吗？有没有可能是他的神经元"长胖"了呢？甚至海马体积变大并不是因为其神经元发生了改变，而可能是因为这个部位的神经胶质细胞发生了改变。

所以，这个证据仍然无法证明神经元可再生。

综上，目前我们还没有确切的证据能够证明神经元可以再生。但是我们可以畅想一下：如果神经元可以再生，那会发生什么奇迹？是不是瘫痪就能治愈了？高位截瘫的个体，也许其手脚的神经元都是好的，但是脊椎部分的联合神经元受损，导致运动和感觉神经通道被阻断，因此没有办法支配身体的运动。如果他的联合神经元可以再生，他也就不会受到瘫痪的困扰了。所以，让神经元再生真的是一个非常有吸引力的课题，生命科学、神经科学领域的科学家一直都渴望找到让神经元再生的方法。例如，有些人提出，能否使干细胞分化成神经元，来修复已经损伤的神经元，不过对此学界尚未达成共识。

资料卡

神经元再生之争

神经科学发展之初，学者们普遍认为神经元是不可再生的，不会进行自我修复和更新。但从 20 世纪 60 年代起，科学家们通过动物实验陆续发现了大脑内新生神经元的现象，直到 1998 年，终于得到了第一份成年人神经再生的人体证据，即在死亡的成年癌症患者的脑中发现了新生神经元。

最让科学界大振的是卡罗林斯卡（Karolinska）研究所的一项研究。神经科学家弗里森（Jonas Frisén）的研究团队通过分析 55 名死者脑组织的单个神经元发现，大脑的一个海马区域（齿状回）每天都能产生 700 个新生神经元（Spalding et al., 2013）。

但是，阿尔瓦雷斯 - 布伊拉（Alvarez-Buylla）教授团队的研究成果使神经元再生的希望破灭。他们对 59 份人类脑组织尸检标本进行了标记并对神经元再生进行了验证，标本涉及不同的年龄段（从出生前到 77 岁）。结果显示，脑部的新生神经元主要出现在胎儿发育期，并在 14 周的时候数量达到顶峰，22 周以后开始减少。而到了 7 岁左右，就基本不会再产生新生神经元了（Sorrells et al.，2018）。

对此，有一些科学家提出了怀疑：这项研究对尸体标本新生神经元的标记是否可靠？尸体标本放置了较长时间，放置时间和外部环境变化是否会影响标记的可靠性？脑组织的主人的身体和神经状态是否会影响研究结果？

玛丽亚·略伦斯 - 马丁（María Llorens-Martín）的团队在上述讨论的基础上缩短了标记标本的时间，他们在 48 小时内对收集的 43~87 岁健康成年人的脑组织进行了神经元检测。结果显示，尽管随着年龄的增长，健康成年人的神经元的新生速度减慢，但是仍能观察到神经元的再生。除此之外，在患有阿尔茨海默病的 52~97 岁人群的脑组织中，神经元的数量急剧减少，并且通过对小白鼠的试验，他们证实了发病后治疗神经元可以减缓病程的发展（Moreno-Jiménez et al.，2019）。

上述研究所涉及的海马属于间脑，也就是边缘系统。它之所以被称为海马，是因为它的形状与海马相似。海马是特别重要的一个神经结构，与信息加工有关。如果一个人的海马出了问题，他的记忆就会受到影响。医学界有一个著名的病例：H. M.（全名 Henry Gustav Molaison）在癫痫手术中被切除了大脑的海马及邻近结构，结果他出现了顺行性遗忘，即他无法记忆手术后发生的事情，短时记忆的信息无法进入长时记忆中。海马还与人的方位感有很大关系，H.M. 在离家两个街区的地方几近迷路（O'Keefe & Nadel，1978）。本来方位感很好的人，在海马受损之后会变得分不清东西南北。后文分析信息加工时会具体揭秘海马的重要性。

正如以上所分析的，海马体积变大可能是海马部位的神经元变多了，但也不排除是因为它"长胖"了或非神经元的细胞有了变化。

在神经系统里，无非就两种细胞——神经元和神经胶质细胞。前文我们分析了神经元，接下来谈谈神经胶质细胞。

2. 神经胶质细胞

神经胶质细胞是神经系统的重要组成部分，分布于神经元和毛细血管之间，数量很多，在哺乳动物中约占脑总体积的50%。神经胶质细胞属于多突细胞，但无轴突、树突之分，一般可分为三类，即星形胶质细胞、少突胶质细胞和小胶质细胞（如图1-3所示）。

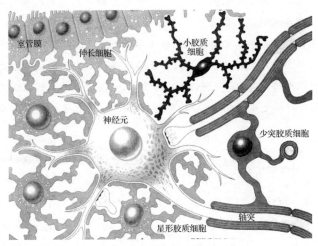

图1-3　神经元与神经胶质细胞
（资料来源：费尔滕等，2006）

神经胶质细胞在数量上不少于神经元，在体积上和神经元相当。尽管它并不是神经系统的主体，但是扮演着重要角色。神经系统的主要功能是感受刺激、传导兴奋，这个功能显然由神经元承担。那神经胶质细胞有什么功能呢？目前研究认为神经胶质细胞的功能体现在以下四个方面。

第一，支持的作用。它相当于构建了我们神经系统的骨架。神经胶质细胞，尤其是星形胶质细胞的许多突起，相互连接，织成密密的网，构成支持神经元细胞体和神经纤维的支架。

第二，修复再生的作用。举个例子，一个女孩因为患脑瘤被摘除了一个脑半球，后来的脑部扫描发现她原本被摘除的已经是空腔的一侧脑半球慢慢被填充了——原因不是神经元增多了，而是神经胶质细胞通过增生填补了神经元死亡的空间，起到了修复再生的作用（Tuckute et al.，2022）。

第三，绝缘与屏障的作用。轴突外面有髓鞘，髓鞘由神经胶质细胞包裹神经元而成。髓鞘可防止神经冲动传导时的电流扩散，对传导的绝缘性有重要作用。髓鞘化完成正是神经系统发育成熟的重要标志之一。举个例子，如果你在一个新生儿脸上放一块毛巾，他会怎么办？他肯定很不舒服，会摇头晃脑地全身乱动。但是如果是一个半岁的婴儿，你在他脸上放一块毛巾，他就只会�手把毛巾抓起、拿开。这是为什么呢？因为新生儿的髓鞘化尚未完成。为什么髓鞘化没有完成，新生儿会乱动？要回答这个问题还得从神经元的结构说起。神经元感受到刺激并产生兴奋，这个兴奋是以生物电信号的形式传递的。所以，髓鞘化没有完成即神经细胞的轴突没有被髓鞘包裹的时候，它就像一条裸露的电线，是会漏电的。新生儿接收到刺激，产生兴奋，没有髓鞘化的神经系统就好比一个漏电的网络，兴奋的冲动到处蔓延，于是全身乱动；但是半岁的婴儿特定神经通道的轴突很好地完成了髓鞘化，就像给电线包裹了一层绝缘的胶皮，其最大的作用就是让神经兴奋能够精准传导。正如越小的孩子越冲动，越成熟的人越会做自己该做的事，这也可能与神经系统的成熟有一定关系。孔子曾说："三十而立，四十而不惑。"现在脑科学的研究证明，"四十而不惑"是有一定科学道理的。额叶区域的髓鞘化是最晚完成的。以前研究者认为前额叶相对成熟是在青春期结束之后，之后的研究却发现，前额叶相对成熟的平均年龄延后到了30岁左右（Gogtay et al., 2004）。孔子确实很有智慧，虽然那个时候没有脑科学的研究手段和成果，但是丰富的人生经验和深入的思考让他发现人要到40岁左右才能真正成熟，这正好契合了新近脑科学研究的发现——接近40岁时，我们的神经系统才真正成熟。

第四，提供营养的作用。有一种观点认为，阿尔茨海默病不是因为脑部的神经元出了问题，而是因为神经胶质细胞出了问题，不能给神经元提供充足的营养。

阿尔茨海默病属于神经机能退变性疾病，即神经退行性疾病。神经退行性疾病的一个明显特征是随年龄的增长而恶化。对于神经退行性疾病的发病机理众说纷纭，也没有很好的治疗手段。以前以为"老年痴呆"是"老糊涂"了，但有的人老了也不糊涂，有的人没老就糊涂了，所以也不能简单认为这是随着年龄的增长或衰老就必然出现的情况。过去关于神经退行性疾病的病因的探讨主要集中在神经元上，因为这些衰退的功能都与神经元关联紧密。但是，后来也有研究者提出病因也许是神经胶质细胞出了问题。对此做出重要贡献的是本·巴雷斯（Ben Barres）教授。尽管以前我们总认为神经胶质细胞是神经系统里面的配角，但是本·巴雷斯教授却另辟蹊径，指出神经胶质细胞在数量上比神经元要多，所以他认为可以从神经胶质细胞入手，探讨神经退行性疾病的发病机理，并提出了一条治疗神经退行性疾病的新思路（Pfrieger & Barres, 1997）。在他的研究基础上，人们开始陆续研发一些药物治疗包括阿尔茨海默病在内的神经退行性疾病。

3. 神经冲动的传导

神经细胞和神经胶质细胞是神经系统的重要组成部分，而神经系统得以有效运作离不开神经冲动的传导。当任何一种刺激作用于神经细胞时，神经细胞就会由比较静息的状态转化为比较活跃的状态，这就是神经冲动。

神经冲动的传导服从全或无法则。神经细胞受到刺激时，并不总是会兴奋，刺激的强度必须达到一定的阈值。以一个简单的小实验为例，假设被试被蒙住双眼，此时拿两支笔接触他的皮肤，当两个点离得很远时，问被试现在有几个点接触皮肤，答案一定是两个点。但当这两个点近到一定程度时，再问被试同样的问题，答案很可能就是一个点（朱滢，2016）。这是因为人对差别的感知是有一定极限的。神经细胞受到刺激也是类似的，当刺激的强度超过阈值后，它才会被感知，从而产生冲动。

需要注意的是，神经元反应的强弱并不随外界刺激的强弱而改变，信息在传递途中不会变得越来越弱。只要在阈值以上，无论刺激是强还是弱，反应的强弱都不会改变。

神经冲动的传导包括两种形式：一种是电传导，即在同一个神经细胞内，突触接收刺激，细胞体产生兴奋，兴奋沿着轴突往下传递，信号传导过程在一个神经细胞内完成；另一种是化学传导，即在细胞与细胞之间，依靠突触释放的神经递质进行传导，这些神经递质是化学物质。

研究发现，神经冲动的传导速度是非常惊人的。以前人们还普遍认为神经冲动的传导速度与光速差不多，德国物理学家、生理学家亥姆霍兹（Hermann von Helmholtz）首次进行了神经冲动传导速度的测定。他通过用电刺激青蛙腿部的神经，然后采用自己发明的筋肉测量计测量筋肉收缩与神经长度的关系，推算出了青蛙的神经冲动传导速度。后来，他又用同样的方法测量出了人的神经冲动传导速度，结果为 50-100 米 / 秒。

还记得前面那个问题，有的人反应快，有的人反应慢是因为反射弧的长短不同吗？现在可以揭晓答案了。例如，在扎绵羊游戏中，看到绵羊出逃，马上扔飞镖扎逃跑的绵羊，两个玩家的平均反应时间相差 0.038 秒，如果这个时间差是由反射弧的长度差所致的，那他们反射弧的长度差距将达到 3.7 米。其中一个玩家的反射弧长度超过 3.7 米，相当于一个超级巨人的高度，这显然是不可能的。

4. 反射弧

神经系统的活动是各种各样简单或复杂的反射活动，执行反射的全部神经结构被称为反射弧，一般包括感受器、传入神经、神经中枢、传出神经和效应器五个部分（如图 1-4 所示）。例如，有一个小飞虫向你的眼睛扑来，你的眼睛接收到这个信号后，就会把它传递到大脑，大脑就会发出闭眼的指令进行自我保护，这就是发生在反射弧中的神经活动。

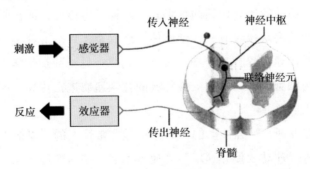

图 1-4　反射弧

（资料来源：恽晓平，2014）

二、脑的结构与功能定位

"脑与学习"的主题更多是心理学这个学科在研究。心理学的英文为psychology，为什么被翻译成"心理学"呢？这可能与我们的文化传统有关系。通常，人们，特别是中医，将脑的许多功能归于心（如"心之官则思"，出自《孟子·告子上》），于是就有了"心理学"一词。实际上许多心理现象都发端于脑，似乎被称为"脑理"更合适，只是大家已经习惯用"心理"一词了，将psychology译为"心理学"也就约定俗成了。

心理现象的物质基础就是高度发达的神经系统，尤其是脑。不光人有脑，动物也有脑。例如，鱼、鸡的脑都很小，相比之下，猪的脑就要大一些。我们去研究不同等级的动物的脑，就会发现它们和人脑有很大的区别。脑作为神经系统的高级部位，随着动物由低级逐渐向高级进化，也逐渐变得复杂起来。脑结构的发展规律是由尾侧向颅侧发展，新旧结构并存，相互制约，新结构控制旧结构。后部的脑结构往往更早成熟，这也在一定程度上印证了大量的高级心理功能的中枢是在额叶，尤其是前额叶。

生活中人们通常所说的脑，只是在脑科学研究当中很小的一部分，即大脑皮层。除了大脑皮层之外，脑还包括间脑、脑干和小脑。关于脑的发育，大脑皮层的相关研究较多。

脑的发育顺序有四个并行的、既定的规律，即从后到前、从内到外、从下到上、从右到左。

第一个规律，从后到前。负责视觉的大脑区域（在枕叶）最先成型。前端的前额叶成熟得最晚，甚至当个体进入成年期之后仍在发育。我们在介绍神经胶质细胞时曾提到，人的额叶可能要到30岁左右才能基本成熟（Gogtay et al.，2004）。大量涉及多通路的、综合性的高级心理加工与前额叶相关。

第二个规律，从内到外。大脑内部结构的发育早于外部结构。大脑的内部结构涉及边缘系统，而外部结构则涉及大脑皮层。从动物种系的发展来看，只有高级的动物，如哺乳动物中的灵长类，才拥有类似于人类的大脑皮层结构。更低级的动物身上也有像脑干这样的神经结构。例如，昆虫也有脑，但和人脑的结构大不相同。研究发现，越是外层的结构可能越高级，成熟得越晚（Conel，1939）。

第三个规律，从下到上。负责心跳、呼吸、体温等基本功能的脑干发育得较早，而大脑皮层中负责情感、注意力和协调精细运动的区域则发育得较晚。从信息加工的通道来看，信息都是通过人体的各种感官来感受的。从外周来的信息进入人的大脑，需要从下往上传递。在传递的过程中，先经过脑干，再经过边缘系统，最后才能被投射到大脑皮层。这再次印证了低等动物的脑区在下端、高等动物的脑区在上端的观点。

第四个规律，从右到左。脑分为左右两个半球。在婴儿的早期发育阶段，大脑右半球比左半球更为活跃。在婴儿出生一年之后，随着负责接收和表达语言的区域逐渐被固定于大脑左半球，左侧大脑的能力才慢慢得到彰显。学者普遍认为先天或者早期就具备的能力往往与人脑的右半球有很大的联系，高级一些的功能往往是人脑的左半球在后天不断发展和学习的结果。

（一）脑的功能分区

我们在脑与学习的研究中还需要重点关注某一些区域。心理学家、早期生理心理学家以及医学家进行了大量研究，希望能明确不同脑区到底有什么样的功能、发挥什么样的作用。例如，人为什么可以感觉到不同的味道？在不同的食物刺激味觉神经并产生兴奋之后，它会被传递到脑的什么区域？为什么一个人在一次意外受伤之后，身体的某些部分就不能运动了？脑的不同区域到底承担着什么样的功能，这是早期脑科学家特别感兴趣的一个问题——功能定位。

从功能定位的角度，脑可以分为三个重要的部分，分别是脑干、边缘系统、大脑皮层。神经科学家麦克莱恩（MacLean，1985）做了这样一个类比：在爬行动物中可以看到和人的脑干类似的神经节；到哺乳动物才出现和人可以匹敌的边缘系统；而要发展到哺乳动物的最高等级灵长类才有类似于人的大脑皮层的结构，尤其是新皮质（Holden，1979；Reiner，1990）。

从外观上看，脑主要包括大脑和小脑。依照一般功能，脑的内部结构可以分为脑干、边缘系统和大脑皮层。在大脑半球内侧面，扣带回、海马旁回等与间脑交接处的边缘连接成一体，因此被称为边缘叶。边缘叶与邻近皮质（如海马、齿状回等）以及与它联系密切的皮质下结构（如杏仁核、下丘脑、上丘脑、丘脑等）在结构和功能上都有密切的联系，它们构成一个功能系统，被称为边缘系统。

爬行脑的主要部分是脑干，脑干主要负责人的不经思考的先天性活动及本能活动。哺乳脑主要指边缘系统，是在爬行脑的基础上形成的，因此哺乳脑与爬行脑的共同特征是负责人的不经思考的先天性活动。不同的是，哺乳脑还有控制情感活动的功能。新皮质主要指大脑皮层，它有着很明显的进化层次：最先出现的是嗅觉性的部分，叫古皮质，它是在鱼类时出现的，主要的功能是调节内脏活动；随着动物的进化，新皮质不断出现，到爬行动物时就有了非嗅觉性的新皮质；到了哺乳动物，新皮质已逐渐占据了主导地位；到了人类，新皮质占据了所有皮质的96%，很小一块的古皮质被挤到了脑的底部。

　　大脑为神经系统的最高级部分，由左右两个大脑半球组成。成年人大脑的质量平均约 1400 克，但也存在个体差异。两个半球间有很多联系的通道，其中一个重要的联系通道叫胼胝体。大脑半球的表层为灰质（也叫皮质或皮层），深层为白质（也叫髓质，主要是神经纤维和核团）。大脑表层的灰质就是大脑皮层，是神经细胞的细胞体集中的部分，其厚度为 1~4 mm，其下方大部分由白质构成。以现在的技术手段，基本上也只能检测到这 1~4 mm 厚的大脑皮层的活动情况，研究更厚皮层的活动尚存在困难。因此，很多脑科学的研究更关注的是认知加工活动的情况，研究非认知加工活动的情况不那么容易，因为它的皮层定位更深。大脑皮层是神经细胞密集的一个区域。到底密集到什么程度呢？人类大脑皮层的神经细胞约有 140 亿个，面积约 2200 平方厘米。

（二）大脑皮层

　　接下来，我们将要了解最高级的大脑皮层区域的结构特点。当前，脑科学能够研究的神经活动主要集中在大脑皮层区域。

　　大脑皮层有大量的沟回，展开之后的表面积很大。根据所具有的比较明显的沟回，大脑皮层被分成几个不同的区域。中央沟和外侧沟上面的部分，被称为额叶。额叶的面积最大，成熟得最晚。中央沟往后，顶枕裂之前，以及外侧沟上面的部分，被称为顶叶。顶枕裂后面的一小块，被称为枕叶。外侧沟下面的部分，被称为颞叶。两边的脑对称。这是大脑结构在空间上的基本区分（如图 1-5 所示）。除此之外，外侧沟包裹的一小部分，被称为岛叶。

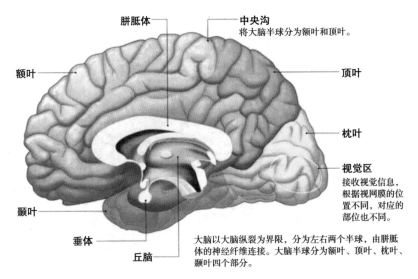

胼胝体

中央沟
将大脑半球分为额叶和顶叶。

额叶

顶叶

枕叶

视觉区
接收视觉信息，
根据视网膜的位
置不同，对应的
部位也不同。

颞叶

垂体

丘脑

大脑以大脑纵裂为界限，分为左右两个半球，由胼胝
体的神经纤维连接。大脑半球分为额叶、顶叶、枕叶、
颞叶四个部分。

图 1-5 脑的纵切面（从左侧观看右半球）

（资料来源：坂井建雄，桥本尚词，2017）

对大脑皮层进行空间上的区分是有意义的。研究发现，额叶、顶叶和很多高级心理加工活动关联紧密，和学习关联尤其紧密，如顶叶和数学教育、空间能力关联紧密。除了脑叶的重要沟回之外，脑的结构中还有很多沟回。例如，额叶有额上沟、额下沟，进一步可分为额上回、额中回、额下回；顶叶有顶内沟，进一步可分为顶上小叶和顶下小叶；颞叶也有两条沟，分别为颞上沟和颞下沟。所以借助大脑本身有的比较容易定位的分界线，我们可以把大脑皮层分为若干小的区域。分区越精细，就越有利于定位它的功能。

以上是从外侧面的视角区分的脑的结构。从内侧面来看，我们不仅能看到皮下的边缘系统，而且能看到扣带回、胼胝体等（如图1-6所示）。

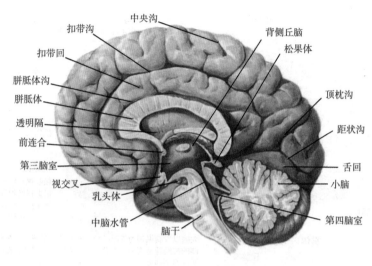

图 1-6　脑的内侧面

（资料来源：徐国成等，2015）

（三）大脑皮质的分区与机能定位：布鲁德曼分区

心理学家认为将大脑皮层分为枕叶、顶叶、颞叶、额叶、岛叶还不够精细。我们如果研读过脑科学的相关文献，就不难发现其中大部分都会使用布鲁德曼分区，比如说"监测到 BA×× 号区域"中的"BA"指代的就是布鲁德曼分区。布鲁德曼分区将大脑皮层分为不同的区（如图 1-7 所示），分区的范围和皮层的沟回范围不全相同，但大致相当。现在的功能性磁共振成像研究也应用了布鲁德曼分区定位。研究表明，这些分区中有的区域和人类的学习有关，需要重点关注。例如，44 号和 45 号区又被称为布洛卡区，这部分区域与阅读关联紧密（Bookheimer，2002）。又如，颞叶区域的 22 号被称为威尔尼克区（Wernicke's area），这个区域与语音加工关联紧密（Bookheimer et al.，1998；Thompson-Schill et al.，1999）。

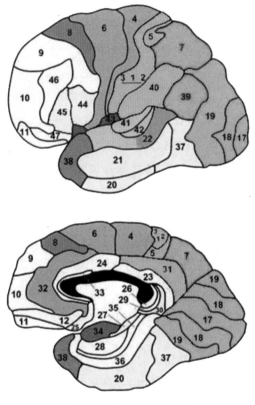

图 1-7 布鲁德曼分区

（资料来源：Sundström, 2006）

布鲁德曼分区比较精细，适合专业的脑科学研究。对非专业的普通读者来说，掌握简略的脑功能分区即可。额叶是较高级的一个脑区，负责思维、计划，与个体的需求和情感相关。尽管情绪中枢位于边缘系统，但是人类情绪的产生实际上与人对自身的认知评价密切相关，认知评价主要由额叶发挥作用。例如，老师在课堂上对学生 A 说："你真厉害，这是要做第二个爱因斯坦的节奏啊！"如果学生 A 本身物理成绩就比较好，他听完这句话可能就会产生自豪感，并认为老师很欣赏他。但如果学生 A 是一个物理考零分的同学，他听完这句话可能就会认为老师是在讥讽他。同一句话，两个同学被引发的情绪体验大不一样。为什么同样的刺激可以引发人们产生不同的情绪体验呢？这与每个人对这个刺激做出的评价不同有关。认知评价理论认为，人们情绪的引发并不取决于这个刺激本身的特点，而是取决于人们怎么去解读、评价这个刺激（Arnold，1970）。而认知评价活动与大脑的额叶关联紧密。顶叶响应疼痛、触摸、品尝、温度、压力的感觉，也与数学和逻辑有关。颞叶负责处理听觉信息，也与记忆和情感有关。枕叶负责处理视觉信息。小脑控制肌肉的张力和协调，维持身体平衡，影响运动的起始、计划和协调，包括确定运动的力量、方向和范围。脑干有调节心血管运动、呼吸、吞咽、呕吐等重要生理活动的反射中枢。若这些中枢受损，将引起心搏、血压的严重障碍，甚至危及生命。所以，我们一定要保护好这些部位。

这些与脑相关的生理知识对于普通读者而言可能略显枯燥、生涩。但是，适当地学习并了解相关知识，可以给我们的日常生活带来有益的启示。例如，脑细胞工作时需要消耗氧气和葡萄糖。脑要完成的任务越具有挑战性，就需要消耗越多的能量。脑对血液的需求量巨大。此外，水分也是人脑健康活动必需的物质，它是神经信号在脑内传递所必需的。而且，水有助于肺保持湿润，使它可以有效地将氧气运送到血液中。在一天的学校生活中，上午的学习任务较重，为了保证大脑有足够的能量来胜任一上午繁重的工作，吃好早饭特别重要，早餐要包含淀粉类食物以提供葡萄糖。早餐要保证有足够糖分的摄入，以及每天有足够水分的摄入，这不仅有助于身体健康，而且有助于维持脑功能的健康运转。

三、儿童的神经系统发展

神经元在胚胎中以惊人的速度发育。在妊娠的头 4 个月，一个胚胎将形成 2 千亿个神经元。但是在第 5 个月时，约一半的神经元因未能与生长中的其他胚胎区域连接而死亡。虽然这一结论还没有关于人类的直接的实验证据，但是研究者已经获得了动物实验的成果。例如，把新生的小白鼠放在不同的环境里，解剖这些在不同生活环境下成长的小白鼠的大脑，结果发现其神经元的联系出现差异。具体来说，对比在贫乏环境下和丰富环境下成长的小白鼠，丰富环境下成长的小白鼠的脑重更大。新生儿的神经元并不成熟，髓鞘化程度低，突触少，大脑皮层的大多数区域是不活跃的，最活跃的区域主要是脑干和小脑。在受到环境刺激时，新生儿的神经元的联结（突触）快速增多。环境越丰富，形成的突触越多，新生儿学习的速度就越快。儿童接近青春期时，形成突触的速度放缓，有用的联结保留，无用的联结凋亡。此过程持续终身，但是 3~12 岁时是最旺盛的。在生活中，我们常说"三岁看大，七岁看老"，为什么强调学前和小学阶段在儿童发展中的重要性呢？这可能正是与个体神经系统发育的特点相契合的。学前阶段和小学阶段是开发大脑潜能的一个非常重要的时期，因为在这两个阶段，如果个体能得到良好的教育，获得丰富的刺激，就有助于促进个体的神经网络更好地形成联结。

（一）胎儿脑发育的敏感期

胎儿脑发育有三个敏感期。

一是怀孕前 8 周，胚胎开始分化并形成脑细胞。这个时候孕妇一定要注意预防一些疾病，避免不良的情绪以及营养的不均衡。举例来说，如果一个普通成年人感染风疹病毒，即使没有治疗，通常一周左右也能痊愈，但如果一个怀孕 8 周内的孕妇感染了，问题可能就比较严重，因为胎盘的屏障还不能阻挡病毒的入侵。胎儿通过胎盘以及脐带和母亲的血液循环系统建立联系，并且胎盘能起到一定的屏障作用，可以保护胎儿免受体积较大的细菌的入侵，但是难以抵御体积更小的病毒的入侵，因为一般病毒的大小相当于细菌的 1/10，甚至 1/100。例如，前面提到的风疹病毒就有可能导致胎儿的器官有缺陷或者对其智力产生影响。比较好的预防方法是女性在怀孕前接种疫苗。

二是怀孕 20 周，差不多就是孕期 5 个月。人们常说"十月怀胎"，此处的"月"不是指公历月，而是四周为一个月。所谓怀胎十月，其实就是 280 天左右。怀孕 20 周时，正是胎儿脑细胞的增殖期。

三是怀孕 30 周左右到胎儿出生后，这是胎儿脑成长的活跃期。怀孕期间需要注意保证足够的营养，保持稳定、积极的情绪，避免高危因素（如疾病、辐射、烟酒、药物等）。因为担心药物的影响，有些孕妇生病了就扛着不吃药，也未必妥当，还是应该咨询医生，谨遵医嘱，不能硬扛。

（二）婴幼儿脑发育的敏感期

0~3 岁是神经细胞形成树突的关键时期。树突越丰富，就越可能与更多神经细胞建立联系。这里涉及一个很重要的概念，叫"关键期", 也有学者认为应该叫 "敏感期"。需要注意的是, 大脑发育存在敏感期, 但并不意味着错过了敏感期后再学习就不会有成效, 只是需要付出更多的努力来达成同样的目标。

有的家长认为早期教育很重要, 这种看法有一定的合理性, 因为大脑发育成熟的敏感期大多为儿童成长早期。但是, 正如我们在前面就提醒家长在早期教育中与 "输在起跑线上" 相比, "站错起跑线" 更可怕。因此, 我们需要了解儿童发展的敏感期, 知道在什么阶段, 什么事情是重要的、不能错过的, 而什么事情其实不那么重要, 没必要揠苗助长。

例如, 数感 (数学 / 逻辑) 的发展敏感期比人们想象的还要早 (如图 1-8 所示), 差不多是从 1~4 岁, 早于儿童入小学之前。这提示我们, 需要在 1~4 岁时让儿童意识到这个世界有很多东西是可以用数量来描述的, 让儿童对数量有一个基本的认知。运动发展和情绪控制的敏感期比数感的敏感期开始得更早。好的早期教育应该让儿童进行充分的运动, 学会适当的情绪控制。情绪控制, 不是让儿童没脾气、没有任何情绪, 而是让他们学会接纳自己的情绪, 并以合适的方式来表达自己的情绪。要指导儿童真诚地面对自己的情绪, 然后接受它, 同时找到一种合理的方式去表达。语言的敏感期比较长, 从出生到 10 岁左右, 需要引起重视。器乐演奏的敏感期从 3 岁开始。分享一个有意思的故事: 笔者的孩子上幼儿园中班时, 班上有同学就开始学钢琴了。而且好多学钢琴的同学的家长调侃, 此时学钢琴会影响亲子关系。笔者并没有急于让孩子跟风学钢琴。直到上小学后, 孩子常常对笔者说, "妈妈, 你看某某同学在学钢琴, 我也想学。" 笔者说: "只是因为看见别人学, 你就想学吗? 每个人不需

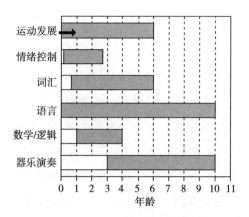

图 1-8　儿童脑成熟的敏感期

（资料来源：苏泽，2005）

要都做一样的事啊！"后来孩子又说："我觉得钢琴弹起来很好听，我也想自己弹出这样的曲子，所以我想学。"最后，笔者同意了，说："那咱们可以试试。"从器乐演奏的敏感期来看，如果一个儿童6岁才开始学钢琴，很可能不会成为一个钢琴家。如果不是朝着艺术家的方向培养，晚一点学器乐也是可以的，但最好不要晚于7岁。因为有研究发现，儿童在7岁时灰质开始减少、皮质折叠稳定、全脑皮质连接变得更加有效，此时皮质突触形成，髓鞘化的发展似乎已经达到了一个转折点，7岁之后听觉发育的可塑性虽然存在，但是可能会有所下降（Nie，Li，& Shen，2013）。换句话说，儿童7岁之前进行听觉训练的效果要比7岁之后训练的效果好。

（三）脑叶成熟的顺序

脑叶从后到前，从枕叶到顶叶、颞叶、额叶逐渐成熟。大脑神经元不是同时开始髓鞘化的，最后完成髓鞘化的是前额叶。孩子出生时已经完成了大约 50% 的神经系统髓鞘化（主要是感觉神经和运动神经），出生后到 3 岁继续完成至 70%~80%（主要是高级思维和高级情感），剩余部分要到青春期结束甚至更晚才能完成（主要是前额叶）。随着前额叶在青春期的髓鞘化，青少年逐渐具有假设、洞察未来和进行逻辑思维的能力。

之前有一些研究者认为髓鞘化的完成是在青春期结束后，但后来发现其实还要更晚。前额叶与人的理智感有关。为什么说年轻人容易冲动？冲动就意味着情感占了理智的上风。对于小学生来说，这种冲动也可能与他的前额叶不成熟有关。对于中学生来说，这种冲动性可能会更强。因为在青春期，他们的身体激素水平的改变会让人更容易情绪化。有脑科学家曾经这样比喻：青春期脑发育改变的剧烈程度，甚至可以比拟为从人到猿。很多时候，家长、老师会觉得青春期的孩子难以相处，其实也与他们对青春期个体脑发育缺乏理解有关。当你理解了，往往就能更加平和地面对青春期孩子的情绪化现象。老师和家长如果能理解这个阶段学生的反应，可能就会减少愤怒和不满。

第二节 脑与信息加工

记忆是信息加工的结果，我们的大脑就像一台自动编码器，不断将信息压缩和重构，形成记忆。

——英国神经科学家理查德·莫里斯（Richard Morris）

上一节介绍了神经系统的结构与功能等，接下来我们将继续了解在学习中，我们的脑是如何工作以加工和处理各种信息的。无论是我国强调的有张有弛的传统，还是西方的谚语"All work and no play makes Jack a dull boy"（只学习不玩耍，聪明的孩子也变傻），其实都在提醒我们要认识到，在学习中，脑活动具有节律性，脑不可能是一个不知疲倦的"永动机"。而了解脑在学习活动中的基本规律，可以帮助教育者更科学地开展教育教学活动。本节将从脑加工信息的过程、脑活动的节律性以及对教师课堂教学的启示三个方面展开论述。

一、脑加工信息的过程

人脑是如何处理外界环境信息的呢？这正是认知信息加工理论研究的主要内容。

进入 21 世纪后，模仿人类大脑成为人工智能的关键技术。认知信息加工理论的研究，可以帮助计算机算法更接近人脑的信息加工过程，从而使机器人拥有更加"智能的头脑"——电脑。例如，大家颇为关注的生成式人工智能，实质就是一款基于人脑信息加工模型编写的程序，并且还在不断优化，使其在对话时更接近人类的自然交流。今天，我们利用认知信息加工理论帮助电脑模拟人脑。有趣的是，该理论的诞生却肇始于将人脑类比成电脑。

20世纪五六十年代，随着计算机技术和信息科学的发展，一些心理学家开始把人脑和电脑做类比。他们认为，人的学习过程类似于电脑对信息的加工处理过程，并由此产生了一种心理学理论，叫认知信息加工理论。

认知信息加工理论认为，人脑在处理加工信息的时候，首先要通过感觉器官来获得外界信息。外界信息传输进来之后，先经过感觉登记，进入瞬时记忆，之后进入工作记忆。瞬时记忆就像一个全息照相机一样，对经过感觉登记的信息照单全收。但是事后我们并不能回忆起所有信息，一些信息之所以会被遗忘，是因为它们并没有进入工作记忆得到加工。为什么没有进入工作记忆呢？因为工作记忆是有容量限制的，不像瞬时记忆的容量没有限制。但是，进入工作记忆的这部分信息最后也未必会被存储在我们的大脑里，只有那些在工作记忆中被编码了的信息，才能被我们存储在长时记忆中，那些没有被编码的信息则会被过滤掉，所以说我们的大脑会不断地过滤信息，只有最后被我们编码的信息才能被存储在长时记忆中。

那到底是什么样的信息才能被保留下来呢？实际上，信息加工过程是很复杂的，目前的脑科学研究尚不能清晰地解释全过程。常见的信息加工模型所展示的只是一个步骤性的过程，如从感觉登记到瞬时记忆，再到工作记忆以及长时记忆，还有长时记忆又被调取到工作记忆中，然后和新的信息对比，做出判断，发出指令（如图1-9所示）。实际上，近期的研究发现，听觉和语言处理在人脑中是并行的，而非我们认为的先处理听觉信息，再将其转化为语言信息（Hamilton et al.，2021）。可见，我们的大脑其实有很强的并行加工能力，并不是一次只能处理一件事、必须一步一步来。所以，我们不能简单地理解为大脑只能进行这样的线性加工过程。

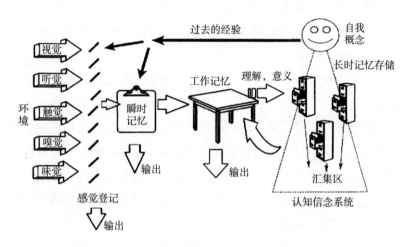

图1-9　表述人脑如何处理外界信息的信息加工模型
（资料来源：苏泽，2005）

如果我们分别来看信息加工的各个环节，就会发现在每个环节里，都可能有信息"幸存"下来，也可能有信息被筛掉。这是为什么呢？筛选的依据是什么呢？

（一）感觉

首先，我们通过五官从环境中获取大量信息。我们通过眼耳鼻舌身获得相应的感知觉，包括视觉、听觉、嗅觉、味觉、触觉和本体感觉（动觉）等。

在信息加工过程中，不同的感觉通道获取信息的效率并不一样，其重要程度也存在差异。视觉、听觉和触觉（包括肌肉运动觉经验）对新信息学习的贡献最大。大家可能听说过："我是一个视觉通道占优势的学习者。""我是一个听觉通道占优势的学习者。"但是很少听到："我是一个味觉通道占优势的学习者。"此外，与视觉、听觉相比，触觉也比较特别，它与运动操作有关，甚至有一些学习者确实是触觉通道占优势的。有一位老师分享过这样一个案例：他亲戚家的孩子英语学得不好，总是记不住单词，后来他发现这个孩子的触觉通道占优势，于是让亲戚给孩子准备了一盆沙子，让孩子用手指直接在沙子上写单词，这样的学习对触觉的刺激更丰富，结果发现这么做确实对孩子的英语学习有帮助。当然，触觉通道占优势的学习者较少，但也不能忽略有一些学习者确实要依赖直观的触觉体验才能更好地进行学习。

那么，中国学生普遍偏好的感知觉通道是否就是视觉和听觉？我们能否基于此探寻较为普适的教学策略？已有实证研究并没有给出肯定的答案，不少研究者对学习者的感知学习风格进行了调查，但由于调查对象的年龄、学习内容以及样本量等均不一致，他们得出的结果也不尽相同。例如，有研究发现初中生偏好视觉型学习风格（罗薇等，2009），也有研究发现在高中生中动觉偏好学习者偏多（吴飒等，2011）。此外，一个人的感知学习风格并不是单一的，一个学习者可能既偏好使用视觉通道，又偏好使用触觉通道。多数人的学习风格都是复杂的，并且存在主导的学习风格。因此，很难说是否存在普遍的感知学习风格和相应的普适的教学策略，在教学时我们仍需要根据具体的学习情况选择合适的教学策略。

　　我们可以借助量表了解自己的学习风格。以奥布赖恩的量表为例，他将学习者的感知学习风格区分为视觉型学习者、听觉型学习者和触觉型学习者，并在量表中描述了不同学习风格的特点（如表1–1所示）。三项得分均衡，每项均大于20分的情况，表示该学习者的各通道发展得都比较好，并且能根据学习需要选择合适的感觉通道。三项得分均衡，每项均小于20分的情况，表示该学习者的各通道尚未得到充分发展，尚未出现明显偏好，奥布赖恩建议将此类学生视作触觉型学习者，因为触觉通道相比于其他通道更容易得到发展。

表1–1　学习感觉通道偏好检测单（O'Brien，1989）

　　请仔细阅读每一句话，并考虑对自己是否适用："常常适用"记为3分，"有时适用"记为2分，"从不适用"或"几乎不适用"记为1分。

偏好的感觉通道	特点	记分
视觉	1. 我喜欢涂鸦，我的笔记中有很多图片、箭头等标识。	
	2. 当我需要记住什么时，写下来能使我更好地记忆。	
	3. 当我尝试记住一串电话号码或类似的新信息时，脑海中会形成相应的画面来帮助我更好地记忆。	
	4. 考试时，我能"看见"教材中正确答案的页面。	
	5. 除非我把方位/路线写下来，不然我很容易迷路或迟到。	
	6. 别人说话时，看着他能使我保持注意。	
	7. 我的脑海中能清晰地出现事物的图像。	
	8. 当周围环境嘈杂时，我很难理解别人在说什么。	

偏好的感觉通道	特点	记分
视觉	9. 当我听到一个笑话时，我很难理解它。	
	10. 我在安静的地方更容易完成工作。	
总计		
听觉	1. 在阅读时，我会"听着"脑中的字词，或把字词读出来。	
	2. 当我需要记住什么时，一遍又一遍地重复它能使我更好地记忆。	
	3. 我需要通过讨论来理解事物。	
	4. 课堂上，我不需要做笔记。	
	5. 我更容易记住人们说了什么，而不是穿了什么。	
	6. 我喜欢录音和听磁带。	
	7. 对同样的内容，我更喜欢听讲座，而不是阅读教材。	
	8. 即使我低着头或盯着窗外，我也能轻松地跟上发言者的思路。	
	9. 当我解决问题或写作时，我会和自己说话。	
	10. 我更喜欢有人告诉我怎么做，而不是自己读指南。	
总计		
触觉	1. 我不喜欢听或读指南，我喜欢直接开始做。	
	2. 当别人向我展示了如何做，并且我有机会自己操作时，我能学得更好。	
	3. 当有背景音乐时，我能更好地学习。	
	4. 我总是通过试错的方式解决问题，而不是根据步骤解决问题。	
	5. 我的桌面／储物柜看上去杂乱无序。	

续表

偏好的 感觉通道	特点	记分
触觉	6. 在学习过程中，我需要频繁的休息。	
	7. 我做笔记，但很少翻阅和复习我的笔记。	
	8. 即使身处复杂的环境中，我也不太容易迷路。	
	9. 当我有随意走动的自由时，我能更好地思考；坐在课桌前思考并不适合我。	
	10. 当我想不起来某个具体的字词时，我会用手比画，并且称它为"我要说什么来着"或"那个什么"。	
总计		

（二）感觉登记

接着，通过感觉器官获得的信息来到感觉登记系统。在感觉登记的过程中，并非所有的信息都会进入加工的路径中。什么信息会被保留下来？什么会被过滤系统筛掉呢？

心理学家提出了一个叫感觉登记的机制。他们发现这项工作主要由脑干区域的一个网状集合系统承担，这个系统决定了哪些信息被感觉登记、哪些被直接排斥在外。像脑干或者丘脑这样的边缘结构，属于脑的更低级脑区。脑干是最原始的脑区，其次是边缘系统，最高级、最复杂的是新皮层。脑干更多和一些本能行为有关，如呼吸中枢。这个系统在筛选信息时会优先保存和我们生存相关的信息。我们自己能意识到这个筛选过程吗？答案是否定的，这个过程是无意识进行的，非常快速。其实，不是发生在大脑皮层的心理加工，都是我们意识不到的、不随主观意志为转移的。可能在短短几毫秒内，大脑就会根据我们过去的经验，从生存的角度来对信息的重要性进行排序。

（三）短时记忆

被感觉登记之后的信息会进入后续环节，即短时记忆，又叫工作记忆。

工作记忆一般保持时间为 30 秒，属于有意识过程，而不是潜意识的。例如，我们看一串电话号码，会有意识地去记忆它由哪几个数字组成、是什么样的顺序。

此外，工作记忆是有容量限制的，即一次仅可以处理几个项目，其容量随年龄而变化。工作记忆的容量是指在同一时间里能够加工处理多少个单位的信息。容量是 7±2 个组块（Miller，1956）。组块的意思是将分散的信息编码整合为一组信息。组块可以有效扩大工作记忆的容量。

需要注意的是，这里的平均值"7"不是与生俱来的。对于 5 岁以下的孩子，其工作记忆可容纳的组块平均值为 2；对于 5~14 岁的孩子，其工作记忆可容纳的组块平均值为 5；到了 14 岁以上，可能达到和成年人一样的水平（如表 1-2 所示）。

表 1-2　年龄与记忆组块（Miller，1956）

年龄段	工作记忆可容纳的组块数量		
	最小值	最大值	平均值
5 岁以下	1	3	2
5~14 岁	3	7	5
14 岁以上	5	9	7

如果孩子的工作记忆容量比较小，可能会对他的学习有影响。例如，一般到小学四年级的时候，学生数学学习的两级分化比较严重，可能的原因之一是数学从起初比较简单的计算转变为比较复杂的多步骤计算。通俗来说，就是要转好几个弯，一旦转的弯多了，工作记忆容量小的孩子就不会处理了。那怎么办呢？其实也是有策略的。虽然组块容量有限，但是可以增加每个组块的单位量，或利用经验帮助信息组块。例如，请试着记住以下这样一串数字，10秒后合上书，根据你的记忆按正确的顺序把它们写下来。

010200820220504

你写正确了吗？你对它们进行了怎样的分组呢？如果独立地记忆每一个数字，这串数字显然超过了7±2个单位。现在我们对它们进行组块。

010 2008 2022 0504

现在你能记住它们了吗？"010"是北京区号，"2008""2022"分别是北京举办奥运会的年份，"0504"可以记忆为日期（五四青年节），15个单位经过组块变成了4个单位，是不是更容易记忆了呢？

应用到教学中，比如为了帮助学生记忆12个月份的英文单词，可以将这12个单词编成一首有节奏的歌曲，每4个单词为一句，这样学生就能把12个单词编码为3个组块进行记忆。还有研究发现，一部分学习困难儿童的工作记忆能力比较差，无论是在数学学习中（刘昌，2004），还是在语文学习中（王恩国，刘昌，2008），学习困难儿童的工作记忆和加工速度都存在明显不足。

工作记忆不仅有容量的限制，而且有时间的限制。对青春期前的儿童来说，他们的工作记忆时间为5~10分钟，而处于青春期的青少年和成人的工作记忆时间为10~20分钟（苏泽，2016）。超过时间限度会出现疲劳或厌烦、注意力下降的情况。所以，教师做教学设计的时候，一个课堂活动最好不要超过 20 分钟，对于小学生来说最好不要超过 10 分钟。当我们了解了这些规律之后，在设计或实施教学时可以超越简单地依赖经验，从而更科学地进行教学实践。

信息进入工作记忆中时，已经到达了皮层区域。皮层区域有这样一个偏好：生存第一，情绪优先。换言之，人脑首先会加工性命攸关的信息，其次会特别关注和情绪相关的信息。而那些不疼不痒的信息就很容易被忽略或者淹没在时间的长河里。所以有人就提出，在学习中感受很重要，它会影响学习者对学习的投入程度。就好比听课的时候你听得特别带劲儿，或者觉得和你关联很紧密，就会学习得更投入。学习者学习的时候一定要调动自己已有的经验去思考。

（四）长时记忆

工作记忆中的哪些信息会进入长时记忆？有两个重要的影响因素——"信息是否能被个体理解"，以及"信息对个体是否有意义"。从经验来看，这两个因素哪个更重要呢？很多人的答案是"信息是否能被个体理解"更重要。然而，脑科学家的研究发现，能够被理解且同时又有意义的信息更容易进入长时记忆，但如果这两个因素只能保证其中一个的话，有意义比能被理解更重要。脑扫描研究发现，当新学习材料可以被理解且与过去的经验相联系时，脑区就会有更多的激活，对学习材料的保持也显著提高（Maguire，Frith，& Morris，1999）。在教学实践中，老师恰恰更看重的是理解，不厌其烦地想办法加深学生对学习内容的理解，而忽视了"有意义"的重要性。那么，"有意义"靠什么保证呢？这就需要和学习者的个人经验建立联系。智利诗人米斯特拉尔曾说："很多我们需要的东西是可以等待的，孩子却不能等待。他的骨骼在不断形成，他在不断地造血，他的大脑在不断发育。对于他，我们不能说明天，他的名字叫今天。"（García，2017）老师最重要的是在教学中让学生看到他所学的内容和他当下的生活有怎样的联系。在当前的学校教育中，很多时候学生都会觉得看不到所学知识和他的生活有什么关联。有的老师甚至会吓唬孩子说，"如果这个部分没学好，你的考试就考不好，就不利于以后升学"。但这种"未来式"的所谓意义实际上对学生并没有多大意义，因为那是一件遥远的事情，他并不能体会到对他现在有什么样的意义。所以，如何让所学与学生当下的生活或与学生个人的经验建立有意义的联系，是特别值得重视的问题。

当海马将信息编码，并将之传送到一个或多个长时记忆存储区域时，信息就被存储了。编码过程需要一定的时间，而且通常在熟睡时（快速眼动睡眠阶段）发生。有关记忆保持的研究显示，新获得的信息或技巧在18~24小时内会发生最大量的丢失，所以，24小时是确定信息是否被转移到长时记忆中的合理期限。如果学习者24小时后不能回忆学习内容，很可能这些内容就没有被永久性保存，因此也不会再被回忆起来。这也和艾宾浩斯关于记忆的研究成果相吻合。这说明及时复习很重要。

艾宾浩斯遗忘曲线

德国心理学家艾宾浩斯在 1885 年发布了他的实验报告，并提出了著名的"艾宾浩斯遗忘曲线"。

艾宾浩斯的记忆实验分别在 1879—1880 年和 1883—1884 年两个时期进行。他设计了一系列没有意义的单词作为学习和记忆的材料，如"asww""cfhhj""ijikmb""rfyjbc"等，只通过重复的方式记忆这些材料。他通过对比两次识记的重复次数，将后一次比前一次节省的次数作为记忆保持的依据，分析了诵读次数、音节长度、间隔时间等因素对学习、保持、联想和复现四个记忆阶段的影响。实验发现了遗忘的进程具有先快后慢的特点（如图 1-10 所示），且重复的次数越多，保持的效果越好。此外，间隔学习要优于集中学习，即隔一段时间再

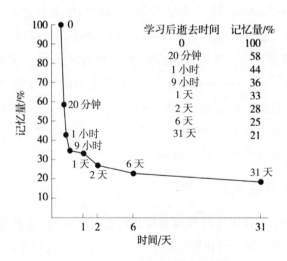

图 1-10　艾宾浩斯遗忘曲线

（资料来源：卢竹兵等，2020）

进行识记比短时间内进行识记的效果更好。同样长度的识记材料，集中学习需要重复68次，而间隔学习只需要7次就能完成同样的学习目标。

所以，及时复习非常重要。在学习过程中，我们可以根据曲线制作复习时间表，从而更科学有效地进行复习。

（五）认知信念系统

认知信念系统是我们对周围世界及其运行方式的看法。

长时记忆存储区域中的所有内容构成我们认识世界的基础，而人群中没有两个人的长时存储拥有完全相同的资料，所以个体会以不同的方式利用其长时记忆存储区域的知识解释周围世界。诚然，人们对自然科学概念的认识容易达成一致，但是，对社会问题等的认识往往容易产生争议。换句话说，即使两个人大脑里记忆的信息本身是一样的，如果认知信念系统不一样，两者对同样信息的使用也会有差异。因此心理学家认为，认知信念系统对人们的影响巨大。例如，看到"bat"这个单词，你的脑海中会立刻出现什么画面？不同的人答案可能不一样。例如，棒球手会想到球棒，动物学家则会想到蝙蝠，有的人可能会想到喋喋不休的女巫。由于每个人的认知信念系统不同，人们对相同的刺激会产生不同的理解。

（六）自我概念

认知信念系统的深层隐藏着自我概念。认知信念系统描述了我们看待世界的方式，自我概念则描述了我们看待自我的方式。

我们的自我概念由过去的经历所塑造。对于那些引发强烈情绪反应的经历，脑中的杏仁核会将情绪体验与认知事件一起编码和存储。这些情感线索非常强烈，以至于每当人们回想起这些事件时，都会有相同的情绪反应。感觉登记和短时记忆系统会以过去的经验为指引来确定新信息对个体的重要性。过去成功的经历会让新信息更顺利地进入工作记忆，学习者会更关注这些信息，从而对其进行深入加工；过去失败的经历会触发感觉登记阻止这些信息的输入，学习者会抵制不愿意获得的学习经验，采用其他内部或外部的活动来回避这样的情境。在理性与情绪的抗争中，情绪几乎总是赢家。当然，理性系统（额叶）也可能战胜情绪，但常常需要花费大量的时间和精力。

二、脑活动的节律性

我们生活的地球是富有节奏、昼夜交替、四季轮回的。为了更好地适应环境、获得生存，动物的行为必须与环境的节奏相协调。2017 年的诺贝尔生理学或医学奖被授予了三位美国科学家——杰弗里·霍尔（Jeffrey C. Hall）、迈克尔·罗斯巴什（Michael Rosbash）以及迈克尔·杨（Michael W. Young），以表彰他们在控制昼夜节律的分子机制方面的发现，即揭示了我们的生物钟的秘密并阐明了其内在的工作机制。他们的发现揭示了为何植物、动物和人类能够适应这种节律，从而与地球的运动规律相适应（Top & Young，2018）。

人不仅因受生物钟的调控而有生理活动的节律（如呼吸、血压、激素浓度等），而且也有心理活动的节律，如注意水平、记忆水平受众多因素的影响形成特定的波动周期。大脑也有自己的运行节律，如果人类的学习活动符合这个节律，就会事半功倍；反之，可能就会事倍功半，甚至努力白费。

例如，在一节课的学习过程中，学习者的心理活动也有节律。

一堂课40~45分钟，从第一分钟到最后一分钟，学生的学习一样有效吗？就像在记忆情境中，我们能更好地记忆首先出现的刺激，其次是最后出现的刺激，而对中间位置呈现的刺激记忆效果最差，这在心理学中被称为"首因—近因效应"。在学习情境中，学习效果也有类似的首因—近因效应。心理学家发现，40分钟的课堂学习中记忆的保持呈现为一条双峰曲线，包括两段高效期和一段低沉期（如图1-11所示），学习者对在低沉期加工的信息保持得最少。高效期和低沉期会随着教学情境时长而变化。学习情境时长为20分钟时，低沉期仅为2分钟；学习情境时长为40分钟时，低沉期为10分钟；学习情境时长为80分钟时，低沉期会占到38%（苏泽，2005）。此外，随着年龄的增长，儿童注意力的持续时间不同，青春期前的孩子能保持5~10分钟，青少年能保持10~15分钟，教师需要根据学生的年龄特点合理安排休息时间（泰勒斯通，2017）。

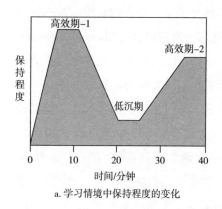
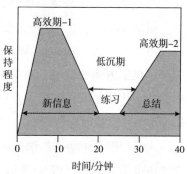

a. 学习情境中保持程度的变化　　b. 新信息和总结最好在高效期呈现，
　　　　　　　　　　　　　　　　　练习适合安排在低沉期

图1-11　学习情境中的保持

（资料来源：苏泽，2005）

这就说明，在进行教学设计的时候，教师要充分利用好高效期，把一堂课的重点和难点放在高效期来讲，并根据不同年龄段儿童的注意持续时间把握教学与学习活动的时间，适时插入学习任务以外的活动作为休整。

三、对教师课堂教学的启示

了解有关脑与信息加工的知识对教师的课堂教学有哪些启示呢？

（一）教学中要多感官参与

教学活动要丰富，不能从头讲到尾，要穿插一些不同的活动，最好是需要调动学生不同感官的参与、交替进行的活动。这样能刺激学生的多个感官通道，也便于满足一个班内不同感知觉学习风格学生的学习需求。多感官参与的学习，记忆保持的效果更好。根据"学习金字塔"（cone of learning）理论，在视听结合的教学方法下，24小时后学生学习的平均保持率达到20%，而讲授法下的平均保持率仅为5%。

如何进行多感官参与的教学活动呢？

第一，要做好教学预设，充分了解学生的感知觉学习风格，分析教学内容适合通过哪些感官参与进行学习。李吉林老师（2019）在《桂林山水》一课中通过边说边画简笔画来呈现桂林的山的形态万千，引导学生对三种不同的山峰形态进行想象，从而理解生词、感受山的奇特，将视觉刺激与课文内容相结合。除了图片展示、视频欣赏、音乐欣赏之外，教师还可以考虑使用教学道具、进行课本剧展示、情境模拟等激发学生全身心地参与学习，甚至可以结合学生的特长进行教学设计。

第二，要挖掘和整合教学资源。教学资源不仅要和教学内容有机结合，而且要充分发挥其刺激作用，最大限度地激发学生参与。例如，在生物课上，教师可以利用虚拟现实（virtual reality，VR）、增强现实（augmented reality，AR）等技术创建虚拟细胞模型，学生可以通过扫描卡片查看相关信息，对比动物细胞与植物细胞结构的区别，还可以与之进行交互，如通过手势查看细胞内部结构、拖动时间轴探究细胞分裂过程等，从而加深对生物知识的理解和体验。

第三，在教学过程中，要尊重学生的学习风格，允许学生使用自己偏好的学习方式参与课堂。例如，在英语单词的学习中，视觉型学习者偏好边抄写边记忆，听觉型学习者偏好边读/背边记忆，还有的学生需要在具体情境中记忆。教师可以在提出具体要求后提供不同的记忆方式，允许学生选择自己喜欢的方式进行记忆。

（二）确定合理的认知负荷

课堂教学要有合理的认知负荷，需要考虑学生的年龄段，考虑学生工作记忆加工的容量、能够持续的时间，合理安排教学内容与学习情境的时长。根据学生工作记忆加工的容量，提出适当的记忆要求，或利用巧妙的编码策略进行组块，减少需要记忆的单位数量。根据学生记忆保持的最佳时间，控制学习的时长，适时"换挡"。例如，在上课 20 分钟左右时插入一个与学习内容相关的小故事、电影片段，或者转换话题，开始新的学习活动。

（三）化整为零，单元时间要短

随着课时长度的增加，低沉期增长的百分率会大于高效期。但是，课时长度也并非越短越好，如果学习时间少于 20 分钟，学习者就难以有充足的时间来组织新的学习。所以，教师可以尝试将一节

80 分钟的课划分为 4 个 20 分钟的学习情境，这样会更有效率；也可以将一节 40 分钟的课划分为 2 个 20 分钟的学习情境，以合理安排时间。

（四）重视学生的已有经验（前概念）

家长或教师是否有这样的困惑，为什么讲过一遍又一遍的内容，孩子总是记不住？其实，如果这些学习内容没有与学习者自身建立起有意义的联系，上述情况就很容易发生。让学习内容与学习者的个人经验建立联结，有助于学习者建构出学习内容的个人意义。

在教学中，我们要重视学生个人经验的价值，需要注意以下两个方面。一方面，加工的新信息和学生的经验联系得越紧密，对学生来说越有意义，信息加工处理就会越深入。教师要尽可能地让教学内容和学生个人产生紧密的联系。研究表明学生的已有经验会影响学习质量。例如，让阅读能力较好和较差的学生阅读一篇描述棒球比赛的文章，并要求他们在阅读过程中定期停下来，利用一个棒球场和球员的模型摆放出文中的情境。结果发现很懂棒球的学生，即使阅读能力较差，他们的正确率也比不懂棒球的阅读能力较好的学生要高得多（如图 1-12 所示；威林厄姆，2010）。所以，在教学时，教师必须考虑学生的知识背景和生活经验，设计与学生经验相关的教学情境，帮助学生调动先验知识，或在课堂上建构先验知识，即使是浅显地了解也比完全不了解要好。特别是孩子的学习遇到困难时，我们还可以多想一步：到底是因为孩子没有掌握学习内容，还是因为材料的情境离他的生活太遥远呢？

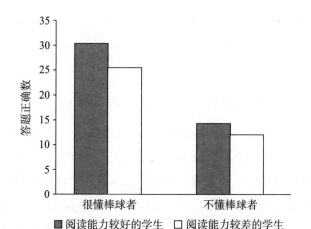

图1-12　知识背景对阅读理解的影响

（资料来源：威林厄姆，2010）

　　另一方面，加工的新信息和前概念问题有关，学生的学习不是从获得学生的身份才开始的。学生并不是一张白纸，他们已经从生活中获得了一些经验。但这些生活中的经验毕竟是有限的，甚至可能是以偏概全的，这个时候教师一定要想办法帮助学生纠正这些错误的认识。

资料卡

"惯性"没有了？

　　笔者的一个学生在一所中学担任物理教师。一次聚会时，他抱怨自己的学生在物理学习中会犯一些离奇的错误。笔者请他举例说明，他就以"惯性"为例，告诉笔者："尽管学生都会准确地背诵惯性的定义，即物体保持其原有运动状态不变的一种固有属性，但是，一旦在生活化的场景中就会理解错误。例如，问学生：一辆以60千米/时的速度行驶的小汽车，在行驶中是否有惯性？学生回答有。那小汽车驶入停车场，刹车停下来，是否有惯性？学生回答有。小汽车在停车场停了三天后是否有惯性？结果学生回答没有了。老师，明明学生都记住了惯性是物体的固有属性，为什么小汽车停三天，他们就认为没有惯性了？"说到此，他又好气又好笑地直摇头。笔者提醒他不能只是听学生能背诵"惯性"的定义就认为学生理解了概念，学生关于"惯性"的前概念可能会干扰其正确理解惯性。"学生关于'惯性'会有什么前概念呢？"他追问笔者。笔者问他："如果让学生自己举例说明物体的惯性，学生会举出什么例子呢？"他说："学生会说坐在高速行驶的汽车上，如果汽车突然刹车，我们会向前扑；我们参加运动会的百米赛跑，冲过终点后还会继续往前跑一段才能停下……"笔者提醒他分析学生所说的例子，一般是物体从运动变静止时，惯性会阻止物体马上停下来，所以，很可能学生对"惯性"的前概念是有偏颇的，忽视了物体从静止到运动时，惯性也会阻止物体动起来。而且在物理课介绍惯性的概念时，"物体保持其原有运动状态不变"的表述，如果不特别说明"静止"也是一种运动状态，很可能会进一步强化学生对惯性前概念的误解。因为有这样的前概念，所以学生会认为小汽车在停车场停了三天后就没有惯性了。

如果教学中，教师不能察觉学生前概念的错误认识并加以辨析，只是告知其正确的科学概念，其实未必能纠正学生错误的前概念，反倒是科学概念会被前概念带偏。学生从生活中获得的认识尽管不一定是科学的，但一定是最生动的，往往印象也最深刻。所以，教师要重视学生的已有经验，在教学新知识时，不要急于告诉学生应该知道什么，应先了解学生已经知道了什么。

（五）重视情绪的作用

我们都知道学习时，保持专注非常重要。孩子在什么时候学习能够专注呢？答案是在他感受到身心安全、情绪稳定的时候。

研究者发现，情绪几乎会影响学生的整个认知过程，包括注意、记忆、问题解决、决策等（伍海燕等，2012）。如果学生处于心情烦躁的状态中，就容易看不进去、学不进去。因为这时情绪没有达到稳定的状态，会干扰认知加工的过程。"老师只负责教给学生知识"，这种认识是不正确的。如果情绪的基调没有打好，所有的教学设计都有可能白费功夫。无论是小学生还是中学生，情绪管理的能力都是需要提升的。所以老师和家长需要给孩子一些情绪引导。

营造安全、包容、和谐、积极的学习氛围很重要。教师要让学生感受到，在这个集体中可以大胆地表达自己的想法、说出自己的困难，即使说错了也没关系。尤其是刚入学的学生，对新环境缺乏安全感，对新集体缺乏融入感，更需要这方面的帮助。要密切关注学生的情绪变化和心理健康问题，通过各类集体活动（如团体心理辅导），让学生在团体交往中认识自我、观察自我，学习和体验新的行为方式，改善与老师、同伴的关系，从而解决情绪不良的问题。当然，也不要小看细微之处的引导。例如，有经验的老师会在课前两分钟进入教室，如果上一节是体育课，老师会让学生提前进入教室休息，将情绪稳定下来。又如，学生课间与同学发生了摩擦，老师最好在上课前做好情绪疏导，让学生静下心后再开始学习。同样，良好的家庭氛围对孩子的学习也至关重要，家长在家庭教育中要引导孩子学会情绪管理。

此外，老师和家长自身的情绪平稳也能给孩子起到很好的示范作用。俄国教育家乌申斯基说过："教师个人的范例，对于青年人的心灵，是任何东西都不可能代替的最有用的光。"父母对孩子的情绪反应或其他环境因素的影响甚至能够激发或减弱孩子社会性、进攻性等方面的遗传作用（Reiss & Hetherington，2009）。如果一位老师或家长总是控制不了自己的情绪，在孩子面前经常生气、发火，孩子不仅会在课堂上或在与家人相处时感到不安，难以进入学习状态或良好的沟通状态，而且可能会将发脾气作为处理矛盾的首选方案，缺乏情绪管理意识和方法。

（六）帮助学生发现学习的意义

如果学生把学习当成一个要应付的差事，即使老师教成千上万种方法，也不会奏效。很多时候，德育对于促进学生发现学习真正的意义是有价值的。如果能真正做好德育，对于学生学习的帮助不亚于课堂上知识的传授。因此，真正懂得教育规律的教育实践者都会非常重视德育。教育家魏书生（2010）非常注重"以德治班"，他要求学生阅读人物传记，树立远大理想，重视培养学生广阔的胸怀，以身作则。他说："培养学生具有比天空更广阔的胸怀，就能站在数万年人类悠长的历史与数万光年的星系空间角度来看地球，看人类，看社会，看人生，就能看清自己所处的位置，就能既顺其自然，又积极进取。"我国新近的教育改革中强调五育并举，德育为先，也是有其合理性的。

（七）合理利用高效期

根据双峰曲线图1-11，老师最好把新的、重要的或有一定挑战性的学习内容安排在课堂的第一个高效期内，学生会记住在这一时间出现的大部分信息；在低沉期，建议安排学生进行练习和复习，深度加工所学内容；快下课前的高效期也不要浪费，可以总结要点、加强练习，不要让学生随意打发这段时间，要知道课堂总结的重要性不亚于教授新知。例如，有经验的小学语文教师往往将识字与写字课的最后 5~10 分钟设计为书写练习环节，并通过当堂检查及时纠正学生的书写错误。

　　需要注意的是，高效期不宜用来点名、发作业、收作业等，并且在高效期内呈现的信息必须是正确的。如果在高效期内检查知识点的掌握情况，注意尽快呈现正确信息，否则如果学生多次出现错误回答，就算老师最后进行了纠正，学生也可能会牢牢地记住错误答案。

第三节　脑的特异化与学习

　　培养教育人和种花木一样，首先要认识花木的特点，区别不同情况给以施肥、浇水和培养教育，这叫"因材施教"。

——陶行知

　　不同脑区执行特定功能的现象被称为偏侧化（lateralization）或特异化（specialization）。有研究者认为，人脑是由一系列模块来执行不同的任务的。根据这种模块理论，人脑通过集成各个模块来完成信息的加工，而单独的模块本身并不能执行所有的功能（Russel，1979）。早在脑扫描技术兴起前，人们就已经发现了脑特异化的现象。人的左右两个脑半球的发展并不均衡，随着人的发展，某一个半球会成为人的优势半球。左右两个脑半球有分工，随着偏侧化的发展，不仅表现为功能差异，而且表现为形态差异。

一、半球特异化

（一）大脑左右半球的形态差异

　　随着脑成像技术的进步，人们能够更精细地区分大脑半球的差异。肉眼看起来一样的两个脑半球，其实在形态上是有差异的。例如，左侧的颞平面会明显大于右侧（如图1-13两个箭头所指区域）

（Pfeifer，1920；潘始军等，1988）。重要的语言中枢与左侧的布洛卡区和威尔尼克区关联紧密，和语言相关的中枢在左侧半球，所以左半球的颞平面会明显比右半球大。

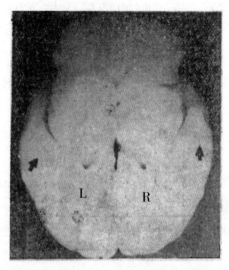

图 1-13　胎儿的左侧颞平面大于右侧颞平面（L：左侧，R：右侧）

（资料来源：潘始军等，1988）

对比两个半球的外侧裂，左外侧裂后水平支的 α 角角度值比右外侧裂后水平支更大（如图 1-14 所示；潘始军，张万盛，1987），换句话说就是右侧的斜度更大。对比右半球，左半球的体积和重量更大。此外，左半球有更多的灰质，而右半球有更多的白质。左半球的神经元密集地排列在一起能够更好地进行细节的加工；右半球的神经元有很长的轴突，有助于连接到很远的皮层组织，这些远距离的连接有助于右半球加工广泛而含糊的概念。

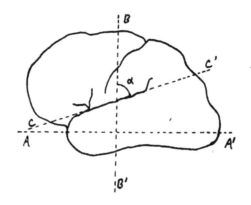

图 1-14　外侧裂后水平支角度

注：*A-A'*：颞枕极连线；*B-B'*：*A-A'*的垂线；*C-C'*：外侧裂后水平支方向线；

α 角：*B-B'* 与 *C-C'* 间的夹角。

（资料来源：潘始军，张万盛，1987）

（二）大脑左右半球的功能差异

大脑两个半球除了形态差异，更主要的是功能差异。我们最熟悉的功能差异就是，左半球主要控制身体右侧，右半球主要控制身体左侧。除此之外，左半球在言语、写作、数字运算等方面更具优势，而右半球则擅长空间关系处理、艺术活动、人像加工等方面（如表 1-3 所示）。

1981 年的诺贝尔生理学或医学奖得主斯佩里（Sperry）教授对左右脑的功能差异进行了归类，他提出右脑属于本能脑和潜意识脑，左脑属于意识脑。

表 1-3 左右大脑半球的功能（苏泽，2005）

左半球的功能	右半球的功能
☆控制身体右侧	☆控制身体左侧
☆以序列的和分析的方式对输入的信息进行加工	☆以整体的和抽象的方式对输入的信息进行加工
☆时间知觉	☆空间知觉
☆产生口语	☆通过姿势、面部表情、情绪和肢体表达语言
☆执行算数操作	☆执行推理操作和数学操作
☆文字和数字方面的识别	☆面孔、地点、物体和音乐方面的识别
☆积极构造虚假的记忆	☆回忆更加真实
☆对事情为什么会发生寻找解释	☆将事件放置于空间模式中
☆善于引发注意以应对外部刺激	☆善于处理内部加工

资料卡

"裂脑人"的研究

20世纪50年代的神经学家普遍认为人产生一系列行为可以用化学物质的传递、脑的兴奋等物理和化学规律来解释，而忽视了意识和主观经验的作用。对此，斯佩里大胆地提出了脑-意识理论，并且认为人的想法在正常的大脑中是统一的，而在没有胼胝体的大脑即左右半球相分离的大脑中，两个半球的意识会有很大差异。

我们可以通过他关于"裂脑人"的研究来进一步理解这个观点。起初，斯佩里用动物做实验，发现切断小猫两个脑半球的联系后，左眼只能接收来自左半球的信息，右眼只能接收来自右半球的信息，如蒙住右眼走迷宫、找食物后，再蒙住左眼，小猫需要重新熟悉迷宫的路线才能找到食物。后来，斯佩里和他的学生加扎尼加（Gazzaniga）找到了一些癫痫病患者作为被试。为什么找癫痫病患者呢？这里需要补充一些生理知识。大脑的两个半球主要通过胼胝体建立联系，胼胝体由大约20亿根神经纤维构成，是两个半球连接的主要途径。对于一些情况特殊且极端的癫痫患者来说，切除胼胝体是最后且最容易成功的治疗方法。

　　斯佩里的研究团队进行了三种不同类型的测试。第一种是视觉检测。患者坐在木板前，盯着木板上光束中间的一点看时，光束将在左视野、右视野闪烁。结果发现，患者无法说出他们看到了左边的光线，却能指出全部视野的光线，这并不是因为他们看不见，而是因为语言中心位于大脑的左半球，而左眼接收到的信息被传递给了大脑的右半球。第二种是触觉测试。患者把双手放到身后，然后实验人员把熟悉的物品放到他们的右手中，这样物品的相关信息就被传递到大脑的左半球，他们能说出物品的名称和用途，但当同样的物品被放到左手中时，他们却说不出名字，也无法描述它。第三种是视觉加触觉测试。首先，香烟的图片被展示给患者的右半球，然后请患者触摸屏幕后的10种物品，但其中并没有香烟，结果患者选择了最接近图片的物品——烟灰缸，然而当他们左手握着烟灰缸时，他们依然无法说出这个物品叫烟灰缸，也无法描述它。可见，大脑的左半球在言语上更具优势。

　　除了这三种测试，斯佩里和加扎尼加还对他们的情绪反应做了测试。加扎尼加在后续的一系列研究中提出，即使是正常人，大脑的两个半球之间的联系也并不完全。例如，如果你感到伤心，但说不出原因，即这种情绪信息并没有以语言的方式被存储起来，你的左半球就会试图找一个原因来解释这种悲伤。

（资料来源：Gazzaniga，1967）

（三）半球优势与学习风格问题

继斯佩里之后，对大脑半球功能的大量研究显示，大多数人都有优势半球，而这种半球优势会影响他们的人格、能力和学习风格。表1-4总结了不同半球优势学习者的特点，你是哪种类型的学习者呢？

表1-4　不同半球优势学习者的特点（詹森，2008）

左脑支配的学习者	右脑支配的学习者
☆更喜欢有序的事物	☆更喜欢随机的事物
☆从部分到整体学得最好	☆从整体到部分学得最好
☆更喜欢语音阅读系统	☆更喜欢整体语言阅读系统
☆喜欢词汇、符号和字母	☆喜欢图画、图像和图表
☆宁可首先阅读主题	☆宁可首先看见或经历主题
☆更关注细节	☆更关注整体关系
☆更喜欢有顺序地教学	☆更喜欢自然的学习环境
☆更关注内部经验	☆更关注外部经验
☆有结构性和可预测性	☆有开放性取向、喜欢冒险

当然，现在对不同半球优势的学习风格特点的说法也存在争议，一些人认为学习风格对学习的影响没有那么大。从个人的经验来看，如果某种学习与个人的风格相匹配，学习效率就会大大提升，反之让一个人去适应自己不擅长的风格，则要付出更多时间和精力。也有人总结说，一个左脑占优势的学习者可能更偏好理性的、逻辑的、严密的学习，而一个右脑占优势的学习者可能更偏好感性的、形象的学习。

教师不仅需要观察和了解学生的学习风格，还要了解自己是什么样的风格。例如，某位老师是一个右脑占优势的学习者，那他的教学可能会淋漓尽致地体现这一特点，但问题是班上也会有左脑占优势的学习者，他们并不一定能适应这样的教学。因此，教师在设计活动的时候要考虑到适当的平衡。

另外，还需要注意，不要把左右脑的关系变成一种完全对立的关系。我们在进行很多学习活动的时候，需要左右脑共同协调工作。例如，虽然我们在前面提到左脑的语言功能很强大，但是在讲话时，语气、语调等情绪性的表达需要右脑进行配合。又如，右脑损伤的患者不会做竖式运算，因为尽管数字运算主要由左脑负责，但是空间知觉主要由右脑负责。

所以，课堂教学不能只用一种风格，而要结合不同的风格，让学生的左右脑都能得到锻炼。如果学生的两个脑都能得到发展，并且能够更好地协同，学习效率自然就会得到提高。

二、大脑半球的性别差异

我们已经了解了大脑的特异化、大脑左右半球之间的形态差异和功能差异，以及不同半球优势者的学习风格，接下来我们将了解大脑半球在脑结构、脑认知机能上的性别差异，以及不同性别的半球优势。

首先需要强调的是，脑科学研究证明了不同性别群体存在生理差异，但并没有直接的证据解释这些差异与行为之间的关系。而且我们所讨论的性别差异是男性群体与女性群体的对比，并不适用于每一个单一性别的个体。例如，一般认为，女性对情感的感受比男性更细腻，男性的方位感往往比女性更好，但是并不意味着，任何一个女性的情感体验都比任何一个男性细腻，或者任何一个男性的方位感都好于任何一个女性，实际上也有一些男性的情感很细腻，也有一些女性的方位感很强。我们了解这些差异，是为了在日常教育中更好地接纳和正视性别差异与半球优势，不能因此而产生性别刻板印象，绝对地认为每一个个体都符合这样的规律。

（一）脑结构上的性别差异

学者对大脑结构的性别差异进行了广泛的研究，得出的一致的观察结果是，男性的大脑体积比女性大（Blatter et al.，1995；Kruggel，2006）。而一些研究表明，大脑的一些特定结构也存在性别差异，如胼胝体、前连合、颞平面等。

男性与女性胼胝体的形状不一样。女性的胼胝体后部（被称为"胼胝体压部"）比男性大且呈球状，男性的较小且呈管状（Allen & Gorski，1991；de Lacoste-Utamsing & Holloway，1982）。胼胝体负责左右脑的信息交流，维持左右脑的协调活动，其后部主掌视觉信息，具有视觉调节的功能。我们通过总结生活经验会发现，女性似乎更容易观察到很多男性注意不到的细节，这可能与胼胝体的性别差异有关。

男性与女性的边缘系统有别。边缘系统包括海马、杏仁核、前连合等。女性的杏仁核体积比男性大（Koolschijn & Crone，2013），女性的前连合也比男性大（Allen & Gorski，1991）。这些部位与情绪调节关联密切：杏仁核的功能是产生与从外界传入新皮质的各种信息相适应的情绪；前连合是连接两个大脑半球的纤维束，与我们的本能行为和情绪活动关联密切。从表现方面的差异来看，女性在情感反应方面比男性更为敏感，情绪活动更多、更复杂。在情绪回忆方面，女性比男性更多使用边缘系统。

在颞叶区域，男性与女性的颞平面有所不同。女性的左侧颞平

面明显大于男性（尹文刚，2012）。大量脑科学研究表明，左侧颞平
面与威尔尼克区重叠，和言语感知机能关联密切。女性的左侧颞平
面明显大于男性，或许在一定程度上可以解释为什么女性的言语发
展会优于男性。

（二）脑认知机能上的性别差别

灰质是神经元细胞体聚集的地方，是对我们接收的信息进行深
层处理的部位。人的感官知觉、记忆、情绪、决策等认知能力都与
中枢神经系统中的灰质有关。白质由神经纤维聚集而成，虽然没有
信息处理的功能，但可以起到传递神经冲动的作用。

研究表明，男性脑中白质的占比更大，女性脑中灰质的占比更
大（Chen et al.，2007；Ritchie et al.，2018），且研究发现女性青少
年的灰质密度也比男性略大（Paus et al.，2010）。由于白质更多，男
性更容易将信息传输到不同脑区，从而提高空间能力，在辨别方向、
追踪目标、解决数学问题上有明显优势。女性的灰质多，这使她们
在语言技能方面有优势，能同时参与多项活动，如边聊天边织毛衣。
大量心理测验表明，女性在阅读理解、速度感知、事实和概念记忆等
方面的表现比男性更好，男性的写作得分比女性低得多（Hedges &
Nowell，1995）。

女生的发育成熟通常比男生早。从大脑的发育轨迹上来看，灰
质的体积呈倒 U 形轨迹，即在青春期开始前后会从逐渐增大转变为
逐渐减小，而女性的灰质体积比男性早 1~2 年达到峰值，与青春期
的平均年龄差异相对应（Lenroot et al.，2007）。我们的学校教育强
调遵守规则，而男生似乎总是比女生更不遵守规则。实际上，孩子
能否做到遵守规则与大脑的成熟程度联系紧密，男生比女生的大脑
成熟得晚一些，在规则意识的培养中要对男生有更多耐心。

（三）不同性别的半球优势

更多的女孩呈左半球优势，更多的男孩呈右半球优势。对于这种性别差异，学界给出了各种解释：有人认为激素，如睾丸激素等雄性激素在各个发育阶段对不同性别的脑产生了不同的影响；但也有人认为这是因为两性在发展过程中脑与环境的交互作用不同，如父母对待男孩和女孩会有不同的教养方式。

无论何种原因，重要的是我们应该针对这种性别差异采取怎样的行动。从幼儿园到中学，大多数学校教育无意中都对左半球优势的学习者有利。女生作为具有左半球优势的群体，在学校中的总体表现比男生更好，我们不能将男生所有的反叛行为解释为他们品行恶劣，或许反而应该考虑是否是因为学习环境并不适合右半球优势的学习者。如何帮助学校教育中的处境不利者，如何帮助女孩克服自己在数学或科学课程学习中处于弱势的刻板印象，这是值得深思的问题。

资料卡 ✍

男女大脑思维的巨大差异

为什么女生更容易表达情绪？为什么向女生问路的成功率比男生更高？为什么女生的第六感那么准？洪兰教授在 TED 演讲中，从生理结构的视角介绍了男女大脑的区别。

三、特异化并不意味着绝对化：全脑教学

尽管每个半球都有其特定功能，但是通常都共同参与学习活动。好比我们用双手比用单手可以接住更多的球，当两个半球同时参与

学习活动时，我们可以学到更多的东西。在教师教学或家庭教育中，可以使用以下策略激发儿童的全脑进行学习。

（一）全脑教学的一般原则

根据前面的讨论，我们可以得出全脑教学的一般原则（苏泽，2005）。

第一，在教授新的概念时，同时以口头和视觉两种方式进行，听觉刺激与视觉呈现交替进行。例如，在讲授或讨论的同时在黑板或课件上展示关键词，用图示标示出不同概念之间的区别与联系。学生将听到的信息和看到的信息进行整合，从而更好地理解概念。

第二，根据学习内容精心设计视觉信息的呈现形式。换句话说，呈现给学生不同的概念时，概念的排布位置最好能体现出各个概念之间的逻辑关系，刺激学生的右脑对空间位置进行加工的同时，也刺激左脑参与逻辑、推理的信息加工。

第三，设计激发直觉思维和逻辑思维的教学活动，同时调动两个半球。例如，在英语学习中，学生先学习课文内容，进行情节梳理、概括大意等逻辑性的学习活动，再展开想象为故事进行续写，预测故事的结尾。

第四，注意不同类型信息的一致性，避免相互矛盾的信息引起左右半球的理解不一致。左半球负责文字的识别，右半球负责姿势、表情、肢体语言等信息的处理，所以尽量使语音、语调与手势动作、面部表情等传达相同的意义。

第五，满足不同半球优势学习者的学习需求。无论是根据男女群体的性别差异，还是根据学生的个体差异，不同优势半球的孩子都有不同的学习风格和表达方式。在设计学习活动时，教师需要综合考虑不同半球的优势特点，选择更适合他们的方式，或提供更丰

富的选择以尽可能满足不同学生的学习需求。例如，允许学生选择
自己喜欢的形式呈现自己的学习成果，可以是读后感、研究报告，
可以是绘画作品、思维导图、模型制作，也可以是短剧创编、歌曲
创作。

（二）激发左半球功能的教学策略

具体来说，我们建议教师可以从以下方面尝试激发左半球功能，
家长也可以借鉴以下策略。

合理编排座位，有效运用教室空间。 利用好教室空间，使学生
的座位编排与教学活动相适应。例如，在进行需要小组合作的活动
前，将桌椅摆放调整为以小组为单位的形式，便于学生有序地进行讨
论。家长在家中可以给孩子划定他自己专属的学习空间和娱乐空间。

在黑板上画出展示关键信息的区域。 左脑喜欢逻辑，突出关键
信息（如用红色标记关键词），能够刺激左脑进行逻辑思维，促进学
生更好地理解和掌握学习内容。

擦干净黑板，避免无关信息的干扰。 及时去除无关信息，能避
免前后学习内容混淆不清、相互影响，使信息的呈现更清晰、有条理。

运用隐喻的方法。 根据已学习和要学习的概念之间的关系选择
适当的隐喻，并在课程中反复强调，引导学生在想象中形成相关的
心理图片，并将之与新的学习内容进行对比，在复述新旧知识异同
的过程中加深理解。例如，在讲解左右脑半球的功能时，可以使用
这个隐喻：左右脑的分工合作就如同一个交响乐团。左脑是指挥，
负责逻辑、理性；右脑是乐手，擅长直觉和创造。它们只有和谐合
作，才能演奏出美妙的乐章。运用隐喻可以提高学生分析语言内容、
理解学习内容的能力，培养更高阶的思维能力。隐喻的方法可以被
用在各种交流场景中。

强调守时。左脑喜欢秩序和计划。可以引导学生制作时间表，自己计划什么时候做什么事、怎样才能准时完成，养成守时的好习惯。

鼓励学生设定目标，并朝着自己的目标不断努力。这个目标最好是学生自己想要达到的，并且能够努力完成的。即使是幼儿，也可以自己设定目标，如自己画一幅画。在完成目标的过程中，给予学生思考自己怎样才能克服困难的机会，刺激左脑进行分析和计划，教师或家长可以适时引导。当学生完成目标时，可以给予适当奖励。

激发逻辑思维。对于年纪比较小的学生，可以通过关联词提问或回答的方法激发他们的逻辑思维，如春游时看到盛开的迎春花，可以问问学生"如果你是迎春花，你会……"之类的问题。有能力的学生可以进行更难一些的思维训练，如借助思维导图梳理一个故事、一段历史、一本书。写作、演讲、辩论等也能很好地锻炼逻辑思维：怎样才能把事情讲清楚？怎样组织文章结构能使叙事更有吸引力？讨论问题时从什么角度切入更好？如何使论点更能让读者或听众信服？

此外，还可以多感官参与。这一策略在前面已经进行了详细解释，在此不赘述。

（三）激发右半球功能的教学策略

激发右半球的功能，教师可以采取以下策略。

给学生自己选择的机会。如前所述，我们应允许学生有不同的表达方式，可以是口头汇报的形式，也可以是书面报告的形式。

利用视觉呈现的形式给予支持，帮助直观理解。例如，通过在课件或板书上呈现的图画、图形、图表等，将概念置于空间位置中，帮助学生建立概念之间的联系，使抽象的概念关系直观化。

帮助学生建立新旧知识之间的联系。右脑关注整体关系，鼓励学生在新旧知识之间、不同课程之间建立联系，梳理、总结学习内容之间的整体关系。

重视直接经验。右脑喜欢先学习主题，再学习间接经验。可以通过角色扮演、模拟和面对真实情境等形式为学生提供亲身经历的机会，或在教学中关注学生已有的直接经验，将学生的直接经验与学习内容相联系。

不要忽视需要动手操作的活动。实践的过程也是增加直接经验的过程，为学生提供各种实验性和动手操作的学习机会，从而激发右脑的活动。教师可以设计一些需要实践操作的学习活动。例如，用摆小棒的方式学习简单的计算，在自己制作肥皂的过程中学习和应用化学原理，一边自己制作三明治一边学习如何用英语描述食物的制作过程等。在生活中，家长可以多鼓励孩子动手操作，如让孩子自己给玩具装电池，自己尝试怎样折纸飞机可以让它飞得更远、更久。

鼓励学生之间交流讨论。例如，同桌之间、小组之间的讨论，可以请学生上台讲解，也可以鼓励学生课后积极交流。在使用这一策略时要注意，尤其是学习新的内容时，要给予学生足够的独立思考和交流讨论时间，避免毫无思考地参与讨论或因为时间有限而没有充分讨论，使参与讲解的学生都能学到东西。

教授迁移的方法。引导学生注意概括相似事物或概念之间的共性，洞察不同事物或概念之间的区别，建立联系，为学习中的迁移做准备。在使用这一策略时，教师要精心挑选具有共性的学习材料，重点突出基本概念和原理的学习，注意学习内容和学习顺序的建构性，总结归纳方法，帮助学生更好地迁移。生活中也有很多可以引导孩子进行迁移的例子，如会写毛笔字后很快就会写钢笔字，在认识了"鱼"之后进一步区分草鱼、带鱼等。

第二章　没有一劳永逸

——脑科学与阅读教育

我这辈子遇到的来自各行各业的聪明人，没有一个不每天阅读的。没有，一个都没有。

——美国投资家查理·芒格（Charlie Munger）

读书使有的人明智，也使有的人犯困，这是为什么呢？当我们从日常状态切换到阅读模式时，切换的重点不在于外部环境，而在于人的大脑。看书犯困其实是大脑的正常操作。即使是一个已经能够熟练阅读的成年人，因为某些原因长期没有进行书面阅读，再看书时也会感觉困，甚至觉得自己读了假书——虽然每个字都认识但"不知所云"。在学校教育中，阅读扮演着至关重要的角色。阅读能力甚至被称为"学习的基础""教育的灵魂"。当下，阅读能力

是每个人学习的必备能力，阅读教育则是每位家长和教师都需要关
注的功课。舒华等人指出，在正常的教育环境下，各种语言中都有
5%~10% 的儿童不能顺利学会阅读，成为阅读困难儿童。现实状况
迫切需要教育者，无论是教师还是家长，关注阅读教育以及阅读障
碍儿童的困境。

在学习帮助儿童提升阅读能力或者克服阅读困难的具体方法之
前，我们首先应当了解阅读的神经机制，这一点可以借助脑科学的
研究成果窥探一二。本章将从对于阅读脑的误解、阅读的神经过程
与理论、儿童阅读脑的发展、阅读障碍的诊断与干预四个方面来探
讨与阅读教育有关的脑科学观点和证据，以期为一线教育工作者、
家长提供阅读教育的新认识和新思考。

第一节　对于阅读脑的误解

世间最神奇的事莫过于阅读。

——新西兰阅读史专家史蒂文·罗杰·费希尔

阅读是运用语言文字来获取信息、认识世界、发展思维，并获得审美体验与知识的活动。它是从视觉材料中获取信息的过程。视觉材料主要是文字和图片，也包括符号、公式、图表等。阅读过程给人的第一直观感受是需要依赖视觉加工处理，但是仅有视觉加工处理又是不够的。大脑是否有专门处理视觉信息、听觉信息的区域？大脑是否有一个专门的区域来管理阅读呢？人类是否是天生的阅读者呢？

一、人类的言语能力与生俱来

（一）人类口头言语的遗传基因

提到阅读，人们很容易联想到听说，因为两者都与语言有关。阅读和听说都是在处理语言信息，但是两者又有差别。听说处理的是口头言语，而阅读处理的是书面言语。心理学家发现，口头言语能力和书面言语能力既有联系，又相互独立，各有分化。

首先关于听说能力，即口头言语能力，有先天的遗传基础。达尔文在《人类的由来》和《人与动物的情感》两本著作中收录了数百次观察，表明人类的行为源于动物。他将人类语言的学习和鸟类鸣唱的习得进行比较，并且提到"正如我们可以从孩童的牙牙学语中看出的那样，人类拥有说话的本能倾向"。当然，达尔文的结论基于他对动物或人类的行为观察。通过行为观察来推测其背后的根本原因，即人类有这种本能倾向。但这仅是他的一种推测，并没有确凿的证据。确凿的证据需要依靠相关的基因测序研究。

20 世纪 90 年代，科学家通过对英国"KE 家族"一家三代的基因图谱和突变的分析，发现了第一个与人类言语有关的基因——FOXP2，即叉头框 P2 基因。2009 年，英国《自然》杂志发表了洛杉矶分校研究小组的研究成果，发现人类与黑猩猩 FOXP2 基因的结构和功能均有差异（Konopka et al., 2009）。这可以解释为什么人类具有与生俱来的言语能力，而黑猩猩不具有这种能力。FOXP2 基因是控制言语能力发展的基因。在许多其他具有复杂发声及发声学习能力的动物，如鸣禽中，也发现了该基因。鸣禽与人类分别处于鸟类和哺乳类动物进化的顶级，而鸟类的鸣唱是自然界唯一可以与人类语言相媲美的，语言的出现使人类的智慧达到高点（廖从舒，李婧，李东风，2009）。

FOXP2 基因的异常会导致人类特定的先天性言语障碍。人类的FOXP2 基因位于第 7 对染色体上。该基因发生突变会影响语言能力，同时它也是一个孤独症易感基因。语言学家一般认为 FOXP2 基因不仅与言语运动控制有关，而且与语法、语义等更高级的言语功能有关，其主要理由在于：FOXP2 基因异常会导致言语理解困难；通过脑功能成像发现，FOXP2 基因异常的病人与语言相关的皮层区域也有异常表现，而不局限于脑的运动系统。

（二）乔姆斯基的语言天赋论

除了遗传学的证据之外，心理学家也提出了相应的理论来支持语言学家乔姆斯基（Chomsky）。他认为人类的语言是与生俱来的，并提出了语言习得装置（language acquisition device，LAD），来说明其语言天赋的观点。乔姆斯基认为人的语言知识包括两部分：一部分是全人类语言所共有的，被称为普遍语法（universal grammar）；另一部分是各民族语言所特有的，被称为个别语法（particular grammar）。他认为人类的认知结构中有一种与生俱来的语言习得装置，其中包括普遍语法，使人们不需要经过刻意教导，就能轻易习得语言，如图 2-1 所示。

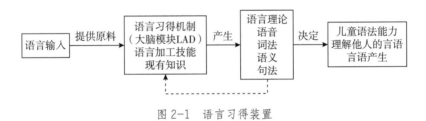

图 2-1　语言习得装置

　　乔姆斯基发现，无论是生活在什么国家什么种族的孩子，他们学说话的时间表或进程基本上都是一致的。例如，他们都是先发出元音，然后发出辅音；一岁左右开始可以说词汇；从单个的词再到短句。从历史的一些文献资料记载上不难发现，从古至今早期语言的发展具有相似性。

资料卡

会"说人话"的猩猩——我本可以忍受黑暗，如果我不曾见过光明

　　纪录片《上大学的猩猩》（*The Ape Who Went to College*）记录了一只不平凡的猩猩的经历。夏特克（Chantek）是一只会以手语沟通的

公猩猩，它的经历可谓是一个传奇。它用手语说："我既是猩猩，又是人类。"

夏特克是婆罗洲猩猩和苏门答腊猩猩的混血后代，DNA与人类的相似度高达97%，在动物界中非常稀有。人类学家林恩·迈尔斯（Lyn Mails）选择了这只猩猩作为自己的研究对象，通过实验来分析人类行为究竟是先天遗传的还是后天学习形成的。在夏特克还很小的时候，林恩就将它带到了田纳西大学，把它当成自己的孩子来抚养。林恩在查阅了大量的资料的基础上，开始教夏特克手语。令人难以置信的是夏特克在短时间内就学会了包括"苹果""玩具""吃食物"在内的十几种手语表达方式，它还会用"love"和"Lyn"来表达对妈妈的爱。田纳西大学也承认它为本校的一名"大学生"，它的照片和同级的学生一起出现在学生介绍中，神采奕奕的样子十分可爱（如图2-2所示）。

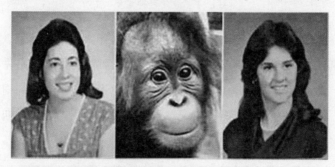

图2-2 夏特克和同级大学生的照片

（资料来源：中国青年网）

林恩每学期末都要给夏特克安排一次手语测验，让它根据测验人员提供的道具，用正确的手语来进行描述。夏特克也从来没有让他们失望，每一次都能顺利通过测验。

林恩和夏特克在一起生活了8年时间，然而有一天，意外突然降临了。那是一个寻常的工作日，林恩照常去给学生上课，留下夏特克在学校里自由活动。然而还没等她回到家，就接到了学校的电话。校方负责人声称他们接到了一名女同学的控诉，说夏特克在图书馆里袭击了这名女生。听到这个消息，林恩简直不敢相信：夏特克是她看着长大的，性格温和，懂礼貌，从来不会攻击别人；在对夏特克的训练中，一切攻击行为也都是被严格禁止的。夏特克很有可能只是试图抢夺女生手里的食物，不小心没有控制好力道，误伤了她。但为了学生的安全，校方决定给夏特克打上麻醉针，送回研究中心。由于这次意外的"袭击"事件，研究中心将夏特克当作有攻击性的普通野兽关进了铁笼子里。林恩四处奔走为它争辩，可最后还是无能为力。

　　每一次，夏特克都会用手语恳求她，"去拿钥匙，把门打开"。可是林恩并没有钥匙，她只能一再地向它解释目前的状况，却没办法采取任何有效的措施来帮助它脱离困境。看着夏特克用手语比画出的"林恩妈妈，去开车，我们回家"，她不知道应该怎样回应，只能默默流泪。夏特克在笼子里一关就是 11 年，体型庞大的它已经不适合再回到人类的社会。后来，亚特兰大动物园收养了它，将它和其他红毛猩猩养在一起。起初它甚至不觉得那些猩猩是自己的同类，当林恩有一次问它那些动物是什么时，它用手语表示，"橘色的狗"。有一次，林恩问它，觉得自己是什么，它用手语说："我既是猩猩，又是人类。"

　　2017 年 8 月 7 日，时年 39 岁的夏特克在亚特兰大动物园中，永远地离开了这个世界。

　　　　　　（资料来源：2017 年 8 月 11 日 CCTV-13《国际时讯》栏目
　　　　　　　　　　　　　　　　　　　　　　　　　　22:18—22:23）

二、人类并非天生的阅读者

（一）尚未发现人类阅读的遗传基因

　　尽管我们发现了口头言语的遗传基因——FOXP2，但是世界上现有的研究机构至今仍未发现人类阅读的遗传基因。

人类多种文字系统中的符号、字母都非常类似，也包括象形文字，基本都取之于自然界各种物体的形象（沈迪飞，2014）。这说明，文字是上千年来一代代人类利用自然界的已知形状逐渐创造出来的。文字的演化为阅读的起源提供了一个有力的佐证：既然文字并非遗传，后之于文字出现的阅读自然也不是遗传而来的。

（二）阅读是大脑原有神经网络的"再利用"

临床诊疗发现，阅读障碍的成因不在于新形成的阅读部分，而是大脑旧区域中我们祖先古老的视觉和口语神经回路等出现了故障，这也从侧面证明了阅读实际上是大脑原有神经网络的"再利用"。因此，大脑并不是一个天生的阅读脑。阅读是漫长学习的结果。

以上说明人并非生来就会阅读，不过这个结论还需要生理学方面的确认。

资料卡

人的本性是天生的吗？——出自《改变心理学的 40 项研究》

本实验来源于鲍查德等人在明尼苏达大学所完成的论文（Bouchard et al., 1990）。

你的性格是怎样的？你易紧张激动还是平静放松？内向腼腆还是开朗大方？富于冒险精神还是追求舒适安逸？合群还是孤僻？对未来是乐观还是悲观？自信还是自卑？勤奋还是懒散？请思考一下这些问题以及其他你认为与之有关的问题。请回答下面这个对本文而言非常重要的问题："你为什么是这样的一个人？"换句话说，是什么因素使你变成了现在的你？

本文所涉及的是一项始于 1979 年的研究，该研究意在检验基因在决定个人心理品质中所起作用的大小。人们试图用一种科学的方法将人的行为和人格中的遗传影响（先天）与环境影响（后天）加以分离，这便促使了该项研究的出现。

在一些早期的心理学实验中，双胞胎是研究者研究的一个重点。同卵双胞胎具有完全一致的遗传结构。之所以称其为同卵双胞胎，是因为他们始于同一个受精的卵子，即受精卵，然后才分裂为两个相同的胚胎。异卵双胞胎是两个不同的精子细胞使两个不同的卵子受精后的结果，所以把他们称为异卵双胞胎。异卵双胞胎和其他非双胞胎的兄弟姐妹一样，仅具有遗传的相似性。不幸的是，双胞胎弃婴被不同家庭收养的情况时有发生。收养机构通常会尽力把兄弟姐妹放在一起，特别是双胞胎，但更重要的是为他们找到一个好的家庭，尽管这有时会意味着分离。所以，有些同卵双胞胎、异卵双胞胎可能会被不同的家庭收养，他们在不同的，有时甚至是反差强烈的环境里长大，而且他们通常都不知道自己还有个双胞胎的兄弟姐妹。

这项研究所面临的第一个挑战就是要寻找那些早年分离、成长环境不同、成年后才相聚的同卵双胞胎。研究者通过广泛宣传，找到了许多被试。双胞胎本人、朋友或家庭成员与明尼苏达双胞胎收养和研究中心取得联系，该机构里从事各种社会公益事业的专业人员也在其中协助进行联系工作。有时也会出现双胞胎之一与中心取得联系并寻求帮助的情况，他们希望找到自己的兄弟姐妹。所有的双胞胎在参加研究之前均经过检测以确保他们确实是同卵双胞胎。

研究者希望在双胞胎来访的一周内获得足够多的资料。每名被试完成将近 50 小时的测试，测试内容包括四种人格特质量表、三种能力倾向和职业兴趣问卷、两种智力测验。另外，被试还要填写一张家用物品清单，以评估其家庭背景的相似性；填写一张家庭环境量表，以测量他们对养父母教育方式的感受。他们还要进行个人生活史、精神病学以及性生活史相关的三次访谈。每名被试的所有项目全部分开独立完成，以避免一对双胞胎间存在不经意的相互影响。

　　测验产生了数量巨大的信息资料。下面我们将讨论这其中最重要、最令人惊讶的结果。研究数据显示，被分开养育的同卵双胞胎（monozygotic twins apart，MZA）在某些特征上存在相似性，和养育在一起的同卵双胞胎（monozygotic twins together，MZT）的测量结果极为接近，如表 2-1 所示。相似程度在表中用相关系数 r 来表示。相关系数越大，其相似程度越高。在此有这样一个逻辑假设：若个体的差异是由环境引起的，则在相同环境下成长起来并被养育在一起的同卵双胞胎与被分开养育的同卵双胞胎相比，其个体特征应更相似。正如你所看到的，研究者所发现的并非如此。将 MZA 双胞胎间每种特征的相关系数与 MZT 双胞胎间的相关系数相除，所得数值列在表的最后一列，这列数值表示两类双胞胎在每种特征相似性上的差异。如果两个相关系数相同，则相除以后的结果是 1.00；如果它们完全不同，则相除以后的结果会接近 0。仔细观察表 2-1 中的第 4 列数据，就会发现 MZA 双胞胎和 MZT 双胞胎在每种特征上的相关系数惊人地相似，即其比值大多接近 1.00。

　　表 2-1 是被分开养育的同卵双胞胎（MZA）与被养育在一起的同卵双胞胎（MZT）在某些特征上的相关系数的比较。

表 2-1　两种同卵双胞胎的比较（Bouchard et al.,1990）

特征	r（MZA）	r（MZT）	相似性 r（MZA）/ r（MZT）
生理	—	—	—
脑电波活动	0.80	0.81	0.99
血压	0.64	0.70	0.91
心率	0.49	0.54	0.91
智力	—	—	—

特征	r（MZA）	r（MZT）	相似性 r（MZA）/ r（MZT）
韦氏成人智力量表	0.69	0.88	0.78
瑞文智力测验	0.78	0.76	1.03
人格	—	—	—
多维人格问卷	0.50	0.49	1.02
加利福尼亚人格问卷	0.48	0.49	0.98
心理兴趣	—	—	—
史特朗 – 康久尔兴趣问卷	0.39	0.48	0.81
明尼苏达职业兴趣量表	0.40	0.49	0.82
社会态度	—	—	—
宗教信仰	0.49	0.51	0.96
无宗教信仰社会态度	0.34	0.28	1.21

　　这些结果表明，对于相当数量的人类特征而言，大多数差异似乎是由遗传因素（或"基因"）引起的。表中的数据从两个重要方面证明了这一结果。其一，具有完全相同的遗传特质的人（同卵双胞胎），即便被分开抚养且生活条件大相径庭，他们长大成人以后不仅在外表上极为相似，而且其基本心理和人格也惊人地一致。其二，在相同条件下被养育的同卵双胞胎，环境对他们的影响似乎很小。

　　以上就是有关同卵双胞胎的心理学实验。需要注意的是，尽管研究结果发现基因对人的诸多方面有重大影响，但是我们仍然不能忽视环境对人的作用。毕竟以现有的科技发展水平，我们几乎无力改变"基因"（一些尝试通过基因编辑治疗特定疾病，尚处于探索阶段），但可以改变环境。在此条件下，即使环境对人类发展的影响只占1%，也值得我们100%地关注和投入。

三、阅读脑的塑造

人的大脑并非为阅读而生的，阅读能力需要后天的训练。这足以说明大脑的塑造能力极强。人类把原生态大脑改造成阅读脑需要长达十余年循序渐进的努力。这种改造不仅涉及认知层面的改变，而且涉及大脑生理结构的改变。事实上，认知脑神经学家证实，如果没有大脑生理结构的改变，一个人就不可能成为优秀的阅读者。我们也可以畅想，许多年以后，说不定人类的大脑里面就会具有先天的处理阅读的脑结构。但是，回到现实，阅读仍然是一种需要习得的能力。如果长时间不看书，再重新开始看书，就容易看不进去，这正是因为阅读能力的获得不是一劳永逸的。

（一）文盲脑与阅读脑

不识字、没有阅读能力的人与阅读者的大脑生理结构存在显著差异。为了方便理解，将不识字、没有阅读能力的人的大脑称为"文盲脑"；将能够正常阅读的人的大脑称为"阅读脑"。

葡萄牙有一项针对文盲脑和阅读脑的有趣实验。被试来自葡萄牙的特殊家庭。由于贫穷，这些家庭一般会选择让年长的姐姐在家做家务，而让弟弟妹妹去读书。研究者筛选了 6 对来自这样家庭的亲姐妹，每一对姐妹的成长环境相似，社交活动相似，各方面都相仿，唯一的差别就是姐姐是文盲，妹妹受过教育。来自同样家庭的姐妹，生活环境有极大的相似性，主要的差别在于受教育经历。通过磁共振成像（MRI）和正电子发射断层成像（PET）观察被试的大脑激活反应，研究者发现，受过教育的妹妹的胼胝体后部更厚。胼胝体连接左右大脑半球，它的增厚使两个脑半球的信息交换更多、更快、更有效。此外，处理语音时，只有非文盲被试具有复杂的脑激活模式，而文盲没有这种复杂的脑激活模式；且文盲和非文盲在两半球的顶叶区域的激活是有差异的。

还有研究发现成年后学习读写的被试比在正常年龄学习读写的被试在枕叶的信息处理要慢（Castro-Caldas et al.，1998）。有研究扫描了 63 名葡萄牙和巴西被试，被试样本包括 32 名未受教育的成年人（10 名文盲和 22 名具有不同阅读技能的前文盲），以及 31 名受过教育和识字的成年人（包括 11 名在经济条件方面与文盲相匹配的被试）。通过字母识别、单词和伪单词阅读（有或无速度压力）与句子阅读的行为任务来验证阅读技能。研究结果显示，识字能力无论是在儿童时期还是在成人时期获得的，都至少以三种不同的方式增强大脑的反应。第一，它促进了视觉皮层的组织，特别是通过在左颞枕叶皮层的 VWFA 位点诱发对已知文本的增强反应。第二，识字实际上允许整个左半球口语网络被书面句子激活。因此，阅读是一项晚期的文化发明，是人类进化的沟通渠道。第三，识字通过增强语音区域，并以自上而下的方式提供正字法编码来促进口语的加工。

也有学者对中文文盲进行了相关研究。李等人（Li et al.，2006）对中文文盲进行了研究，实验采用静态词再认任务，探讨文盲和非文盲激活的脑区差异。研究同时采用功能性磁共振成像（fMRI）和 PET 技术探讨语音任务中的大脑激活。实验采用 30 个静态字词再认和 30 个交通标识符的静态图形命名任务。结果发现，在字词再认任务中，两类被试在左侧额下回、额中回，两侧的颞上回激活的差异显著；非文盲被试主要激活左侧额中回，较少激活左侧额下回、左侧顶叶下部、左侧顶部的中央后回和左侧颞上回，而且更少激活右侧边缘扣带回和左侧颞中回。此研究表明，在象形文字再认中，左侧额中回和额下回起重要作用。

　　不仅如此，更多的实验也证实，健康的阅读者，无论是中文阅读者还是英文阅读者，都会不约而同地在左颞枕叶打造出一小块专门处理文字信息的脑区，脑科学家称其为"文字盒子区"，如图 2-3 所示。因此，文盲和阅读者在大脑结构上有差异。

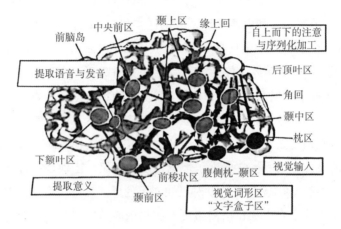

图 2-3　脑中的"文字盒子区"
（资料来源：迪昂，2018）

　　研究者发现，熟练的阅读者在进行阅读加工时会调用以左侧颞顶联合区、枕颞联合区、额下脑区为核心的广泛脑区。它包括四个系统，分别是背语音系统、分布式语义系统、腹正字法系统、发音系统，具体见图 2-4（Black，Xia，& Hoeft，2017）。图中红色区域代表背语音系统：背侧下前额回（dIFG）、弓状束（SLF/AF）、边缘上回（SMG）、后颞上回（pSTG）。橙色区域代表发音系统：前岛叶皮质（aIC）、中央前旋回（preCG）。绿色区域代表分布式语义系统：角回（AG）；颞中回（MTG）；前梭状回（aFG）、颞极（TP）、腹侧额下回（vIFG）、下额枕束（IFOF/UF）。蓝色区域代表腹正字法系统：颞下回（ITG）、梭状回（FG）、下纵束（ILF）。

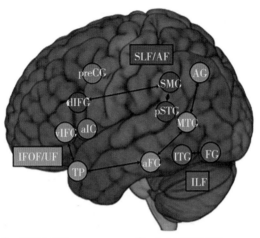

图 2-4 熟练阅读加工脑区示意图

（资料来源：Black, Xia, & Hoeft, 2017）

资料卡

奇特的语言视盲

1887 年 10 月，在一个早晨，学识渊博的退休业务员、音乐爱好者 C 先生正舒服地陷在扶手椅里读着一本不错的书。突然，他惊慌失措地发现他竟一个词都不认识了！最近几天，他偶尔觉得右臂和右腿无力、麻木，说话的时候也感觉怪怪的、不畅快。然而，这种不舒服很快就会过去，所以没有引起他的担心。不过现在的问题就严重得多了：他已经完全无法阅读！尽管如此，但 C 先生还能讲话，还能识别身边的物体和人，甚至还写下了几张字条。很难想象这种令他沮丧不已的窘境究竟是什么引起的。

　　C 先生相信换一副眼镜一定可以解决他的问题，于是就求助于著名的眼科专家埃德蒙·朗多（Edmund Landolt）。不幸的是，朗多医生发现 C 先生的问题根本就不是眼镜可以解决的。他怀疑这是一种神经性的问题，于是决定向比塞特尔医院（Bicêtre Hospital）名扬法国的神经学家约瑟夫 - 朱尔·德热里纳求助。C 先生在 1887 年 11 月 15 日与德热里纳医生见面。在进行了相当全面的心理和生理检查之后，德热里纳医生做出了诊断，并得出了关于阅读脑基础的第一个科学结论。他将 C 先生所患的疾病称为"纯语言视盲"（pure verbal blindness），意思是选择性地失去了识别字母串的能力。有这种疾病就意味着脑中存在某个专门进行阅读加工的"字母视觉中心"。这种疾病第一次科学地证实了脑中存在针对阅读的专门处理机制。

　　实际上，德热里纳和朗多最终确认，C 先生对单个字母或书面单词都失去了辨识能力。在看到一组字母时，他以为自己疯了，因为他知道这些自己看不懂的符号，其实是字母。他坚持说他可以清楚地看到它们，并用手比画出它们的轮廓，但却分不清它们是什么字母。当有人要求他把看到的东西抄下来时，他费了好大力气才画出每一条曲线，以确保画得准确。然而，即使如此辛苦，他还是没能认出这些字母。这就是语言视盲的悖论了：他看不见的只有字母和单词，但他的视力依然敏锐，物体识别与面孔识别能力也没有问题，他仍然可以逛自己没有去过的地方，甚至还可以欣赏绘画作品。

　　有一个事实让 C 先生的阅读问题更显独特。德热里纳坚持认为，C 先生的智力与语言能力都没有受到损害。事实上，他仍然可以非常清晰地表达自己的意思，他的词汇量也不比生病前小。还有另一件让医生大感惊奇的事，那就是他的书写能力完全没有受到影响。事实上，虽然医生确实观察到了他的书写有一点点退步，但这完全可以归咎于他的轻微视觉缺陷。

书写能力得以保全与肌肉记忆密切相关，如果让他用手感觉字母的轮廓，他仍然可以识别它们，因此是他的肌肉感觉让他认出了字母。最好的证据就是，如果让他闭上眼睛，拉着他的手在空气中比画出那些字母的轮廓，那么他就可以认出这个单词。很多年以后，其他神经学家发现，在这类案例中，触觉阅读完好无损。相比于视觉呈现，在患者的手心写字更容易让他辨认出来。这个现象给了我们一个重要提示，告诉我们问题是在哪个水平发生的：字母形状的运动记忆还是完好的，只是视觉识别受损了。

（资料来源：迪昂，2018）

（二）阅读初期的大脑与成熟的阅读脑

除了文盲与阅读者的脑结构不同之外，在对文字刺激的反应和处理过程方面，正在学习阅读的儿童与成熟阅读者的脑结构也大不相同。一个受过教育的有大量阅读经验的成人和一个正在学习阅读的儿童的脑结构也是不同的。初学阅读的儿童，在阅读的时候，兴奋的脑区左右脑很平衡，如图 2-5 所示（Maryanne，2007）。左脑对应的额叶区域被激活，右脑对应的额叶区域也被激活。左脑的颞顶区域被激活，枕叶区域被激活，右脑对应的这些区域也被激活。但是，有大量阅读经验的成人阅读时，右脑基本上就休息了，主要由左脑负责处理加工。可见，初学者阅读时大脑激活的特点是活跃的范围更广，且左右对称。而且成人阅读时激活的左脑区域比初学阅读的儿童更小。

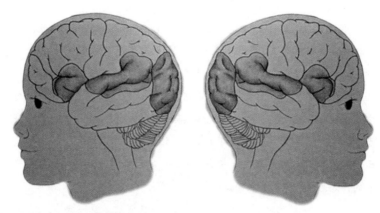

图 2-5　阅读新手的左右脑平衡激活
（资料来源：Maryanne，2007）

　　当大脑被改造成优秀的阅读脑时，在阅读中的反应就像高效的仓库一样有序：视觉区感受到文字后，迅速将文字信息传递给"文字盒子区"，"文字盒子区"将文字处理后，又迅速把处理结果分发到各知觉、感觉、运动区。值得注意的是，这个改造并不是一劳永逸的。就算是成人已经有了大量的阅读训练，也具备了比较好的阅读能力，如果长期不用的话，也会退化。例如，提笔忘字，这也与不阅读和不使用书面语言有关。甚至有观点认为，使用手机时如果长期都依赖拼音的输入，对文字的识别效率就会下降。阅读并非一劳永逸，这个结论给予我们要坚持阅读的启示。

第二节　阅读的神经过程与理论

我们中国的汉字落笔成画，留下五千年的历史，让世界都认识。我们中国的汉字一撇一捺都是故事。

——歌曲《生僻字》

在生活和学习的过程中，我们有时会遇到一类特殊群体。他们因为疾病或者某些原因，智力上表现为偏离正常的人群，语言上表现为可以讲话，可以与他人进行基本的交流。但是学习识字、写字对他们非常困难。因此，这一特殊群体没有办法进入正常的学校里接受教育。由此可见，阅读并非一件易事，它是一个复杂的、高超的神经过程。这是一个怎样的处理过程呢？阅读是人类大脑神经元的再利用，是以负责注意、知觉、言语、认知及运动操作的皮层、亚皮层组织及小脑等脑区中已有神经元通路的重组为生理基础的。

一、阅读文字的神经过程

（一）"视觉处理"和"概念加工"的神经过程

首先，当人类阅读文字时，大脑后部枕叶皮层的神经元会被激活，从视觉神经元出发进入一系列复杂的神经回路。文字首先是一个图像，属于视觉刺激，所以它会引发视觉皮层产生相应的兴奋，这个兴奋再往前传递。

其次，阅读不仅仅是处理图像，更重要的是读懂它的意思，达到对语义的理解。负责语义理解的关键脑区在哪里呢？在额叶。生活中人们常说大脑门的人很聪明，其实是因为他的额叶（特别是前额叶）很发达。额叶是大量高级心理功能的中枢所在地，是真正的"最高司令部"。对文字的处理，尤其是对语义理解的关键脑区在额叶。全脑各个脑区的信息都集中在此，形成了全脑神经元工作区，对信息进行汇集、筛选、重组、综合以及深度加工。当然，这种能力也不是一蹴而就的。在漫长的进化过程中，虽然人类的祖先没能遗传给后代专门负责阅读的脑区或者专门的遗传基因，但是他们也在不断积累。当人类的祖先第一次在岩壁上画壁画的时候，其实人类就已经开始漫长的阅读训练了。

（二）建立视觉处理和概念加工通路之间的联结

人类试图把视觉处理和概念加工两个看起来似乎不完全一样的神经通路搭建起联系，从而可以用特定的符号来代表特定含义的一类事物。当人类第一次使用抽象的视觉符号来代表一个物体时，实质上就是在负责视觉处理和概念加工的已有神经回路或通路之间建立新的联结。这也是为什么说文字的产生标志着人类进化程度的提高。人类试图通过文字这样一种更简洁、更抽象的符号去代表一类事物。这个世界上有千奇百怪，高矮胖瘦，各种颜色、品种的狗，但是都可用一个字——"狗"来代表。这是一种高度的抽象和概括。而"狗"字本身写出来也是一个图像，它又要和大量的具体的图像建立起联系，且它背后又隐含着超越具体图像以外的一些更上位的含义。所以一个民族能够产生语言，是一件了不起的创造。

随着符号象征能力的提高，人类还学会了将这些区域与负责言语加工过程的区域相联结，在这一系列联结的基础上，一种新的能力——阅读出现了。我们能学会阅读，不光是我们自己的本事，还有祖祖辈辈为掌握语言文字坚持不断的积累。

人类大脑的枕—颞皮层区和枕—颞联结区中确实存在适宜阅读能力发展的先天有利位置，该区域识别文字并将信息传送到其他区域。大脑中的视觉皮层起初是用来识别自然图像的，而不是字母或单词的形状。然而，大脑强大的可塑性赋予了它学习的能力，从而使其变成了一个阅读装置。

有的人在买书的时候，一定要看书里有没有插图，有插图的就愿意买，全是字的就不想看了。这其实是人的本能，因为人可以本能地加工处理图像，不需要特别训练。例如，婴儿在很小的时候就可以加工视觉图像。但是看文字是需要训练的。例如，观看电影和阅读对应的书籍，是完全不一样的两种体验。看电影时，图像在不停变动，但观看者的大脑并没有积极运转；而在阅读文字的时候，文字都是一个个静止的符号，但读者的大脑却在积极运转，发挥想象。所以，一定要让孩子多接触文字。大脑阅读的机制为当今流行的分级阅读提供了支撑。从天生的读图慢慢过渡到读字。阅读能力不是与生俱来的，也不是一劳永逸的，只有不断使用它，锻炼它，才能得到保持与提升。

二、双通道理论

（一）词汇通路和非词汇通路

双通道理论（dual route theory of reading）认为人在处理文字信

息的时候存在两条神经通路：词汇通路和非词汇通路，如图 2-6 所示（Frith，1985）。单词阅读可以通过一种字形—音韵路径（也称间接路径）实现，该路径要求单词通过字形—音位对应转换为听觉，然后再转换为其含义，或者通过一种直接路径，该直接路径对应单词的视觉形式与其含义之间的直接关联。

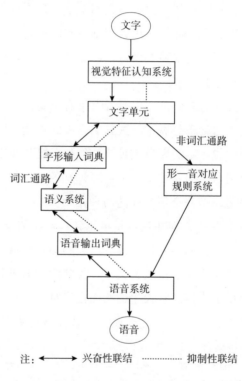

图 2-6　双通道理论图示

文字包含音、形、义三要素。文字最直观的要素就是形。阅读文字首先要对文字的形进行加工。大脑视觉皮层区域"扫描"文本后，信息就到了"文字盒子区"，从这里开始分化出两条不同的路径。一条路径叫作词汇通路，是先根据字形理解含义，再根据含义确定读音，即从形到义再到音（如图 2-6 的左侧所示）。另一条路径叫作非词汇通路，直接根据字形确定读音，即直接从形到音，没有义的加入（如图 2-6 的右侧所示）。

（二）避免只依赖非词汇通路

人们常见的错别字有两种类型，一是望文生义，二是同音异形不区分。汉语中有大量多音字以及同音异形字，而在其他语言中相对少见。因此，在汉语学习中，出现同音异形不区分的错别字的情况相对较多。

对拼音文字系统的研究表明，当单词非常规，或很不常见，或完全不认识时，大脑倾向于利用非词汇通路进行加工。大脑先将字母串解码，然后将其转换为读音，这发生在左侧颞叶和额叶区域，包括布洛卡区。最后大脑尝试提取这种读音模式的意义。如果是很常见的或者发音很特殊的单词，大脑就会通过词汇通路进行从前词汇加工到语义的转换，然后再利用词义信息提取它的发音。这两条通路的终点可能位于左侧颞底区、左侧额下回、左侧中央后回或威尔尼克区。

如果读者总是依赖非词汇通路，就容易产生问题，如错别字的发生率高，对中文读者而言尤其需要注意，因为中文里的同音异形字太多了。词汇通道加入了词义，尽管耗时更长，但是由于加工环节更多，因此其加工程度更深，在头脑中更容易留下深刻的印象。

资料卡

从脑科学看西方字母文字和中国方块字在阅读端的差异

方块字与字母文字相比，基本相当于二维码与条形码的差距，即字母文字有相对简单的信息读取规则，而方块字的读取规则要复杂得多。西方字母文字的特点是"音形结合"，形基本决定了音，所以形—音—义或形—义—音两条词汇通路都比较顺畅。而中国方块字的特点是"音形分离"，每个汉字都是音形义的组合，因此非词汇通路很难形成。

基于中国汉字本身的特点，研究者试图探究拼音输入法对于儿童与中文阅读相关的大脑发育的影响。研究对象选取45名中国小学生，其中22名儿童在电子设备上拼音打字的时间相对较多（每天超过15分钟），23名儿童在电子设备上拼音打字的时间相对较少（每天少于15分钟）。

实验的过程是进行四次测试，分别是短篇小说的阅读理解、同音字判断、正字法判断、汉字字体大小判断。在四次测试中，被试都用右手做出按键反应。在进行所有任务时，研究者对被试的大脑进行磁共振成像扫描，并分析儿童的 3D MRI 结构图像，以确定两组学生之间可能的大脑活动差异。

在使用拼音较多和较少的两组学生中，识字能力、每日电子设备使用总时间、每日使用拼音打字时间的组间差异较大。两组学生的年龄、性别、惯用手、平均在校成绩、每日汉字写作时间、线下阅读时间以及父母的受教育程度都相似。在阅读过程中，两组学生在阅读理解、同形字判断（林和材）、同音字判断（师和诗）和字体大小识别任务中的准确性和反应时间均无显著差异。汉字和拼音阅读流畅性测试显示，频繁使用拼音的学生在字和词的阅读过程中的得分比使用拼音较少的学生低，但对于字、词的拼音阅读理解，组间差异不显著。

（资料来源：吴江滨，吴祖仁，回艳，等，2018）

研究发现，拼音输入法与中级汉语阅读者大脑的功能和结构变化有关，即汉语阅读的核心区域包括左额下回、中额回和右侧梭状回。频繁使用拼音输入法会导致这些阅读区域之间的动态联系减弱。左额中回可能参与了视觉空间计算、正字法—音韵学转换和正字法—语义学映射。拼音输入法在很大程度上依赖语音编码，而没有对书面文字的内部正字结构进行充分分析。通过手写发展起来的正字法与语音、正字法与意义的语言学映射，可能会因为越来越依赖拼音打字中的语音策略而被削弱。

在数字时代，中国儿童正面临着识字挑战。为了保护汉字的视觉正字法编码，研究者建议限制使用拼音输入法，并推广包括手写在内的基于书写的输入方法。要警惕当孩子们习惯了拼音输入法后，他们开始依靠发音而不是笔画和部首来生成字符，可能会导致字符形式和字符发音之间的联系减弱并削弱视觉区域皮层的激活。初级读者（6~8岁）依靠拼音来帮助阅读，经过几年的汉字阅读和书写练习，中级阅读者（9~11岁）开始形成偏旁部首和汉字部件的概念。对于中级阅读者和熟练的中文阅读者来说，过度依赖拼音可能会导致阅读能力下降。

第三节　儿童阅读脑的发展

理性和语言是人类交往过程中的纽带。

——古罗马哲学家西塞罗（Cicero）

一、阅读习得的经典模型

1985 年，英国心理学家尤塔·弗里思（Uta Frith）提出了阅读习得的经典模型，尽管它是针对英语国家儿童的阅读习得模型，但是对于理解我国儿童的阅读能力的发展也具有借鉴和启示意义。

该模型为分级阅读的材料选取提供了启示。儿童语言的发展是有规律的。儿童在 1 岁左右时开始叫爸爸妈妈。在 1.5 岁左右时开始说"电报句"，即说的话里面只有实词没有虚词。到了 3 岁左右基本上可以用口语表达自己的想法，也大概能够理解别人说的话。6 岁入学的时候，儿童的口语表达能力已经发展完备。入学之后，语言方面主要是发展书面语言。弗里思认为阅读主要从入学前后开始萌芽。例如，笔者的孩子在读大班时，老师会定期组织幼儿去图书馆，用有趣的方式让幼儿尝试接触文字。老师将汉语中的高频字单个打印成字卡，去图书馆之前，会让幼儿抽取一个汉字字卡，作为自己的"汉字宝宝"。每个幼儿抽到的字卡不同，有的抽到"大"字，有的抽到"水"字等。幼儿到了图书馆，就要去寻找藏在书中的"汉字宝宝"。这个过程就是一个有趣的识字过程。这些图书都是图文结合的，孩子们在寻找"汉字宝宝"的过程中还能得到图形提供的视觉支撑，就逐渐懂得了"大"或者"水"是什么意思。在这个过程中，阅读就开始萌芽了。

具体而言，弗里思将阅读习得划分为三个阶段，分别是语标阶段、字母阶段和正字法阶段。

（一）语标阶段

阅读的第一个阶段是语标阶段（logographic stage）。最初，儿童处理单词的方式与处理其他视觉对象或符号的方式相同。这个阶段阅读加工的特点是关注整体。这个时候儿童识别文字就和识别一个物体或者一个面孔一样。儿童还没有掌握书写方法，视觉系统会试图把文字当成物体和面孔一样识别。这依赖大脑可以识别的各种视觉特征（如形状、颜色、文字方向、空间结构等）。因此，对于数量有限的、熟悉的单词（如他们的名字、家人的名字、商店、一些符号等），儿童可以通过其粗略的视觉特征来识别。

语标阶段通常是在小学教育之前，如有的小孩 3 岁时就以这种方式在 3 个月内获得了 120 个词语，这可能是一个特例。不过这一现象在 4~5 岁的孩子中并不少见。当然，词汇视域广度在儿童中的差异显著，有些儿童可以记住几十个甚至上百个词语。

在正规的小学教育之前，儿童已经可以认出自己的名字和一些比较引人注目的词语，如广告词等。因此，在语标阶段，教师和家长可以给孩子创造一些识字的机会，因为这个阶段的孩子已经开始识字为阅读能力打基础了；不必让孩子认太复杂的字，而要提供尽量简洁、高频和与个人联系紧密的词。例如，给孩子呈现一些视觉词（sight words），即启蒙读物中出现频率较高的单词，我们可以将视觉词视作孩子阅读启蒙的"助推器"；可以提供大书（big book）和大字体的字让孩子认读。因为这个年龄段的孩子不关注细节而关注整体。在教孩子认字的时候，特别是复杂的字一定要在黑板上呈现得足够大，逐渐训练学生在关注整体的同时也关注细节。

（二）字母阶段

阅读的第二个阶段是字母阶段（alphabetic stage）。这一阶段的儿童停止了对整词的加工，学会把注意力放在更小的构成成分上，如拼音文字中独立的字母和相关的字母组合。在这一阶段，儿童关于拼音文字中字母和声音关系的概念得到了发展。在早期学习阶段，儿童的音位意识是将来一、二年级学习理解文字的关键。音位意识，也称音素意识（phonemic awareness）。它是指将单词中元音和辅音切分出来，并根据这些音位语段将单词进行归类的能力。有研究表明，在一年级时音位意识薄弱、对单词无法顺利解码的儿童，有88%到四年级时阅读水平还是较低。解码就是把一个单词分成若干音节或者若干字母的组合。与音位意识相关的另一个概念就是语音意识（phonological awareness）。语音意识包括音节意识（syllabic awareness）、首音和韵尾意识（onset and rime awareness）及音素意识（phonemic awareness）。语音意识是一个更大的概念，包括音素意识。音素意识可以简单理解为字母组合的发音规则。音素更多关注发音，而语音意识还包括韵律、轻重音、音节等。音素意识与音节意识、首音和韵尾意识一起构成了儿童语言学习的语音意识，即鉴别、加工和操作单词语音切分的一种意识。其实，我们在学习英语等拼音文字体系的语言时，如果语音意识发展不良，对后续阅读能力的发展也是不利的。

弗里思根据英语语言体系归纳出儿童在字母阶段阅读能力发展

的特点，对我国儿童早期通过自然拼读开展英语学习有借鉴意义。自然拼读通过让儿童大量地接触有规律的、特定的字母组合来获得音形的对应关系。在以英语为母语的国家，研究者也强调在儿童语言学习早期要开展自然拼读。1997年，美国国家阅读委员会在美国国家儿童健康与人类发展研究所的授权下对大量阅读教学法（包括自然拼读法）研究进行了元分析。这项元分析包括自1966年以来约100000篇已发表的研究文献和15000篇1966年之前发表的研究文献。研究进展到2000年，美国国家阅读委员会得出如下结论：明确的、系统的自然拼读法比全词教学法更有利于儿童的词汇识别、拼写以及阅读理解。自然拼读法于2000年被引入中国香港和中国台湾，在内地的引入与推广则是自2002年从广州地区开始的（凌顺诗，2019）。目前我国小学英语教材中也纳入了自然拼读体系。以我国人教版（一年级起点）教材的英语学习体系为例，主要分为两个阶段。第一个阶段是准备阶段，面向一、二年级学生，主要让学生从"听"开始学习英语，用听来感知和储备语言，同时涉及基础的字母和发音的辨认。第二个阶段是学习和巩固提高阶段，面向三至六年级学生，开始全面发展学生的听说读写能力。此阶段的读写能力主要是借助自然拼读法过渡和发展的。三年级会进行拼读板块的学习。自然拼读对二语学习者起着不可或缺的作用。拼读是常被用于母语阅读教学的方法。研究表明，相比于母语是表音文字的儿童，母语是表意文字的儿童对字形和词汇线索更敏感，拼读可以帮助二语学习者掌握音素意识，提高解码能力和阅读理解能力。

值得警惕的是，对于没有外语的语言环境的儿童来说，所谓自然拼读比起在母语环境下实施，它的效果是要打折扣的。语音意识需要大量感知。因此，通过自然拼读开展外语学习是可以尝试的一种途径，但也不要把它神化，毕竟自然拼读是一种比较内隐的学习。对于非母语环境的儿童来说，外显的语言学习也很重要。

（三）正字法阶段

阅读的第三个阶段是正字法阶段（orthographic stage）。在这一阶段，儿童逐渐习得了大量不同长度的单词。正字法技巧是指在没有语音转换的情况下，将单词即时分成正字法单位。正字法单位在理想情况下和语素是一致的。在这个阶段，阅读时间不再由词长或字形的复杂程度决定，而越来越多地受到词频的影响：低频词的阅读速度远远低于高频词。形近单词的数量也是一个主要因素。此时，儿童的第二条阅读通路，即词汇通路逐渐形成，并开始从字母到读音的解码。此阶段的特点是不断发展平行策略和高效阅读，出现更为紧凑的单词编码策略。这表明儿童对整个字母串的译码变得更为迅速。

对于这个三阶段的阅读习得模型，弗里思特别指出前一个发展阶段不一定是后一个阶段出现的前提，如儿童在语标阶段根据视觉特征记忆单词并不是他们进入字母阶段的基础；当儿童开始掌握一定的字母知识后，他们可以在阅读时使用不同阶段的典型策略来帮助自己更好地记忆单词，促进自己的阅读习得（Ehri，2005）。

总体而言，弗里思的阅读习得模型对我们的阅读教育有何启示呢？我们认为特别需要强调的是，阅读教育不能忽视朗读、诵读。如果缺乏对音素、语音的训练，则会影响后续书面语言的阅读。尤其是在小学低年级，汉语的识字教育要特别强调音、形、义三要素的统一。汉语的特殊性在于汉字属于象形文字。汉语里同音异形字有很多，在教孩子认字的时候，一定要分解字的结构。例如，为什么有的字长得很像，发音相同，而含义不同？也许就是因为它们的偏旁不同。汉字有形旁和声旁。形旁更多指向语义，声旁则指向语音。据统计，在小学阶段，约有58%的形声字是透明形声字，即其形旁能够提示整字的语义范畴或形旁与整字意义直接相关；9%的形声字是不透明形声字，即形旁不能提供任何关于整字的语义信息（Shu et al., 2003）。所以，教师在教授新字的时候不仅要关注音、形、义三要素的结合，而且要注意进行对比和区分。

二、汉语阅读者脑的发展

（一）汉语阅读者负责阅读加工的脑区

汉语是象形文字，英语是表音文字。基于汉语和英语体系的不同，最初很多脑科学研究者认为，中文阅读者和英文阅读者负责阅读加工的脑区有差异。他们认为中文阅读者主要依靠右半球视觉系统，理由主要有以下两个方面：一方面，汉字更像是图画，阅读时可能主要由右半球来加工处理；另一方面，汉字可能需要整体的识别，因为汉字不像英语字母那样由音节来切分，也没有英语中音形关系比较清晰的对应，所以需要右半球来负责整体性加工。然而，脑科学的实证研究发现，尽管汉语和英语有很大差异，但是中文阅读者和英语阅读者一样，负责阅读加工的脑区仍然以左侧为主。通过脑成像技术对中文阅读者的大脑进行扫描时发现，中文阅读者在阅读中文时，依然是左侧的枕—颞区被激活，有显著的左偏侧化，其位置与英文阅读者被激活的区域大致相同。不过，研究同样发现一些脑区在阅读汉字时比阅读英语单词时更活跃，包括右侧顶叶区和额中区。这些区域可能参与了空间视觉注意与运动编码，中文阅读者经常会在头脑中比画出文字来帮助记忆，所以这些脑区参与阅读加工就更有助于中文阅读者记住常用的几千个汉字。还有，汉语有多个声调，如普通话有一声、二声、三声、四声和轻声等。英语中的声调变化相对较少。研究发现，处理声调的脑区主要在右半球。

（二）汉语儿童的阅读发展相关研究

国内学者对于汉语阅读的发展特点进行了持续探索。董琼等人（2012）以47名四、五年级阅读障碍儿童和43名正常儿童为对象，系统考察了儿童的命名组词、阅读理解和阅读流畅性等阅读能力与语音意识、语素意识、正字法意识及快速命名等阅读相关认知技能。语音意识是指对口语中语音成分的识别和操纵能力。语素是指语言中完整且最小的音义结合单位，语素意识则是儿童对口语中最小音义结合单位的感知和操作能力。正字法意识是指个体对汉字结构组合规则的意识。快速命名是指通过字形快速通达语音的能力。该研究结果发现：第一，阅读障碍儿童在所有阅读能力和阅读相关认知技能测验中均显著落后于正常儿童；第二，不同的阅读相关认知技能对阅读能力的不同方面存在不同影响；第三，语音意识、语素意识、正字法意识及快速命名相结合能有效预测儿童是否患有阅读障碍。

学前到学龄低段是儿童从口语经验积累逐渐过渡到学习并掌握书面阅读的重要时期。已有研究表明，学龄儿童阅读能力的发展与前阅读阶段的语音意识、命名速度和语素意识的发展水平有关。阅读发展是一个动态变化的过程，越来越多的研究者开始关注其动态变化规律，关注汉语儿童的阅读发展轨迹。

北京师范大学的舒华团队以264名汉语儿童为研究对象，追踪其从学前到学龄低段的语言认知技能和阅读能力的发展（张玉平等，2023）。研究对不同阅读能力的发展轨迹和影响因素进行更全面的探讨和分析，试图在揭示儿童阅读随年龄发展变化规律的同时，探索其早期预测因素为学龄阶段阅读教学以及阅读障碍儿童的早期鉴别与干预提供理论依据和实践建议。结果发现：第一，阅读准确性在小学 1~3 年级呈线性增长模式，起始水平存在显著的个体差异，且个体差异逐渐增大；4 岁时的语音意识和命名速度均能预测儿童阅读准确性的起始水平，仅语素意识能预测阅读准确性的发展速度。第二，阅读流畅性在小学 1~3 年级呈线性增长模式，起始水平和增长速度均存在显著的个体差异，且个体差异逐渐增大；4 岁时的语音意识和命名速度均能预测儿童阅读流畅性的起始水平，仅命名速度能预测阅读流畅性的发展速度。此外，舒华等人的研究还发现，儿童家庭的社会经济地位是预测其未来阅读能力的重要指标。社会经济地位主要由父母的受教育水平和收入水平决定，它会影响家庭的识字和阅读环境以及在家阅读所投入的费用。具体来说，家庭社会经济地位高的儿童其早期语音意识和词汇能力高于同龄儿童。而早期语音意识和词汇能力高的儿童其未来阅读能力也高于同龄儿童。儿童 4 岁时的语音意识和 5 岁时的视觉技能是早期家庭社会经济地位与儿童 11 岁时的拼写能力之间的中介效应。儿童 4 岁时的形态意识和 5 岁时的视觉技能是早期家庭社会经济地位与儿童阅读理解能力的中介效应。舒华的研究团队根据儿童 4 岁时词汇量的多少及其后续词汇量增长速度的大小，将被试分为三组，分别是高高组（词汇量大、增长率大）、低高组（词汇量小、增长率大）、低低组（词汇量小、增长率小），追踪他们的词汇增长情况。结果发现，儿童语言和阅读相关的认知技能在不同组的词汇发展轨迹上存在差异，词汇初始量的大小和增长率是日后儿童阅读发展的两个重要预测因素（Morgan et al.，2015）。

　　以上研究成果给我们的启示是：

首先，如果要促进汉语阅读者的识字能力和阅读能力的发展，在儿童早期（特别是 4~5 岁）干预和促进儿童语音和词汇技能发展是一个有效途径。尽管入学后是儿童正式学习阅读的起点，但是儿童早期语言认知技能的发展主要依赖口语语言的长期积累，因此，家长在学龄前就应该高度重视创设丰富的家庭语言环境，为正规教育阶段的阅读学习奠定良好的基础。汉语阅读障碍的早期预测应着眼于儿童早期语音意识、快速命名和形态意识的结合。早期的语言障碍会导致后期儿童的汉语阅读障碍。命名速度作为预测儿童阅读能力的良好指标，这一结果提示我们，在教学实践中，家长和教师都应有意识地培养和促进儿童快速形音转换的能力。

其次，父母的受教育水平可能是影响儿童未来阅读能力的一个影响因素，但它并不是儿童阅读障碍的预测因素。只有教育者尽早干预，促进儿童语音意识、快速命名和形态意识的发展，日后儿童才会更少发生阅读困难或阅读障碍的情况。第一，父母可以通过口语语言的大量反复输入来加强儿童对汉语语音音节及其规则的内化。第二，父母可以为儿童提供适宜的丰富的阅读材料，最好在家庭内部创设良好的家庭阅读氛围。根据可理解输入理论，阅读材料的难度要适中，在保障儿童阅读流畅性的前提下，逐渐促进儿童阅读能力的发展。现在国内外很多分级读物正是遵循这样的原理来编写的。早期阅读流畅性是衡量儿童未来阅读能力发展的重要指标。早期阅读流畅性高的儿童更能将在阅读中获得的认知资源投入有意义的理解中，因而更能从阅读中获益，这提示我们要从小培养阅读习惯。当孩子的阅读流畅性提高后，孩子能自然而然地在阅读中体验到阅读的乐趣，进而愿意主动地去读更多的书。而读书的过程本身就是阅读训练的过程，因此形成了一个自我强化的良性循环。相反，阅读流畅性起始水平较低的儿童需要花费更多的时间和精力来完成阅读任务，更容易受挫，因而更可能抗拒阅读活动，而阅读暴露的缺乏又会阻碍儿童阅读流畅性的发展，从而形成一个自我强化的恶性循环。

最后，学前教师不能生搬硬套地讲解生词，更不能让学生死记硬背。教师在进行汉语字词教学时应有意识地结合汉语文字的特点，如利用汉字的形声、形旁的表意功能促进儿童对字词意义的理解，并增强儿童对汉字形、音、义三者间的关系的感知，进而提高字词的学习效率。

第四节　阅读障碍的诊断与干预

我好像会外星语。妈妈说我存了一宇宙的暗号。有的是朝左的，有的是朝右的。

——陆铃云

印度电影《地球上的星星》里边的小主人公——伊翔，就是一个有阅读障碍的儿童。而在现实生活中，也有不少深受阅读障碍困扰的儿童。今年上三年级的小瑶，语文听写成绩很差，刚学过的字很快就忘记，读书速度很慢，阅读时老是漏字、读错字、跳行，读不成句子，而且读完之后不知道是什么意思，还记不住。在数学解题方面，家长讲题能理解，但自己做时容易出错。当爸爸带小瑶到儿童教育工作室经过综合的测试评估后，发现小瑶的阅读能力和识字量水平仅相当于一年级孩子的水平。央视纪录片《我不是笨小孩》，也关注了阅读障碍儿童。教师应当对学生的日常表现有所警觉。如果孩子出现疑似阅读障碍的表现，教师可以给孩子的家长一些相关的提醒。家长更应当对孩子的日常表现有所警觉，如果出现疑似的早期表现，一定要去专门的机构进行评估和咨询。

一、什么是阅读障碍

阅读障碍（dyslexia）是指个体出现显著的识字及阅读理解缺陷，

该缺陷不能用精神发育迟滞或不充分的学校教育来解释，也不是由视觉缺陷或听觉缺陷或神经系统疾病或生理疾病所致的；其口头阅读的特点是省略、歪曲及替代，或阅读速度慢且不连贯，其阅读理解也受到损害。2012 年，国际阅读障碍协会（International Dyslexia Association）报道，全美学龄阶段的 15%~20% 的儿童患有阅读障碍（李欢等，2019）。阅读障碍可分为获得性阅读障碍（acquired dyslexia）和发展性阅读障碍（developmental dyslexia）。获得性阅读障碍是指后天脑损伤造成的阅读困难。发展性阅读障碍是指个体在发展过程中没有明显的神经或器质性损伤，在正常的智力、教育机会和社会背景下，阅读成绩明显低于同龄人水平的一种阅读困难的情况。脑成像研究显示，阅读障碍者的颞顶叶皮层中与语音映射相关的大脑区域以及枕颞叶皮层中与视觉词形式识别相关的大脑区域的激活不足。如图 2-7 所示，非受损读者（左图）激活大脑左侧的三个重要语言区域，即一个前部（布洛卡区）和两个后部（顶颞区、紫色区域、枕颞区、黄色区域）。在阅读困难的读者中，这两个后部区域的激活程度明显较低（右图）。

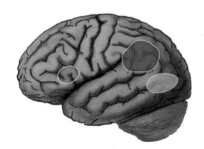
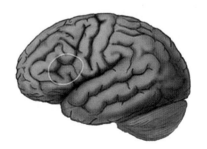

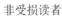

非受损读者　　　　　　　　　　阅读障碍读者

图 2-7　非受损读者与阅读障碍读者阅读脑区的激活对比图
（资料来源：Shaywitz & Shaywitz, 2020）

汉语儿童是否存在阅读障碍呢？20世纪70年代，阅读障碍在西方国家已经日益受到重视，而此时亚洲国家的研究者和教育者却认为因为自己的文字系统与西方的拼音文字系统不同，本国儿童不会出现阅读困难。早期的调查研究发现，似乎在表意文字系统中阅读障碍的发生率极低。1982年，史蒂文森（Stevenson）的跨语言研究改变了人们对阅读困难与语言文字之间关系的认识，使人们不再想当然地认为使用表意文字的人群中不存在阅读困难的现象。舒华老师的团队通过问卷调查和个案研究相结合的方法，探究了汉语阅读障碍是否存在。结果发现，汉语儿童的确也存在阅读困难的现象。具体来说，汉语儿童存在语音加工障碍和单字困难，语音加工障碍主要表现为缺乏语音分析能力，单字困难表现为对字义的理解与字形的记忆困难。通过比较阅读障碍儿童和正常儿童在一些任务中的表现，研究者发现影响儿童阅读的因素包括语音、语素等。其中，汉语的语素缺陷可能是阅读困难的重要原因之一（吴思娜，舒华，王彧，2004）。

那么究竟落后到什么程度才算是阅读障碍呢？一般以阅读成绩落后于一到两个年级的分数为标准，也就是说，诊断阅读障碍通过用标准化的阅读测验测试阅读障碍儿童，发现他们在平均成绩上低于其他同龄儿童，只达到了低年级儿童的平均水平。这么说或许有些抽象，后面的章节会继续分享更为具体的阅读障碍儿童的早期识别。

二、阅读障碍儿童的早期识别

（一）阅读障碍儿童的诊断干预越早越好

对于阅读障碍的正确理解和认识有助于在日常教学过程中及早发现、及早帮助、及早治疗阅读障碍儿童。在现实生活中，由于人们缺乏对阅读障碍的认识，对一些阅读障碍儿童的语言学习困难会产生误解。对于有些智力正常、享有同等教育机会的儿童不能胜任语文的学习，教师通常以学生的注意力不集中、缺少学习兴趣来解释。这种看法是不全面的，因为其中一部分学生并非学习态度有问题，而是由阅读困难导致学习落后，是"非不愿也，实不能也"。班尼特和莎莉在弗雷尔等人的基础上进行了一项长达10年的追踪研究，收集了正常儿童和阅读障碍儿童的智商与阅读能力的变化。结果表明，正常儿童的智商和阅读能力都逐渐提高，且两者的增长速率是匹配的，阅读障碍儿童的智商和阅读能力的发展曲线则呈分离状态，阅读能力逐渐跟不上智商的增长。在正常阅读者（左图）中，智商和阅读能力都是随时间动态联系的；在阅读障碍者（右图）中，智商和阅读能力存在差异，这表明阅读障碍者的智商水平较高或正常，但阅读能力却低得多，如图2-8所示。孩子存在阅读困难，并不代表智商有问题，我们应该关注的是如何提高孩子的阅读能力，而不是一味贬低孩子的智力。并且，对于阅读障碍儿童越早干预治疗，效果可能会越好。

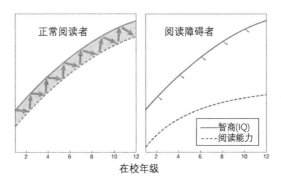

图 2-8 正常阅读者与阅读障碍者的智商和阅读能力的差异
（资料来源：Shaywitz & Shaywitz，2020）

（二）阅读障碍儿童的早期征兆

尽管很多阅读障碍儿童的家长会宣称，在上学之前，孩子的表现一切正常，上学后才发现孩子面对阅读任务时困难重重，似乎阅读障碍是儿童入学后才出现的问题。其实，这些孩子的阅读障碍早已存在，只是家长对此缺乏关注或敏感度；特别是在独生子女家庭，由于缺乏对比参考，以至于有些家长以为阅读障碍儿童的某些早期征兆属于正常的行为表现，而错失了对阅读障碍儿童的早期发现。虽然阅读障碍儿童的诊断是非常专业的工作，需要专业机构、专业人员，但是家长和教师如果对阅读障碍儿童的早期征兆有所了解并保持敏感，发现可能异常的苗头就能及时寻求专业的判断，这对于保障阅读障碍儿童的早诊断、早干预是大有裨益的。

在发展早期，相比于正常儿童，阅读障碍儿童在日常会有以下几种表现。

①认字与记字困难重重，刚学过的字就忘记。

②听写成绩很差。

③朗读时增字或减字。

④朗读时不按字阅读，而是按自己的想法阅读。

⑤阅读速度慢。

⑥逐字阅读或用手指协助。

⑦说作文可以，但写出的作文过于简单、内容枯燥。

⑧经常搞混形近的字，如把"视"与"祝"弄混。

⑨经常搞混音近的字；学习拼音困难，经常把 Q 看成 O。

⑩经常颠倒字的偏旁部首；爱做数学计算题，不爱阅读和学习语文。

（三）阅读障碍儿童的常见类型

阅读障碍主要分为两大类，一是字词解码障碍；二是阅读理解障碍。字词解码障碍的成因可能与一些初级的加工活动如视觉加工的障碍有关。字词解码障碍常常表现为对汉字的音、形、义之间的关系转换存在困难。具体表现为：记不住字或者记字效果特别差，书写速度慢，对汉字组词很困难，默写成绩差。阅读理解障碍与一些高级的综合加工活动更相关。阅读理解障碍常常表现为形音、形义识别障碍，阅读流畅性、正确性差和理解困难。具体表现为：经专业机构鉴定，智力正常或超常；记字水平正常，能够基本上认识课文里面的字词；阅读课文后，让其回忆课文的内容，回忆内容过少；阅读理解测试成绩处于同龄群体的后 10%。因为对生理的依赖性相对没有字词解码障碍那么高，所以从干预实践来看，阅读理解障碍的干预效果比字词解码障碍更有效。

资料卡

舒华老师与儿童阅读研究的故事

给大家看两个典型的阅读障碍的孩子的例子。我们给他们很多汉字，让他们读出每一个汉字并且组词。他们在完成任务过程中会犯很多错误，我们发现这两个孩子犯错误的类型很不一样。第一个孩子把"牺"读成"xī"，但组的词是"夕阳"，把"驯"读成"chuān"，组的词是"穿过"等。从他的读音和组词错误中可以看出，这个孩子尽量利用声旁线索读汉字，但是他对字的语义是不了解的。第二个孩子把"煎"读作"dùn"，组的词是"炖肉"，把"愧"读作"huǐ"，组的词是"后悔"等，可以看到，这个孩子知道字的语义，但是不了解汉字声旁的表音部分。这是两个典型的阅读障碍亚类型孩子的表现。从这两个孩子的读音和组词错误中我们可以看到，在识别汉字时有两条认知通路，一条是和语音有关的，另一条是和语义有关的。当不同的通路有问题时，孩子就会表现出典型的读音或组词错误。有些阅读障碍的孩子在阅读流畅性上有很大的问题，他们的阅读速度非常慢，会读串行。我们用眼动去记录孩子的阅读过程，设置了两种条件，让他们尽快读出排列的数字和排列的骰子的点数。阅读正常的孩子在快速读出数字时不需要看到一行中的末位数字，眼睛就可以转到下一行，而阅读障碍的孩子必须看到一行中的末位数字才会转下一行，说明阅读障碍的孩子的前视野很小，进一步分析表明，其原因是他们提取数字的语音更困难，需要集中更多的注意力，分配到前视野的注意很少。

在过去的十几年中，我们在北京测试了几千名儿童，发现汉语阅读障碍的发病率与拼音语言阅读障碍的发病率类似，为 5%~8%。他们的主要困难也表现在字词识别的精确性和流畅性上。阅读障碍儿童的困难的根源是什么呢？是一些认知能力的缺陷，如语音缺陷、语素缺陷、快速命名缺陷、口语词汇缺陷等。其中语音缺陷和快速命名缺陷是各个语言普遍具有的，语素缺陷则是汉语阅读障碍中独特的，是与汉语的语言文字特点有关的，是我们首先提出的。

（资料来源：舒华，2013）

三、阅读障碍的诊断

对阅读障碍的精细划分，可以参考阅读障碍的评定模式。专业评定阅读障碍的方式主要有四种，分别是阅读成就差异模式、阅读障碍成分模式、认知加工模式、干预应答模式。

（一）阅读成就差异模式

在阅读成就差异模式下，首先要排除智力问题。因为阅读障碍儿童的智商都没有问题，阅读障碍并不是智力低下导致的。用很多教师或家长的话来说，阅读障碍儿童只要不涉及学习都挺机灵的。因此，智力在正常范围，阅读成绩明显低于其智力水平，可被诊断为阅读障碍。阅读成就差异模式包括三种鉴别方式。第一种，不一致鉴别法，即儿童自己与自己比较，根据儿童的阅读成绩与其智力水平之间的差异进行鉴别。第二种，低成就定义鉴别法，即儿童与同龄人比较，根据其阅读成绩与同年级或同龄儿童阅读成绩的差异来筛选，通常低于 1.5 个标准差以上，被认为是阅读障碍。通俗来说就是阅读成绩低了两个年级水平，如孩子现在已经三年级了，但是他的阅读成绩属于一年级的平均水平。第三种，智力测验与评估相结合鉴别法，这是一种动态鉴别的方法。第一阶段首先对学生的阅读水平即起始状态和智力水平进行评估；第二阶段对学生实施特别的阅读干预方案；第三阶段运用测验评估干预后学生的阅读水平，并对比起始状态看是否有明显的改进。

（二）阅读障碍成分模式

阅读障碍成分模式是将障碍类型进行细分。这一模式的理论前提是阅读过程包含字词识别与语言理解两个潜在的独立成分，听力理解和阅读理解存在显著相关。在实施程序上，首先，实施标准化阅读理解测验与听力理解测验，并进行相关性检验，若显著相关，则表明听力理解成绩可以预测阅读理解成绩。其次，将阅读理解和听力理解测验数据转换成标准分，然后推导出听力理解对阅读理解的线性回归方程。最后，根据已建立的线性回归方程计算出听力理解所预期的阅读理解成绩，并根据听力理解所预期的阅读理解成绩和个体实际的阅读理解成绩之间的差异进行阅读障碍检测及亚类型鉴定。根据差异可以划分出三种亚类型的阅读障碍，分别是字词识别障碍、阅读理解障碍和普遍认知缺陷。第一种亚类型是字词识别障碍。例如，有的小孩表现得特别明显，如果让他自己读题解决数学题，他解不出来。但是如果家长给他读一遍，他就会解了。这个例子是明显的字词识别障碍，即阅读理解差，不是语言理解有问题，而是字词识别有问题。第二种亚类型是阅读理解障碍，它是指阅读理解与听力理解一样差，即阅读理解差是语言理解有问题，不是字词识别有问题。第三种亚类型是普遍认知缺陷，即阅读理解与听力理解都差，且阅读理解尤其差，反映出语言理解与字词识别都有问题。具体标准如表 2-2 所示。

表 2-2　阅读障碍标准表

阅读理解成绩 vs 年级平均分	听力理解成绩 vs 年级平均分	实际的阅读理解成绩 vs 预期的阅读理解成绩	鉴定结果
低，1个标准差	达到甚至超过平均水平1个标准差	低，1个标准差以上	字词识别障碍（阅读理解差，听力理解不差；阅读理解差不是语言理解有问题，而是字词识别有问题）
低，1个标准差	低，1个标准差	差异不显著	阅读理解障碍（阅读理解与听力理解一样差）（阅读理解差是语言理解有问题，不是字词识别有问题）
低，1个标准差以上	低，1个标准差	低，1个标准差以上	普遍认知缺陷（阅读理解与听力理解都差，且阅读理解尤其差；语言理解与字词识别都有问题）

（三）认知加工模式

目前很多专业机构采取的鉴定模式是认知加工模式。认知加工模式是戴斯提出的一种关注过程的模式。戴斯提出了 PASS 理论，PASS 即 planning（计划）—attention（注意）—simultaneous（同时性）—successive（继时性）的缩写，强调阅读时需要这四种加工形式，任何一种加工出现问题都会导致阅读障碍。因此，他认为阅读障碍是一种认知过程障碍，即在计划、注意、同时性和继时性操作的一个或几个方面出现了困难。他的团队还提出了一种专门的评估系统，即戴斯—纳格利尔里认知评估系统（以下简称 CAS）。该量表由 12 种任务类型构成 4 个分测验（包括计划测试、注意测试、同时性加工测试和继时性加工测试），每一个分测验有 3 种任务。华东师范大学认知心理学院邓赐平教授的研究团队对该测验进行了本土化，并在我国的阅读障碍诊疗中得到了比较广泛的使用（秦岭，吴歆，邓赐平，2012）。

计划测试是为了测试被试是否具有解决简单任务的高效率系统，包括数字匹配、计划编码、计划连接 3 个分测验。数字匹配要求被试从每一行数字中找出相同的 2 个数字，如从一行数字 3526574 中，找出 2 个相同的数字 5。计划编码要求被试按照事先约定的编码方式，采取一定的策略对按特殊顺序排列的字母进行编码。例如，A 的代码为 OX，B 的代码为 XX，C 的代码为 XO，要求被试把一系列字母，如 ABBCAACBA 转换为代码。计划连接要求被试用鼠标将散布于页面的数字（或数字与字母）串联成有序的数字串（如 1234）或数字字母串（如 1A23C）。

注意测试要求被试有选择性地注意一个二维刺激的一个方面而忽略其另一个方面，包括表达性注意、数字检测、接受性注意 3 个分测验。表达性注意反映表达过程中抑制干扰冲动的能力。例如，用绿墨水写绿字和用红墨水写红字，认字时认得最快。但是，如果用红墨水写绿字，认字的速度就会慢一点，因为此时颜色是一个干扰信息。数字检测是测量注意的选择性、注意转换及分心抑制的能力。例如，呈现 3~6 个目标数字，题目中再呈现几行 0~9 的数字，要求被试找出与刺激目标相同的数字并在其下面画线。接受性注意是依照特定要求圈出字形或名称相同的字母，如 AA、Tt 等。

同时性加工测试要求被试找出项目各成分之间的关系，并利用抽象思维逻辑感知的能力再将其整合，包括非言语矩阵、言语—空间关系、图形记忆 3 个分测验。非言语矩阵由图形补缺、类比推理和空间视觉几种形式组成，类似于瑞文推理测验。言语—空间关系是根据语言描述所隐含的空间逻辑关系，找出与之相对应的图片。图形记忆则类似于镶嵌图形测验。

继时性加工测试要求被试理解或复制按特定顺序呈现的信息，包括单词系列、句子复述、句子提问 3 个分测验。单词系列即计算机朗读 2~9 个单音节单词，被试按同样的顺序复述。句子复述要求被试复述计算机语音呈现的句子，这些句子没有实际意义以排除生活经验的干扰。例如，这些红色是黑色的。句子提问要求被试听计算机语音陈述的句子并回答问题。例如，根据"白色是蓝色的"提问"什么是蓝色的"，然后回答"白色"。

（四）干预应答模式

干预应答模式（response to intervention，RTI），是指在提供有质量保证的短期干预训练的基础上，通过观察个体对干预的反应来鉴别不同的阅读困难，进一步提出教育干预的建议。鉴别分为三个阶段。第一阶段先实施班级／年级评估，以确认教学环境条件是否足以促进儿童的学习和发展。第二阶段找出班级中的落后儿童，即对现有教学环境和条件应答不良的个体。第三阶段由教师或其他专业工作者对班级中的落后儿童给予调整性训练，进一步监控其发展。

四、阅读障碍的成因

正如在医学治疗中，不知道病因的疾病往往是"疑难杂症"，目前阅读障碍儿童的干预效果不理想，可能就与阅读障碍的成因至今仍没有定论有关。关于阅读障碍的成因，目前心理学的研究仍有争议，主流的观点涉及特定领域障碍（如语言障碍）、一般能力障碍（如知觉障碍、工作记忆加工障碍）、脑结构异常以及遗传的影响。

（一）语言障碍理论

语言障碍理论支持阅读障碍乃是特定领域的障碍，认为阅读障碍源于语言学层次的加工缺陷。阅读障碍者在言语信息的表征和加工上存在障碍，但是他们的其他认知能力和信息加工能力完整无缺；语言加工与其他认知加工是相互独立的模块。阅读书面语言本身就不是一种与生俱来的能力，需要多个脑区功能后天的重组。所以该理论将阅读障碍归因于语言学层次的加工缺陷。

（二）知觉障碍理论

知觉障碍理论指出阅读障碍不是一种特定领域的障碍，而是一般能力障碍，特别是知觉能力的不足所致的。阅读障碍是由更深层、更基本的视觉与听觉障碍造成的，其根本原因在于非语言的听觉和视觉能力的损伤或发展不完善。这类理论的核心是阅读障碍没有语言特异性，不局限于语言学层次。我们常常难以理解孩子们是因为什么无法阅读，在普通人看来一些理所应当、习以为常的事情，阅读障碍者却无法做到。例如，我们使用双眼视物，尽管存在双眼视差，但是我们的大脑可以将双眼的成像融合成一个立体的视觉，而有一类阅读障碍者，他们的双眼却没有办法协调工作。在测试视力时，他们的每只眼睛都是正常的，但是却无法形成融合的视觉。

资料卡

范德沃特在 TED 的演讲

想象一下，刚刚阅读几分钟就开始头疼，或者要花费 2 小时才能完成 20 分钟本该完成的作业，又或者刚刚读过的内容转眼就忘，这样日复一日、年复一年，孩子还能有学习的积极性吗？

范德沃特（Vandervort）是一名眼视光医生，她在 TED 演讲中分享了视功能异常（集合不足）导致的阅读困难，并指出，如果能让数百万的儿童患者在视功能异常得到治疗后，从此对阅读痴迷，那么我们掀起的不是小小涟漪而是惊天巨浪。范德沃特很爱帮助孩子，特别是帮助那些学习成绩差却找不到原因的孩子。在她工作的视光中心，每天都有这样的孩子。她说她能感受到这些孩子发自内心地觉得是自己太笨，才导致学习不好。事实上，即使智力正常、视力正常的儿童，也有可能因为视功能问题，而出现学习困难。例如，两只眼睛的工作不能完全同步（集合不足），多达上万个家庭为此苦苦挣扎。

集合不足是一种双眼同步障碍，经过专业治疗，完全可以痊愈。按照统计，你身边很可能有这样的患者，可能是你的孩子、你教室里的学生、你的朋友、你的父母，甚至是你自己。集合不足是众多视功能障碍中的一种，阅读时，它会很快让大脑变得疲惫不堪。有集合不足的人的双眼无法聚焦到近处的物体上，这是因为他们的双眼无法同时充分向内移动并保持这一状态。

　　人的双眼就像两个照相机，同时聚焦到双眼阅读的内容上，每只眼睛的聚焦角度不同，当双眼不能准确聚焦到同一位置时，就会出现复视或重影，感觉文字在来回晃动。想象一下，这样阅读会有什么感受。如图 2-9 所示，当认识到双眼本该自动同步，但却无法做到时，大脑需要付出大量的精力去处理双眼同步的问题。这样会导致阅读能力严重下降。

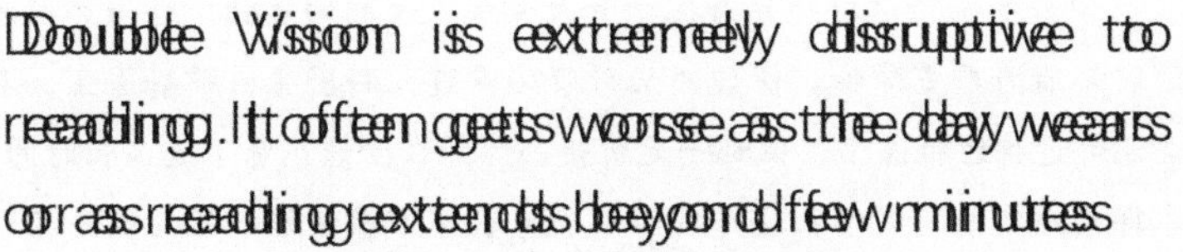

Doouubbllee Wissioon iss eextteemeelly dissruupptivee ttoo reeaadiingg. Itt ooffteen ggeetts woorssee aass tthee ddaayy weeaarss oorr aass reeaadiingg eextteendss bbeeyyoondd ffeew mminuteess

图 2-9　集合不足时眼睛看到的重影

　　孩子们通常不会把这个问题告诉家长，他们以为所有人都这样，即便说出来，也很可能被告知"文字不可能在纸上来回晃动"。孩子们也许会发现，如果遮住一只眼睛，复视或重影就会消失。但是，如果没发现这一点，孩子们会遭受眼疲劳、头痛的折磨，最终憎恨读书。

　　范德沃特有一个患者叫伊娃，她患有集合不足。她的父母起初完全不知道，他们总是听到伊娃抱怨头疼，看到伊娃厌恶读书，每晚的家庭作业就像一场战争。当伊娃阅读一段简单的文字时，她的目光移动与普通人阅读时目光移动的路径是不同的。她无法集中注意力，因此在阅读时，效率极其低下。她的大脑不堪重负，忙于应对复视或重影对阅读的干扰。她一直都没学会如何正确地使用双眼，如何有效地让双眼扫视阅读的内容。阅读时，她的目光来回跳动，有时突然跳到一行的结尾，然后又退回来，继续阅读。如图 2-10 所示，伊娃的目光从第二行结尾的单词 saw 又回到第二行开头的单词 Arizona，然后又在 screaming 和 with 之间反复移动。

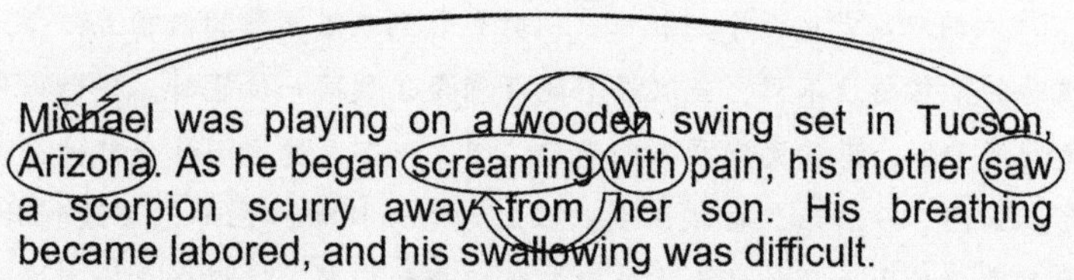

Michael was playing on a wooden swing set in Tucson, Arizona. As he began screaming with pain, his mother saw a scorpion scurry away from her son. His breathing became labored, and his swallowing was difficult.

图 2-10　伊娃阅读时目光移动的路径

　　伊娃的眼睛这样跳动着阅读会大大加重大脑的负担，进而导致阅读理解能力严重降低。伊娃的父母带她看过儿科医生、眼科医生，甚至还看过神经科医生，但都一无所获。为什么伊娃花费了这么长时间，才得到她需要的帮助？这是因为尽管有数百万像伊娃一样的孩子在默默地忍受着折磨，但是，他们的父母却以为孩子没有视觉方面的问题，或者，误以为孩子得了多动症。大家误解的原因在于，大多数医生和学校老师都完全不知道集合不足，或者其他会影响学习的视功能障碍；很多眼科医生也不做视功能检查。相反，他们认为视力能达到 20/20（相当于 1.0）就足够了。然后就告诉家长，孩子的眼睛很健康。当不明就里的家长或老师告诉孩子，你的眼睛根本没问题，是你学习不够努力时，备受打击的孩子们往往会变得心灰意冷，就此放弃。

　　有一些家长会继续探寻，最后找到了治疗方法。如果能让寻找治疗方法不再困难，让更多的医生和老师了解视功能问题，能够及时告诉家长，孩子可能有视功能问题，视功能问题可以治愈，但不能仅仅靠戴眼镜。伊娃的父母最终知道了治疗方法，他们发现了美国视觉训练和发展学会的网站，在上面下载了视功能健康自查表，经过几个月的视觉训练，伊娃学会了如何让双眼同步工作，最终，她头疼的症状消失了。

　　不久之后，伊娃的妈妈开始抱怨，她都拦不住伊娃晚上看书了。伊娃不让关灯，甚至还央求妈妈"让我再看一章，好吗？"伊娃的故事不是个例，视觉训练能让数百万的孩子释放他们的学习潜能，让他们从此爱上阅读。

（三）工作记忆加工障碍

工作记忆加工障碍理论同样强调阅读障碍是一般能力障碍，即工作记忆能力的不足。工作记忆能力是指个体在对输入的信息进行加工时，能短时期保存信息和从长时记忆中提取相关信息的能力。正常人的工作记忆容量是 7 ± 2 个组块，但有的人可能出现低于 5 个组块的情况。工作记忆能力不足，导致学习者不能同时处理太多的信息单位，就有可能导致学习者因一个句子太长而没办法看完，也不能理解句意。大量实证研究结果表明，阅读障碍儿童在工作记忆加工方面确实存在很多困难，集中表现在以下两个方面：一是加工过程的缺陷，即阅读障碍儿童在对语音信息和字形信息的编码和提取上存在困难；二是策略掌握的缺失，即阅读障碍儿童不善于利用策略帮助记忆。

（四）脑结构异常

脑结构异常指向脑的器质性问题，因结构异常导致的障碍通常难以干预矫正。有一些研究确实发现阅读障碍儿童在大脑半球结构及功能一侧化方面出现异常，具体表现为阅读障碍儿童左半球的白质增多，顶叶皮层细胞有错位和异构现象。

（五）遗传的影响

临床观察及流行病学调查均发现阅读困难有家族倾向，阅读障碍儿童的一级亲属（包括父母、子女和亲兄弟姐妹）中阅读困难的发病率达45%以上，这表明阅读障碍有家族史的倾向，支持了阅读障碍与遗传相关的观点。

资料卡

阅读媒介会导致发展性阅读障碍吗？
—— 一项面向学龄儿童群体的实证研究

一、研究背景

发展性阅读障碍是指阅读障碍儿童在智力、视听觉等感知觉能力、学习动机等方面和其他同龄儿童没有差异，但表现出持续性的阅读困难。当前学校已普遍通过数字阅读进行教学，学生时常需要在家上网课或通过电子设备做作业，这对他们的数字阅读能力提出了更高要求。在此背景下，对数字媒介环境下儿童的发展性阅读障碍进行研究具有现实意义。

二、实验过程

首先是研究对象的选取。在自愿参与实验的前提下，根据以下条件选取被试：排除智商低于80，班主任或家长报告患有或曾患脑系科疾病、精神疾病、孤独症、严重眼疾和多动症的学生，最终选择某小学三至六年级共1472名学生作为被试。其次是实验材料的选取。本次发展性阅读障碍筛选实验包括识字量检测、语素意识和语音意识检测、阅读理解三部分。每一部分的测试材料都选用具有一定信效度的内容，并与一线语文教师商讨后进行实验测试。最后是实验的实施。为有效地控制被试对实验结果的影响，本实验采用被试内设计，所有被试分别参加数字阅读实验和纸质阅读实验。被试在实验第一周进行数字阅读测试，纸质阅读实验一周后在相同的教室进行。测试材料收回后，对测试结果进行统计分析，将各项阅读相关认知能力的测试成绩低于平均分1.5个标准差的被试判定为患有发展性阅读障碍。

三、研究结论

在收集数据进行实验以后，作者得出了以下三个结论。

第一，数字媒介导致发展性阅读障碍的发生率上升。数字媒介环境下各个年级发展性阅读障碍的发生率均高于纸质媒介环境。两种媒介环境下发展性阅读障碍的发生率均随着儿童年级的增长而降低。数字媒介导致的发展性阅读障碍发生率的变化趋势与纸质媒介是相似的。

第二，发展性阅读障碍儿童的语音能力受阅读媒介的影响。作者对实验得出的数据进行了相关性分析，发现阅读媒介与语音意识检测成绩具有显著负相关，说明发展性阅读障碍儿童在数字阅读时的语音能力低于纸质阅读时。可见，该类儿童的语音能力受阅读媒介的影响。作者认为之所以会出现这种情况，是因为学校的阅读活动和任务都是基于纸质材料进行的。在学校日常教学中，教师时常安排纸质课本朗读、分角色朗读和全班齐读等纸质课文活动，学校每学期也会定期举行使用纸质课本的朗读比赛，但很少在教学中安排数字材料的朗读练习，在此教育环境下，发展性阅读障碍儿童的语音能力未能得到锻炼。

第三，发展性阅读障碍儿童受阅读媒介的影响程度小于正常儿童。作者将阅读媒介与正常儿童的汉字识别能力、语素能力、语音能力和阅读理解能力等进行了相关性分析，结果表明，正常儿童的阅读理解能力不受阅读媒介的影响；但正常儿童在数字阅读时的汉字识别能力、语素能力、语音能力均低于纸质阅读时，受阅读媒介的影响。作者认为发展性阅读障碍儿童在数字阅读练习过程中，锻炼了数字阅读能力，因此会出现这种情况。这也为阅读干预的实施提供了参考，适当的数字阅读练习，可以提高儿童在数字媒介环境下的阅读能力。

四、研究启示

该研究团队的另一篇论文论述了应对儿童发展性阅读障碍的对策建议。

第一，对发展性阅读障碍儿童语音干预的策略——重复朗读。教师在日常教学中，对一篇文章进行多次重复朗读，在加强对阅读材料理解的同时达到语音干预的效果。

第二，对发展性阅读障碍儿童语素干预的策略——通过提高儿童的解码能力缓解阅读障碍。这包括两个方面。一是同形语素干预：教师教学生学习在不同词语中理解同一个字的不同意思，如"面包"的

"面"和"上面"的"面"。二是同音语素干预：教师教学生学习发同样的音的不同的字，如"水晶"的"晶"和"北京"的"京"。

第三，对发展性阅读障碍儿童阅读理解干预的策略——教学干预。其中特别提到了数字环境下基于计算机的干预，可以使用数字化的教科书、多媒体绘本等，利用多媒体进行教学工作，同时在教学过程中可以融入故事结构教学的方法进行阅读干预。

（资料来源：马捷，李洪晨，郝志远，2022）

五、阅读障碍的干预

关于阅读障碍的成因众说纷纭，且非常复杂，至今没有定论。面对每一个阅读障碍者，我们需要通过专业机构、专业人员的探寻，找准其障碍背后的真实原因，才能更好地帮助他。对于不同成因的阅读障碍，目前有一些训练干预方案可供参考。

（一）字词解码障碍的干预

针对字词解码障碍，可以通过语音意识训练、音—形对照规则训练和单词认读训练来干预。语音意识训练主要依靠音素训练。音—形对照规则训练用于培养编码技能。单词认读训练包括解码、类比、预测、记忆。汉语解码型阅读障碍干预研究多利用偏旁和部首的教学，从而促进字词解码。

（二）阅读理解障碍的干预

阅读理解障碍的干预可以通过特定技能指导、策略指导的方式。其中，特定技能指导主要指传授可以应用到文本阅读中的技巧，如单词识别、提炼中心思想、寻找论据、根据文章进行推理等。例如，对一段话要找中心句，对一句话要找关键词。

策略指导又包括视觉心像法、CORE 法、语义概念图法和自问自答法。视觉心像法是指教师教给学生如何将阅读材料中的文字转化为场景，把文章中的人、事、物用图片式的画面存在脑海里。因为人天生都有加工图像的能力，所以可以考虑把文字转化为图像。CORE 法是关联性（connection）、组织性（organization）、反射性（reflection）和延伸性（extension）的缩写。CORE 法的具体做法是以游戏、活动、作业等方式了解学生的基础能力并使阅读的内容和学生的基础能力相关联；教师以列表、框架图或重点复述来协助学生重新组织阅读的内容；将阅读内容与学生的生活相结合，尽量以现实生活中的事实做例子；将阅读内容类化或延伸到其他领域。语义概念图法是通过阅读前先给学生一些有空格的纸，学生在阅读后，根据图表中的内容填上适当的句子，帮助理解文章的主题和整体结构。在正式进入主题前，教师可以先和学生说明概念图的模式，让学生个人学习或团体讨论学习，找出文章的中心概念并将其组合，增强对文章内容和词汇的认识和理解。自问自答法是教师指导学生在阅读材料后，自行提出和文章主要概念有关的或其他细节性问题，学生先复述故事的主要事件，再回答有关理解方面的问题。

（三）阅读障碍干预案例展示

李虹等人（2010）以 300 名低年级小学生为研究对象，通过为期一年的教学实验研究，探讨了不同形式的分享阅读教学对儿童字词学习和阅读动机的影响。结果发现，大书是分享阅读不可缺少的重要组成部分。文字大书最有利于学生字词知识的获得，没有大书的分享阅读组学生的字词测验成绩最差；彩图大书能有效地激发学生的阅读动机，独立阅读组儿童的动机水平最低。

李虹等人将分享阅读定义为孩子和家长或教师一起读绘本。分享阅读包括以下四个步骤：第一步，孩子看图片讲故事；第二步，家长示范朗读文字；第三步，家长和孩子共读；第四步，孩子自己读。通过这四个步骤为孩子提供切实可行的指导与陪伴，在分享阅读的过程中帮助孩子逐渐建立起阅读的信心，循序渐进地提高阅读速度。李虹等人指出分享阅读的核心在于指读。指读就是用手指一个字一个字地指着读，这种方法适合低龄段的儿童。对于阅读障碍儿童，指读的方式有助于儿童将语音与字形联系起来，同时将注意力跟随手指的方向，集中在文字上。在这个过程中一定不能一开始就让孩子自己读，避免让孩子产生挫败感，进而丧失对阅读的兴趣和信心。因此，分享阅读要求家长或教师和孩子一起读，正是为了让孩子觉得自己不是一个人在面对浩大繁复的文字，而是有人在陪他一起面对。

其中有两个有趣的发现。第一个有趣的发现是：最有利于学生学习汉字的是文字大书。对于已经拥有了丰富口语词汇的小学低年级儿童而言，汉字的音和义之间的关系已经有了大量的输入基础。因此，字词学习的难点在于字形的学习和记忆，建立字形和语音之间的连接，即将书面词汇转换为口语词汇。与彩图大书相比，文字大书排除了彩色图画对学生注意力的干扰，但保留了师生的视觉共享。儿童可以通过文字大书准确无误地观察字形，将视觉信息和听觉信息进行多次重复匹配。正是这个过程让学生建立起了音、形、义三者之间的联系。在小学语文和英语的教学中，教师常常使用生字卡片的形式来帮助学生识字，这种由来已久的方法得到了该项实证性研究的支持。从广义上来说，生字卡片也是一种通过将生字放大使得全班学生都能视觉共享的大书，只不过在这种单页的大书上呈现的是单个汉字而不是句子。网络上曾有这样一个案例，一位数学老师发现班上有的同学本身挺机灵但是数学表现不太好。老师只是做了一个简单的尝试：把数学试卷放大了一倍，那些同学的表现居然很不错。这是她第一次尝试放大试卷给孩子做。后来，老师尝试把这一张 A4 大小的试卷放大为一张 A3 试卷，试卷上的字统统加大字号。结果发现，不做任何干预，只需要把试卷的字号放大一倍，这些同学的成绩就能提升很多。放大试卷为什么有如此神奇的功效？原因就在于，这个班上阅读障碍的学生的主要症结是字词识别有问题，因此正常的字体大小，他们根本就"看不清"，对题目的意思自然也容易理解错误。试卷被放大后，他们就能"看清"试卷上的每个字，字词识别的困难解决了，自然成绩就提升了。这个神奇的案例告诉我们，对于儿童的阅读障碍，如果找对原因，对症下药就能药到病除。

第二个有趣的发现是：最能激发学生阅读动机的是彩图大书。长期以来人们常常为儿童读物配上彩图，一个重要的目的就在于吸引儿童的注意力，激发他们的阅读动机。在李虹团队的研究中，每当在阅读的过程中引入一本新的彩图大书时，它总能引起学生的赞叹。彩图大书能更好地吸引学生的注意力，让学生产生惊奇感，更有动力去阅读，这种良好的课堂气氛常常能保持到课程结束。

总之，目前阅读障碍的成因还没有达成共识，阅读障碍的干预仍在探索。阅读障碍的干预主要是找准原因，然后对症下药。

资料卡

我不是笨小孩

简介：自 2017 年起，北京联合大学应用文理学院教师李瑞华、北京师范大学艺术与传媒学院教授樊启鹏两位老师深入跟踪了 3 个阅读障碍儿童家庭，拍摄了纪录片《我不是笨小孩》，首次将阅读障碍儿童和他们的家庭展现在人们面前。2021 年，该片在央视纪录频道播出后，观影人数超过 1000 万人次，引起了巨大的社会反响。

世界上有一部分儿童天生患有阅读障碍症，比例高达 10%。他们在幼儿园阶段很难被发现，通常是在上小学后因为学习成绩差才被家长和老师察觉，他们通常被周围人贴上"笨"或"懒"的标签。每一个阅读障碍孩子的家庭都面临着挑战，煎熬并不只来自学习成绩，更多来自周围人的误解。本片旨在以阅读障碍为切口，让社会关注有学习困难的儿童，也重新思考教育的本质。

李瑞华、樊启鹏表示拍摄的初衷是让社会看见这群被误解的孩子。以下内容源于人民政协报教育在线周刊，作者李瑞华。

拍摄这部片子之前，我们并不清楚什么是阅读障碍。一次特别偶然的机会，我们认识了北京师范大学心理学部的舒华教授和李虹教授，她们有一门课程叫"阅读障碍：从诊断到干预"，这门课程的初心是希望更多的人知道阅读障碍是怎么回事，给学生一些真正接触这些孩子和家庭的机会。

在这个课上，我们第一次知道了阅读障碍，了解到了阅读障碍给孩子和家庭带来的困境。因为很多人不知道阅读障碍，包括父母和一些教育从业人员，这些患有阅读障碍的小孩往往被误认为笨、懒、态度不好，经常遭受社会的歧视，以至于整个家庭都处于痛苦之中。有一位爸爸，在课上分享孩子的情况，讲到孩子所遭受的歧视与误解时潸然泪下。

很多家庭经历了长期的痛苦之后，才找到自己孩子学习差的原因，而孩子早已备受煎熬。因为不懂，家庭也无形中做了一些伤害孩子的事情。

这些年，舒华教授和李虹教授为普及阅读障碍知识做了大量工作，但是舒华教授跟我说："太慢了，我们想做得更多，但是有时候力不从心，缺少支持。"李虹教授说："我们的孩子只有一次长大的机会，所以从某种意义上说，希望像孤独症一样，能够让更多的人意识到阅读障碍这个现象，知道这些孩子需要特殊的帮助，也许有一天，我们能够推动教育政策的改变，能真正地帮助他们。"

后来，我查阅了大量资料，发现除了阿米尔·汗执导的故事片《地球上的星星》和一些科普短片之外，几乎没有深度跟踪拍摄阅读障碍儿童和家庭的纪录片。我和先生樊启鹏就想通过拍纪录片来促进阅读障碍知识的普及。这个想法得到了舒华教授、李虹教授和邢爱玲老师的支持。在她们的引荐下，经过考察调研，我们最终选定了校校、若汐和群晓这三个孩子作为拍摄对象。

《我不是笨小孩》呈现了阅读障碍问题，不是单纯要讲一个悲情故事。对有阅读障碍的人来说，最痛苦的不是障碍本身，而是别人的不理解。我们希望这个片子能引发人们的科学认识，希望有阅读障碍的孩子能够被理解——被家长理解、被同学理解、被学校理解、被老师理解、被整个社会理解。被理解的也不仅仅是这个孩子，也包括他的家庭。因为就像孤独症孩子一样，他们并没有做错任何事情，只不过他们是一些有特殊需要的孩子。

对于阅读障碍儿童而言，父母的认识和态度无疑起着关键作用。所以，当生活中有这样的儿童出现时，父母能够及时发现他们的不同，并且有足够的耐心去帮助他们。他们不是笨小孩，他们只不过在某一方面存在缺陷，但是，终有一天他们在别的方面会绚丽绽放。拍摄中舒华教授对我们说："这些孩子最困难的阶段是小学，如果我们能够帮助他们度过——就是让他们跟着大家走，不能对他们的要求太高，但也能凑合过去。等他们上了中学，特别是到了高中、大学后，就会慢慢找到自己的诀窍和策略来解决自己的问题。此时，他们的特长，绘画或是口才，便可以发挥作用了。"

《我不是笨小孩》也不只是面向有阅读障碍孩子的家庭，也期望对每一个养育孩子的家庭都有意义。我们希望观众能看到现实背后的东西，社会、家庭到底应该怎样去爱孩子，如何接纳不完美的小孩。每个人都不是孤岛，都需要被看见，尤其是孩子，每个孩子都有自己与生俱来的特质，每个孩子都有自己的步调，只不过在现在的教育中，我们恨不得把孩子培养成全才，如果一直让孩子去做不擅长的事情，对他们来说是很痛苦的一件事情，更重要的是帮助他们找到他们的所长，给予他们爱与尊重。

（资料来源：中央电视台三集纪录片《我不是笨小孩》）

第三章　学好数理化，走遍全天下？

——脑科学与数学教育

> 宇宙之大，粒子之微，火箭之速，化工之巧，地球之变，生物之谜，日用之繁，无处不用数学。
>
> ——华罗庚

数学无处不在，是诸多学科的基础。在实际教学中，数学是最能打击学习积极性的学科，对数学学习感觉困难的学生也确实常见。为什么数学这么难学？很多人的脑海里都会冒出这样的问题。另外，人们常说"学好数理化，走遍天下都不怕"，这句话有道理吗？在日常生活中，人们会发现数学好的人，阅读也不会太差，但是阅读好的人数学不一定好，似乎能学好数学等理科的学生会更厉害一些。还有，不少教师、家长，甚至学生都听过或说过"男生更擅长学习数学"，这种性别差异是真实存在的吗？这些关于数学学习的有趣问题，再加上数学作为基础学科的重要地位，吸引了不少脑科学研究者的关注。

　　本章将带大家了解脑科学与数学教育的相关研究，主要聚焦于五个方面，包括数学认知的神经基础，数与代数的脑机制，语言、情境与数学认知，性别差异与数学学习以及数学学习困难儿童及其教育。这些脑科学研究让我们看到，数学学习需要广泛的神经基础，涉及多样化的神经加工系统，任何一个系统内部或不同系统的联系出现问题都会阻碍数学学习的顺利开展，我们也就不难理解数学为什么这么难学了。另外，正如我们在前面所提到的，小学四年级学生的数学成绩分化可能不是数学能力的差异所致的，而是儿童在阅读能力上的差异所致的，这恰好说明与语言相关的阅读能力是更为基础的能力，对数学学习也会产生影响。不过，脑科学研究发现对不同的数学加工活动，语言的影响力是不一样的，即语言对于数学认知的作用具有层次性。至于数学学习中的性别差异，脑科学研究确实发现男生、女生在数学学习中倾向于使用不同的学习策略，但是让教育者了解数学学习中的性别差异不是因此形成性别刻板印象，而是要更好地"适性而教"。

第一节　数学认知的神经基础

数学是人类知识活动留下来最具威力的知识工具，是一些现象的根源。

——法国数学家笛卡儿（René Descartes）

人类如何理解数学？这正是数学认知研究要解答的问题。本节将从数学认知的结构与发展、数学认知的三重编码模型、数学认知的脑结构与功能基础三个部分来展开。上一章我们分析了人类并非天生的阅读者，需要通过后天学习来塑造我们的大脑以适应阅读。脑科学的相关研究发现，与阅读不太一样，数学认知能力的确有一些先天成分，可能是与生俱来的，但是也有一些后天成分。

一、数学认知的结构与发展

数学认知指的是什么？广义而言，一切与数学有关的思维活动都可以被看作数学认知。数学认知本身的构成内容很丰富，脑科学家通常会认为数学认知由比较复杂的多成分系统构成。例如，在我们看来认识"1，2，3，4，5，…"不同的数字，似乎不需刻意思考就能轻而易举地完成。但是，近年来，脑与认知科学的研究成果不断表明，这项任务需要多个表征系统协同工作才能完成。表征是信息在头脑中的呈现方式。人类对外界信息进行加工（如输入、编码、转换、存储和提取等）时，这些信息是以表征的形式在头脑中出现的。同一事物，其表征的方式不同，人脑对它的加工也不同。数学认知的多重表征就意味着，不同表征之间是相对独立的认知模块，不同形式的数字会被分别输入不同的模块中。有研究者提出了数学认知包含数字的音、形、义三种不同的表征系统，也有研究者提出了数字、算术知识、计算技能三重表征系统，还有研究者提出了两级表征系统——概略表征与精确表征。尽管不同的研究者对多重表征的构成成分的划分不同，但共同点是都认为它是一个多成分系统。一些脑功能成像的研究结果表明，上述表征的加工可能具有不同的皮层支持网络，彼此之间较少重叠，即不同类型的表征，与之相关联的大脑区域可能也不同。尽管并未完全获得所有研究结果的支持，多重表征的观点仍然为大多数研究者所认可。

目前的脑与认知科学研究主要集中在与数字有关的认知过程上，如个体如何认知并理解数字，形成算术知识，进行计算等方面。与数字数量关联最紧密的是代数，与算数、计算相关的脑科学研究尤为丰富。在数学认知发展领域，有关数与代数的认知与加工过程的研究较为经典，在第二节中我们将会重点介绍数与代数。

二、数学认知的三重编码模型

阿拉伯数字"1，2，3，4，5，…"以及"+、-、×、÷"等数学符号都是世界通用的。那么，面对"5+4＝？"这样的算式，中国人和英国人的大脑加工过程是一样的吗？我们中国人在回答"5+4＝？"或者"五加四等于几"时大脑的活动是一样的吗？要解答这些问题，我们首先需要了解德阿纳和科恩提出的数学认知的三重编码（triple-code）模型（Dehaene & Cohen, 1998）。该模型认为，人类的数学能力由三个功能模块构成，这三个功能模块分别是模拟量表征模块、听觉—言语编码模块和视觉表征模块。个体在数学认知过程中，不同的功能模块分别与某类特定数字编码相联系，即儿童在进行不同的数学运算时，激活的大脑部位是不同的，参与活动的系统也是不同的。不同的功能模块编码不同形式的数字，如书面与言语数字主要通过听觉—言语编码模块进行加工，而阿拉伯数字则通过视觉表征模块进行加工。也就是说，我们在回答"五加四等于几"时激活了听觉—言语编码模块的加工；而处理算式"5+4=？"时激活了视觉表征模块的加工。在某一模块内部，数量加工过程是由相应的特定编码的输入、加工与输出过程构成的。例如，算术知识在记忆中的存储方式是基于声音，以语音形式存储的，所以，学生学习九九乘法口诀表时通过大声朗诵、背诵等涉及语音的策略来记忆是比较有效的。不同的功能模块有特定的功能，如听觉—言语编码模块主要负责计数、数学知识的存储与提取（如记忆乘法口诀表）等认知功能，视觉表征模块则主要负责数位操作、奇偶判断等认知功能，而模拟量表征模块则与比较、估算等功能相联系，不同模块之间具有相应的通道，能够进行认知功能之间的切换。

当进行数学操作时，儿童进行了下述三种活动之一：①进行某些视觉操作（把数字看作视觉数字，如"3"）；②执行某些语言操作（听到或阅读数字，如"three"或者"三"）；③把数字表征为数量（如"3"比"1"多）。例如，小学生在数学课堂上学习乘法口诀表时，更多进行语言操作，通过语言表征寻找记忆中的算术知识，从提取的算术知识中抽取答案，并转换为合适的输出形式。同时，在完成算术计算时，也需要同时应用视觉操作进行读题，或者将通过乘法口诀表计算得到的结果表征为数量，并理解其数量特征。也就是说，数学学习既需要某一模块的正常工作，也需要不同模块之间的结合与转化，即数学学习是一个综合的过程，任何一个环节薄弱，都可能会造成数学学习困难。

德阿纳等人在分析已有的脑神经成像研究结果的基础上，进一步完善了三重编码模型，提出了"顶叶三回路共存假说"（Dehaene，1999）。他们认为，在顶叶存在一个三重组织。其一，顶内沟是对数字敏感的特殊区域，在操作数字时它总是整体被激活，并且与数字符号无关；任务越强调数量加工，这个区域的激活量就越大。其二，左侧角回负责言语形式的数字操作。其三，双侧的后上顶叶皮层负责心理数轴的注意定向。上述每一个活动过程都有不同的脑区参与：视觉亚系统位于大脑两半球耳区后，并且处于大脑底层；言语亚系统分布在左半球的各个区域；数量亚系统位于两半球靠近耳区附近。如果数量亚系统出现问题，那么这个人可能就缺乏获得有关数字方面结论信息的能力；或者如果三个亚系统对应的脑区都是正常的，但在数量表征和视觉与言语符号之间建立连接的过程中出现障碍，那么他的数学学习也会出现困难。这从生理的角度向我们解释了为什么几乎所有的儿童在学校开始学习数学时都会面临挑战。

三、数学认知的脑结构与功能基础

人的数学认知是否会和某些特定的脑区有关联呢？早期由于没有很好的脑成像技术，因此研究主要针对某些特殊个体。早在19世纪末，神经心理学研究发现，在脑的特定部位受到损伤以后，病人的数学认知将会发生障碍，但是并不影响其他功能，如语言、记忆等。研究者通过对不同部位脑损伤儿童的研究发现，7~12岁时发生左半球脑损伤的儿童数学成绩受到的影响最大，这些儿童在口头数数、数字匹配、加法以及减法任务上的表现都显著差于正常儿童，而同年龄段右半球脑损伤的儿童相对表现较好（Ashcraft，Yamashita，& Aram，1992）。这促使研究者思考在人脑内部是否存在特定的数学认知区域。

　　数学认知过程主要由包括前额叶、顶叶、颞叶等区域在内的一个大范围神经网络所支持。当前的研究结果一致表明，人类的顶叶皮层，尤其是双侧顶内沟（intraparietal sulcus）周边区域与数学认知存在极为密切的关系。同时，左侧顶内沟中间部位脑损伤会导致古茨曼综合征，出现失写、计算不能、手指失认等症状，说明顶内沟区域与计算学习相关。卫薇等人的实验也有同样的发现，看数字符号时会激活大脑右侧的顶内沟区域（Wei et al.，2014）。数学认知的"形状加工假设"指出顶叶在不同类型数学任务中发挥着空间加工的作用，和数字符号以及其他数学运算符相关的数学加工都基于符号的形象加工，其空间组织表征都与大脑顶叶的激活显著相关（Zhang，Chen，& Zhou，2012）。数学中的几何内容更是涉及直接的形状加工，在顶叶区域有明显的激活（Eger et al.，2003）。双侧顶叶区域，尤其是顶内沟周边区域主要与数字的语义表征有关。这种表征有较强的进化基础，具有更多的视觉空间特点，而非精确的语言表征，估算任务主要通过该区域进行。数字在顶内沟区域会引起更多的激活，如图 3-1 所示。

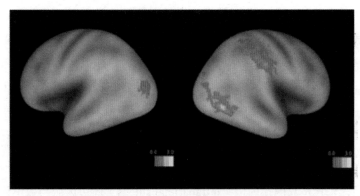

图 3-1　数字在右顶内沟区域会引起更多的激活

（资料来源：Wei et al.，2014）

莫尔科等人的研究表明，发展性计算障碍儿童的右侧顶叶的灰质体积小于正常儿童（Molko et al.，2003）。艾丁等人发现，数学家左侧额叶以及双侧顶叶的灰质密度都显著高于普通人，且从事数学相关工作的时间越长，右侧顶叶的灰质密度越高（Aydin et al.，2007）。原因可能是，后天从事数学工作导致顶叶的灰质密度增加，这也可能说明顶叶的灰质密度和能否胜任数学工作有关。

一项研究对数字的推理能力进行了探究，实验任务为"2，5，8，11，？"之类的典型数字归纳推理，参与实验人员的额叶及顶叶区域有显著激活（Jia & Aaronson，2003）。此外，研究揭示数字在人脑中的表征是具有空间结构的，是从小到大排列的一条心理数轴，大脑表征则激活了顶叶后部、顶内沟、角回等协同作用的大脑加工网络。

前额叶，尤其是左侧额下回区域则与言语工作记忆的相关脑区存在较大的重叠，反映出数字加工与语言功能也存在一定的联系。数学事实的存储和复述有赖于该区域的参与。双侧的颞叶，尤其是双侧梭状回区域主要与数字形式的加工有关。一些数位操作任务，如多位数、负数、分数的理解需要对数字形式的加工，因此与该区域的联系更为密切。例如，有一些孩子一进行涉及进位退位的计算就算错，而对于不涉及进位退位的计算可以成功解决，这种数位操作任务与颞叶关联紧密。

数学问题解决和算术计算是两种不同的数学加工，两者在脑机制上存在分离。有实验使用了数字序列推理、几何图形、应用题三种类型的数学问题解决任务。结果发现，无论是哪一种类型的数学问题解决，它与算术计算之间都存在一致的脑激活差异，即相比于算术计算，数学问题解决更多地激活了负责语义加工的左半球脑区，包括角回、颞中回、梭状回、海马旁回、背内侧前额皮层、额下回（包括三角部和眶部）、腹内侧前额皮层和后扣带回。而算术计算则更多地激活了负责语音加工的双侧中央前回、辅助运动区和左侧脑岛。如图 3-2 所示，数学问题解决相比算术计算更依赖大脑语义网络的参与（Zhou et al.，2018）。

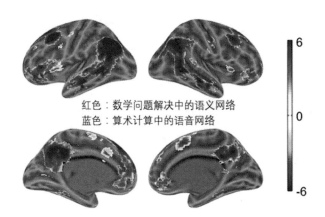

红色：数学问题解决中的语义网络
蓝色：算术计算中的语音网络

图 3-2　数学问题解决与算术计算的脑激活差异图

（资料来源：Zhou et al.，2018）

　　从当前的研究结果来看，阿拉伯数字刺激可能在右侧梭状回区域进行加工，然后通过右侧的颞中回传入右侧的顶叶区域，而言语数字则可能更多通过左侧的通道进行加工。按照多重表征的观点，上述脑区不仅分别承担着数字形、音、义等特征的加工，而且承担着算术与计算任务。有研究发现，对于不同形式的数字加工会有差异。例如，看到阿拉伯数字"1，2，3"，首先会引发右侧梭状回的兴奋，之后再把加工处理的信息传递到顶叶。这个过程主要使右侧脑半球比较兴奋。但如果看到"一，二，三"这样言语形式的数字，激活的脑区和控制语言加工的脑区的重合度就较高。对语言文字的加工主要是在左侧脑半球。

　　对数学认知的加工需要依赖多个脑区合作，所以对数学认知加工的研究是一件复杂且具有挑战性的事情。涉及的脑区越多，出问题的概率和风险就越大。为什么数学学习很困难，或许是因为它涉及的脑区太多了，但凡哪里出一点问题，或者说每个脑区都没有问题，但是连接的通道出了问题，数学学习可能都会出问题。这也从数学学习的角度说明，大部分人都可能会在数学学习的某个方面或者某个阶段存在困难。同时也提醒家长和老师们，学生出现数学学习困难是常见的，最重要的是找到问题的症结，对症下药。

第二节　数与代数的脑机制

数字统治万物。

——古希腊哲学家毕达哥拉斯

儿童如何理解数量概念及其关系，算术能力从何发展而来？数量是如何在大脑中进行表征的，大脑内部对数量刺激的解释、表达与操作过程是怎样的？人们发现，婴儿生来就具有一种识别、表征和操作非符号数量信息的前言语能力，即数感能力。它预置于人类大脑之中，为理解和加工数量信息提供了先天的直觉。这种对数量多少的简单直觉，使得儿童在进入小学开始处理复杂的算术符号和运算程序时变得越来越力不从心（Geary，2013）。想要获得人类独有的精确的算术技能，必须掌握抽象符号（如数词、阿拉伯数字）所代表的数量含义，以及数字系统的逻辑结构。也就是说，人类既有与动物共有的先天的非符号数量表征系统，即个体不需要依赖符号知识对视觉、听觉或跨通道呈现的实物或实物记号的数量刺激进行表达和运算；也有后天习得的人类独有的符号数量表征系统，即个体依赖符号知识对数字和数词等形式的数量进行表征（陈英和，赖颖慧，2013）。

一、数感

数感能力指的是对物体数量的感知能力，是数字加工的基础。人类数量表征中存在两种相互独立的数量表征系统：对 1~4 的小数目进行表征的精确数量系统和对 4 以上的大数目进行表征的近似数量系统（章雷钢，2007）。近似数量系统与精确数量系统共同解释了人类的基本数感（马俊巍，2012）。

（一）婴儿天生就有数感吗

斯塔基和库珀（Starkey & Cooper，1980）邀请了 72 位母亲带着她们的婴儿到宾夕法尼亚大学的实验室参加一项实验。婴儿的年龄为 16 周到 30 周，每个婴儿都坐在母亲的腿上观看屏幕上的幻灯片。每张幻灯片上都有 2~3 个水平排列的大的黑色圆点。斯塔基改变了点与点之间的空间距离，使婴儿不能通过行的总长度和点的密度来区分数量。多次实验之后，斯塔基注意到，当婴儿看到不可能的结果出现时，他们的目光会在这个场景中停留更久。婴儿对有 2 个点的幻灯片的平均注视时间为 1.9 秒，而对有 3 个点的幻灯片的平均注视时间则为 2.5 秒。这说明婴儿能觉察到点从 2 个到 3 个的数量变化。

在后续的实验中，匹兹堡大学的施特劳斯和柯蒂斯（Strauss & Curtis，1981）重复了这项设计，但用常见物体的彩色照片代替了点。物体的大小和排列发生了变化，只有数量是不变的。婴儿仍能注意到 2 个和 3 个物体之间的差异（如图 3-3 所示）。

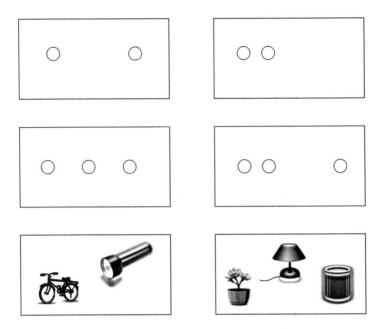

图 3-3 研究者使用幻灯片来证明婴儿能识别数量 2 和 3

其他研究发现，婴儿对 4 以下的数量有精确的认知。例如，让婴儿看到成人把 1 个苹果放到了 1 个盒子下面，然后当着婴儿的面，又把另外 1 个苹果也放到了盒子下面。婴儿揭开这个盒子之后，当他发现盒子下面的苹果变成 3 个或者更多时，婴儿的脸上会出现惊讶的表情。这表明，婴儿是有预期的，当现实跟他的预期不一样时，他就会觉得特别惊讶。

其他实验也有类似的结果。给婴儿一个玩具，桌面上摆有两块桌布，把玩具从他手里拿下来藏在桌布下面。任务设置分为三个步骤。第一步是把玩具藏一半，结果发现所有的婴儿都会把玩具拿起来。第二步是把整个玩具都藏进去，结果发现有的婴儿就不会去找了，但运动经验丰富的孩子，即使玩具被全部藏到桌布下面也会去找。也就是说，运动经验丰富的婴儿会更早地建立起客体永久性。有大量的类似经验之后，婴儿就会懂得物体是否存在不依赖个人感官。没有运动经验的婴儿就需要更漫长的过程来建立客体永久性。第三步是在两块桌布下面随机分配藏玩具的位置，以排除婴儿的移动偏向性干扰。因为有的婴儿是有移动偏向性的，如他始终去掀开某一侧的桌布，即无论玩具被藏在哪一侧，他都会去掀开他左边的那块桌布。而建立起客体永久性的婴儿，则会到藏玩具的那块桌布下去找玩具。此外，在婴儿的眼前，让他看着一个玩具被藏到桌布底下，但实际上那个玩具被研究者攥在手心拿走了。结果发现，婴儿一揭开桌布就张着嘴、瞪着眼睛，一脸惊讶，觉得不可思议。他认为应该有一个东西，但现在没有了。这证明婴儿能够获得客体永久性和对数量的感觉。

婴儿对 4 以下的数量的感知是与生俱来的，但 4 以上的数量的感知就差很多。例如，一边放一个苹果，另一边放两个苹果，他一定会去选那个多的。但是，如果给婴儿放两堆苹果，一堆 8 个，另一堆 10 个，他选起来就很困难。这说明婴儿对 4 以上的数量的感知并不是与生俱来的，需要通过不断练习习得。一些原始部落的语言中没有大于 4 的数量，他们只能说"1，2，3，4"，4 以上的就表述为"很多"，也进一步印证了 4 以上的数量需要在社会生产生活中习得。而儿童估算能力的发展过程实际上也涉及对 4 以上数字的数感习得过程。

资料卡

动物的数感

历史学家托拜厄斯·丹茨格讲过一个有趣的故事，描绘了乌鸦的数感：一只乌鸦在一位乡绅的瞭望塔上筑了一个窝，这位乡绅决心要轰走这只乌鸦。他几次吓唬乌鸦，但总是无功而返。每当乡绅走近瞭望塔，乌鸦就会飞离乌窝，然后躲在远处一棵树上警惕地注视着乡绅的一举一动，乡绅离开瞭望塔后，乌鸦才飞回到自己的乌窝。有一天，乡绅忽然想出一条妙计：同时有 2 个人走入塔内，然后一个人留在塔内，另一个人则当着乌鸦的面离开瞭望塔。然而乌鸦没有上当，它还是待在远处的树上，直到留在塔内的人离开了才飞回去。在随后的数天里，这样的实验重复了多次，走进塔里的人数也从 2 个增加到 3 个、4 个，但是乌鸦依然没有上当。到了最后一天，一共有 5 个人走入塔内，然后 4 个人离开了，只剩下 1 个人留在塔里。这一次乌鸦搞不清一共进来了多少人。因为不能区分 4 和 5 的差别，乌鸦很快便飞回了乌窝。这个故事说明，乌鸦对 4 以下的数字是有基本的感知的，也就是说，一些动物也有数感（Dantzig，1954）。

德国动物行为学家奥托克勒也有类似的发现（Koehler，1943）。在他训练的乌鸦中，有一只名为雅各布的乌鸦能够在一些容器中选出钻有 5 个孔的盖子。因为在不同的实验轮次中，5 个点的大小、形状和位置是随机改变的，所以这种表现只能被解释为"此乌鸦对数字 5 有精确的认知"。这进一步说明，乌鸦可以通过训练和学习认识数字，培养数感。

生活中的其他动物也有数感，如进行一段时间的训练后鸽子能够准确地选择以 3 粒种子为集合的食物，绢毛猴在视觉和听觉刺激的形式下都能自然地对数量进行区分。一些非脊椎动物也有数感，如未经训练的蜜蜂不仅能够区分包含 2 和 3 数量级的任务，而且能够运用之前的知识来区分 3 和 4。

（二）儿童的数感可以培养吗

随着社会的进步，人们需要了解更大的数量，那儿童认识4以上的数字需要哪些能力呢？这就涉及近似数量表征系统的发展，也就是对4以上数字的估计与表征的系统。

近似数量表征系统是指个体在不依靠数字符号的前提下，对不同的数量进行心理表征的系统，该系统主要对大数量（≥4）进行近似表征。研究表明，近似数量表征系统主要活跃于对数值运算和数学思维至关重要的顶内沟区域（Dehaene，1999）。有研究通过点阵数量比较任务，发现近似数量的加工引起了右侧顶叶的激活（如图3-4所示；Cui et al.，2013）。

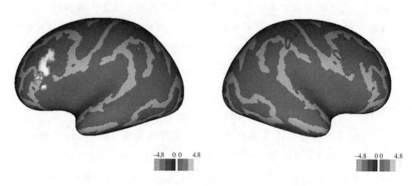

图 3-4　点阵数量比较任务脑激活图

（资料来源：Cui et al.，2013）

与人类天生对4以下的数字的感觉不同，近似数量表征系统是可以通过外界的干预而发生变化的。也就是说，数感是每个人与生俱来的能力，但也具有一定的可塑性。研究表明，丰富的环境有助于儿童近似数量表征能力的发展。因此，教学活动应该贴合儿童的认知特点，让儿童能够通过观察、假设、模仿、动手操作实物等方式促使多种感官共同参与，较为直观地感受近似数量表征的意义和作用，学会近似数量表征的方法。此外，干预儿童近似数量表征的关键时期是儿童早期，尽早对儿童的近似数量表征能力进行训练能够在很大程度上提高儿童早期的数学能力，并降低未来数学学习失败的风险。因此，我们应该利用这一关键时期，给予儿童丰富的教学指导，逐渐提高儿童近似数量表征的精确性，发展儿童的基本数感。但是，尽早干预儿童的近似数量表征能力并非意味着要将儿童提前带入正式的数学学习环境中，而是要在符合儿童的认知规律及结合儿童近似数量表征系统发展模式的基础上，对儿童进行潜移默化式的教学指导。当然，在干预的过程中，仅仅依靠学校教育是不够的，教师应该利用家庭教育的力量，结合生活实际，给学生渗透近似数量表征的相关训练。例如，学生家长或者教师可以利用数字线或者数字棋盘游戏来培养儿童的数感。数字线游戏是给儿童呈现一个两端有数字（如1~10）的线段，中间没有其他数字，儿童在数字线上定位给定的数字（如图3-5所示）。此外，还有数字棋盘游戏、数字方块游戏等形式更为丰富的游戏可以培养儿童的数感。

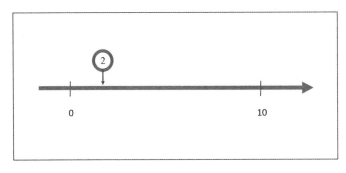

图 3-5 数字线游戏

二、估算与精算

根据前面的内容，我们发现，儿童先天具有数感，即大多数儿童可以比较两个小数字（≤4），并区分出大小；同时儿童的估算能力随所估算数字的大小而变化，估算精确度随所估算数字的增大而急剧下降。但随着年龄的增长，儿童需要了解更为复杂的世界，掌握更大的数字，接触数学运算符号，并利用纸笔工具进行数学运算，形成精确、程序化的精算能力。儿童计算能力的发展是怎样逐渐从借助数感的估算向凭借算术计算的精算能力过渡的？具有先天进化基础的估计数量系统是如何与人类通过后天教育习得的正式算术能力产生关联的呢？该问题受到了研究者的热切关注，因为它可能是解开人类数感起源的一个关键（陈英和，赖颖慧，2013）。

（一）估算和精算的认知机制有何不同

现有的脑与认知科学研究结果表明，人类的数学认知至少包括两个子系统：一是建立在进化基础上的、先天赋予的概略表征系统，又叫估算系统；二是建立在长期学习经验基础上的、后天习得的精确表征系统，又叫精算系统。估算是指个体在利用一些估算策略的基础上，通过观察、比较、判断、推理等认知过程，获得概略化结果的认知加工过程。精算是指个体依靠数字与数学符号，遵循一定的运算和逻辑规则，按照一定的演算步骤，得出较精确的计算结果的认知加工过程。两者加工处理的时候，编码方式不同，涉及的脑区也有差异。精算能力主要采用的是语言编码，与语言区联系密切；而估算能力的编码则可能基于对视觉—空间信息的认知加工，因此更多与运动、空间知觉、躯体知觉的有关区域有着较密切的联系。另外，两种计算能力的分离性特点也与两者在起源、认知机制、脑基础等方面的差异有关。由于精算能力受语言功能的影响较大，而在婴儿阶段，个体的语言功能尚未发展成形，因此其精算能力发展相应出现了迟滞，而估算能力较少依赖语言编码，因此受到语言功能发展的影响就相对较小，表现出相对独立的发展模式。

认知神经科学的证据也进一步揭示了估算和精算的差别，并进一步表明了语音编码区域在精算中的作用。斯坦内斯库·考森等人的研究揭示了精算和估算激活的脑区不同：在估算中，双侧顶内沟、中央前回、前额叶的背外侧和上部区域有更多激活；在精算中，左下前额皮层和双侧角回区域有更多激活（Stanescu-Cosson et al.，2000）。在精算中，计算任务主要分为加减法和乘除法两大类：加减法运算实际上是对数量加工系统的考察，依赖视觉形状知觉；而乘除法由于九九乘法口诀表的背诵和学习经验给大脑带来的塑造作用，更依赖语言能力。周新林发现，一位数加法会更多地激活大脑右侧顶枕部，一位数乘法会更多地激活与语言产出有关的大脑左侧运动区、辅助运动区和颞上回后部，即乘法运算涉及更多的语言成分（Zhou，2011）。有趣的是，中国人会背乘法口诀，但国外很多地方是不背乘法口诀的。研究发现，在做乘法的时候，背乘法口诀和不背乘法口诀的人，激活的脑区是有差异的。甚至背小九九乘法表和背大九九乘法表的人，他们在加工处理乘法的时候，脑区也是有差异的（Prado et al.，2013）。多步计算对中间结果的存储都是通过语音编码的，同样会广泛激活语音区域，如辅助运动区、左侧中央前回、左侧颞上回后部等（Zhou et al.，2018）。

有关蒙杜鲁库人（Munduruku）的研究也印证了上述发现。蒙杜鲁库人是南美洲印第安人的一支，生活在亚马孙河周围，他们使用的语言中没有大于5的数字。他们能够比较和估算超过命名范围的较大的数字，然而不能精确计算大于 5 的数字。研究者因此认为，基于非言语的估算数字系统和基于语言的精算数字系统是分离的。例如，在四则运算学习中，没有加法口诀，但是有乘法口诀。

随着社会的进步，包括人与人之间的合作、人群的聚集，村落越来越大，我们需要了解更大的数量。研究发现，个人的估算能力，也就是概略表征系统是比较稳定的，在很早的时候就已经表现出了这种能力，较早地达到了一个峰值，而且能够持续保持稳定。但是精算能力从一开始是很低的水平，然后不断提升，达到很高的峰值。总而言之，在个体的发展过程中，概略表征系统较少表现出年龄上的变化，而精确表征系统则会随着年龄的增长发生显著变化。

（二）如何培养儿童的估算能力和精算能力

由于估算和精算在起源和脑机制上的差异，两种能力的发展路径也很不一样。估算是一种与生俱来的能力，会比较早地达到顶峰，而且会始终维持在一个稳定的水平。精算能力并非与生俱来的，与后天受教育等习得经验有紧密联系。所以，我们在培养学生的这两种能力时所采取的教学策略也要有所差异。估算不依赖言语指导，也不强调逻辑推理，但精算需要和特定的语言相联系。因此，可以让学生在做题时把每一步解题的依据都写下来，让学生对自己的思考过程有一个准确且清醒的认识，训练学生的元认知能力。这种能力未必能够影响学生当下的计算准确率，但是会影响学生以后能走多远。在数学学习中，能够用语言有条理地表达自己的思路是至关重要的。

估算和精算尽管有很多不同，但并不代表两者是完全割裂、互不相干的。研究发现两者也有关联。儿童早期的估算能力在一定程度上可以预测未来的精算能力。所以在儿童早期的数学启蒙当中，怎样培养、提升、强化估算的能力是需要考虑的。早期的数学启蒙不是一上来就要求精确的计算，而是要让孩子建立数感。在小学阶段也要关注对儿童估算能力的培养。尤其是在小学低段的时候，要给予孩子更多的估算能力的发展空间。估算达到一个比较好的发展水平，这对后续精算能力的进一步发展有帮助。同时，在儿童计算能力发展的初始需要给予正确的引导，只要儿童能够用自己的方法进行数数、比较大小或简单的计算，就不需要儿童背诵枯燥的公式，也不用制止儿童"数手指"等行为，因为随着知识的增长，这类行为会自动消失。过分增加儿童的认知负荷，只会让他们丧失学习兴趣或僵化数学思维。

三、计算能力的发展

在小学阶段，对于自选的口算练习，有不少家长觉得不太必要，甚至开玩笑说，谁拿到诺贝尔奖是因为算得快呢？现在完全可以借助工具进行计算，人可以做更有创造力的事情，为什么要花那么多时间去练习计算呢？但这种认识是有问题的。因为计算能力是数学能力的基础与核心；在数字化的社会中，计算能力对人们来说是非常重要的。如果计算问题都没有解决，更高阶的数学学习就会受拖累。因此，计算也是值得重视的。

在小学阶段，数学的计算能力过关，对于中学的学习是有帮助的。在一项关于算术发展的早期研究中，里韦拉等人运用 fMRI 技术探索了 8~19 岁儿童和青少年进行加法和减法运算时涉及的脑区（Rivera et al.，2005）。研究结果揭示，在心算过程中，随着年龄的增长，不同脑区的激活程度会有所不同：左侧顶叶的激活会随着被试年龄的增长而增强；相反，额叶、前扣带回、海马和基底神经节等脑区在算术任务中的激活会随着年龄的增长而减弱。这可能是因为，在进行计算任务时，与额叶相关的注意和记忆功能的参与程度随年龄的增长有下降的趋势，即计算技能越来越熟练，计算更为自动化。同时，计算技能越自动化，控制中心越往后移，越不需要依赖大脑的前部，尤其是前额叶的参与。但凡能意识到"我正在想什么""我是怎么想的""这件事发生在哪儿"，这种活动的控制中心一定是在额叶的皮层区域。皮层以下的加工活动，我们自己是意识不到的，所以不需要消耗心理能量，加工的速度也非常快。这启发我们，幼儿额叶的激活程度高，是因为计算不熟练。他们在对位、借位时，有时还得自己嘴里嘀咕着才能不漏掉步骤。因为不够熟练，需要依赖大脑有意识地去控制计算加工的过程，所以会依赖额叶的激活水平。这说明这个年龄段解决加法和减法的过程还不能自动化，因而需要更多的努力。从年幼被试额叶皮层参与更多，到成年被试顶叶参与更多的动态变化过程说明，在解决算术问题时，初学计算者和熟练计算者利用了不同的脑回路。海马激活的减弱表明，随着个体的不断发展，计算任务所需要的记忆系统的参与程度越来越低。

这说明在计算教学时，教师必须针对不同年龄段的学生提供不同的教学支持。小学阶段较为充分的计算练习很有必要，能够为自动化打好基础。如果小学毕业时，计算还不能达到基本的计算能力的自动化，对后续的学习就会有不利影响。因此，有经验的小学数学教师常常会强调计算的重要性，也会建议每天给孩子出一定量的计算练习题。同时，小学阶段的学习负担没那么重，任务没那么紧张，利用这一段时间搞定计算较为方便。小学生刚开始做计算练习时，做得慢，出错多，都很正常，不要怕。只要坚持每天练，在保证正确率的情况下，达到足够的练习量，就能达到自动化。反之，如果没有足够的练习量，就没办法达到自动化。当然，对不同的人来说，所需的练习量是不一样的，具有个体差异性，所以我们需要更深入地研究脑科学，以更充分的证据或者更精准的检测手段指导我们针对不同的学生设置更合理的练习量。

第三节　语言、情境与数学认知

自然界这部伟大的书是用数学语言写的。

——意大利物理学家伽利略（Galileo Galilei）

数学的语言和情境是数学思考和研究的基础，它们的选择和使用直接影响数学的发展和应用。这句名言也表明了数学家对语言与情境在数学中的地位和作用的认识。

随着年级的上升，许多学生感觉到，数学学习中出现越来越多的抽象符号，数学越来越难学、越来越枯燥，学生甚至会疑惑，"数学学习中真的只有抽象的数学符号吗？"还有些学生开始怀疑学习数学是否有用，吐槽"买菜难道还用得上微积分？"

在儿童精算能力的发展中，语言能力的作用不可忽视。这说明数学认知的发展过程中并不是只有数学符号，还涉及数学语言的学习与发展。要想解决数学学习是否有用的问题，就不得不正视数学学习中情境的重要性，即关注真实情境中的数学学习。因而，本节我们将探讨数学认知中语言和情境的重要性。

一、语言与数学认知

语言与数学认知具体有什么样的关系呢？阅读是基础，阅读不好的学生，数学通常也好不了；要想学好数学，就需要阅读和数学认知都好。这也能部分地解释为什么会出现"学好数理化，走遍天下都不怕"的说法。从小学四年级开始，数学题的文字应用题比例增大，对学生的阅读能力要求变高，学生的数学成绩开始出现分化。

语言直接参与数学认知加工活动。与估算相比，语言在精算中发挥着更大的作用。在皮内尔和德阿纳的研究中，算术加工和句子加工都明显激活了左半球的脑区，这说明算术加工与句子加工类似，都需要左脑更多的参与（Pinel & Dehaene，2010）。而且在大脑发育的过程中，左侧顶内沟逐渐发生系统的变化，右侧却并没有类似的变化（Emerson & Cantlon，2015），即数学认知活动中也存在同样的左侧化偏好。

在数学概念的学习中，大脑语义网络具有重要作用。研究发现数学术语的加工主要依赖语义的加工，定位于左侧颞中回和额上回。同样，个体学习类似于加法交换律等算术原理时，除了与数字相关的顶内沟区域激活，左侧颞中回、左侧额下回等语言加工的脑区也被显著激活（Zhang et al.，2016）。在一项研究中，张晗（2012）让被试完成涉及几何术语（扇形、梯形）、代数术语（乘方、平方）、语言学术语（神话、律诗）、工具词（铅笔、圆规）以及阿拉伯数字的任务。结果发现，阿拉伯数字在双侧顶内沟、右额下回、双侧额中回以及右颞中回有更强的激活，而几何术语、代数术语、语言学术语和工具词在左侧的额下回、颞中回都比阿拉伯数字有更强的激活，这说明数学术语和一般语义加工是一样的。除此之外，与代数术语、非数学术语（语言学术语、工具词）相比，几何术语在左侧顶内沟区域有更强的激活，这表明，与代数术语相比，几何术语的加工需要更多的视觉空间资源。其中，代数这部分内容对语言的依赖更大。几何涉及图形、位置的关系，则更多依赖视觉空间加工。

与语言语义加工关联的大脑语义网络在数学问题解决中发挥着重要作用。通过比较数学问题解决与算术计算间的差异，有研究者发现其实数学问题解决依赖大脑语义网络，负责语义加工的左半球角回、颞中回、额下回、腹内侧前额皮层等都有明显激活（Zhou et al.，2018）。

这些研究结果显示，相对于语言，数学是一个独立的领域，有着自己独立的脑机制。虽然语言在一定程度上影响着数学，但是数学仍具有领域特异性。因此，在数学教学实践中，需要针对不同的教学内容，采用合适的教学策略。在涉及语言能力的精算以及乘除法的学习时，可以适当采用基于语言的教学方法。例如，口头背诵乘法口诀表来促进儿童的数字计算，而在更加依赖视空间能力的数学推理、几何等知识的学习上，不宜过多强调语言的作用，可以提供视觉支持。还可以引导儿童阅读数学启蒙绘本和智慧故事、鼓励儿童结合生活实际进行叙述等，以增强儿童对数学语言的理解和使用技能，从而更好地开发其逻辑思维，促进数学的学习。

二、情境与数学认知

你相信5个月的婴儿能够回答加法题"1+1=？"吗？你的第一反应也许是这么大的婴儿连话都不会说，怎么可以完成呢？美国心理学家维恩（Wynn，1992）发表在《自然》杂志上的一个研究中有一个典型的例子：5个月的婴儿可以完成包含简单加法在内的情境数学，如图3-6所示。

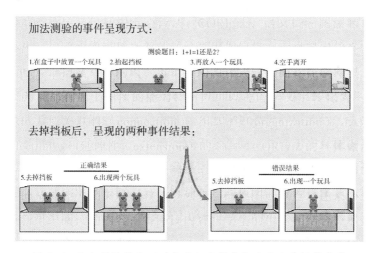

图 3-6　5 个月的婴儿可以完成包含简单加法在内的情境数学

如图 3-6 所示，实验人员把一个玩具放进来，然后把挡板盖上遮住了玩具。再用这只手放进来一个玩具，然后空手出去。最后打开挡板，一个是符合预期的结果，也就是打开挡板后里面有两个玩具；另一个是不可能、不符合预期的结果，也就是挡板打开后里面只有一个玩具。面对符合预期的结果和不符合预期的结果，婴儿的表现会不同吗？研究发现，对于这两种结果，婴儿的注视时间是不一样的。对于不合常理的结果，婴儿注视的时间明显延长了。注视时间的延长意味着婴儿注意到一个玩具再加上一个玩具还等于一个玩具是不合理的。通过这个实验我们可以发现，5 个月的婴儿已经有了基于情境的数学认知。

数学情境的脑机制与额叶、颞叶、海马等区域有关，涉及大脑的情境网络。在处理新情境中的数学问题时，会涉及从情景记忆中提取有用的线索信息，其脑机制和内侧颞叶、海马等脑区相关。比起纯算式的问题，学生更容易回答有情境的数学问题。例如，同样的数字 1620 和 1789，无论是单纯作为数字比较大小还是作为情境事件的年份比较大小，都会出现顶叶的激活，但年份比较时负责语义加工的颞叶和额叶有更多激活（Gullick，Sprute，& Temple，2011）。

在现实情境中，儿童通过对物体的操作和接触来建构、理解数的关系，因此教师应尽可能地为儿童提供真实的操作物，让儿童在现实的情境中体验并主动抽象出数的概念。教师在创设班级环境时可以增加一些数学元素，如不同形状的积木、数字挂图等，将数字概念以儿童容易理解的方式进行呈现；在课间休息或游戏时，教师为儿童提供丰富多彩的游戏活动（如积木、棋牌、跳方格、折纸等）。此外，有规律的运动除了能够提供丰富的刺激之外，还能增强大脑前额皮层的功能，提高儿童的注意力和自我控制能力，增大双侧海马体积，增强记忆力；而精细运动能够使负责大脑视觉脑区和运动区的背侧通路得到充分发展，提高儿童的手眼协调能力。儿童的数学学习不要局限在课堂上，而要让儿童走出教室、走入生活，感受真实的数学，从而更好地提升其数学学习能力。

第四节　性别差异与数学学习

　　"我认为，在学数学这件事上，不同性别之间没有本质差异。就指导学生的方式方法来说，男女生也没有特别的差异。只不过可能因为女性承担着更多的家庭责任等因素，再加上在常人眼里数学这门学科太难学，所以，不少人认为女生应该选择轻松的专业以方便照顾家庭。这是世俗的观点和社会对女性存在特殊要求等一些对女性的不利因素，导致了在数学研究领域中，男性所取得的成绩相对更大，而并不是女性真的不适合数学。"

——袁亚湘

　　自从人类意识到有两种性别开始，性别差异这个话题就一直都是人类社会关注的热点。性别差异伴随着人类从出生、发展到老化的全过程。在数学学习中，长久以来，人们普遍存在男性更适合学习数学的刻板印象，认为女生学习数学的能力不如男生，男生在数学等理科方面比女生更有优势；一部分高中老师也认为，男生在高考数学的表现上更加优异。生活中也会有家长和老师不同程度地认为，女生虽然学习数学时更为自律，但是举一反三的能力差，后劲儿不足；甚至有人说："因为男女的发展差异，如果女生不能在初中很快达到比较好的表现水平，等男生的发育曲线到高点的时候，她们就会被人远远地甩在后边。"这种观点显然过于偏激了。但如果不能正视男女生在数学学习上的真实差异，而放任刻板印象的发展，后果恐怕会变得更为糟糕。

一、数学能力的性别差异

（一）数学能力的性别差异存在吗

实际上，在国际测评中，对数学能力的性别差异的研究结果并不一致。国际学生评估项目（Programme for International Student Assessment，PISA）2003 年和 2009 年的结果表明，女生在语言上表现得更好，而男生在数学上表现得更好；但在国际数学与科学趋势研究（Trends in International Mathematics and Science Study，TIMSS）中，综合各个国家的结果，研究者发现在有些情况下女生和男生在数学上的得分一样高，在有些情况下女生的得分甚至更高。

不同的数学内容涉及不同的认知加工过程，男女生的表现也不同。关丹丹（2017）通过对高考数学成绩的研究发现，男生在代数、立体几何、概率论与统计部分的成绩总体高于女生，而女生在解析几何和三角函数部分的成绩高于男生。该研究同时发现，男生在考察逻辑思维、空间想象和数据处理三种能力的题目上高于女生，而女生的运算求解能力总体上高于男生，创新应用能力的性别差异不显著。从整体上看，如果考试内容中的计算占的比重较大，则女生表现出优势；如果问题解决占的比重较大，则男生表现出优势（Marshall，1984）。

麦克比和杰克林（Maccoby & Jacklin，1974）对 27 项关于个体在数学能力上的性别差异的研究做了进一步分析，发现男孩和女孩在学前阶段的数学能力相近；小学阶段的数学成绩也没有表现出明显的差异；但是 12~13 岁男孩的数学能力的增长明显快于女孩，从而导致在初中和高中阶段数学成绩表现出明显的性别差异。麦克比等人认为，男孩和女孩在青春期后表现出的数学能力方面的差异是由生理原因导致的。根据生长发育的曲线，女孩整体偏早熟，男孩整体偏晚熟。青春期以前，女孩对语言的理解和表达能力更强，可能正是这种优势对女孩在小学阶段的数学学习产生了积极影响。一旦进入青春期，男孩的数学表现从整体上会比女孩更有优势。因此，麦克比等人认为青春期很重要。青春期的时候，人体的激素分泌都发生了巨大的改变，这种改变可能就会给特定学科的学习带来影响。激素的改变对大脑的塑造也有影响。但是，现在研究者会更多倾向于认为这种差异与青春期激素分泌无关，而与他们大脑的信息加工的策略有关。哈尔佩恩等人进一步指出，在学龄初期，数学学习的主要内容依赖编码和提取，女生有优势；在学龄后期，学习的主要内容是数学问题解决，这要求更多的视空间表征，此时就表现出了男生的优势（Halpern et al., 2007）。也就是说，随着年级的增长，数学学习内容不断变化，对学生的能力要求会改变，不同性别对不同内容的擅长程度会影响学生的学习表现。

（二）数学学习性别差异的社会建构

相比于数学能力是否有性别差异还有待商榷，不同国家的学生在专业、职业选择上确实存在相似的性别差异，即男生更倾向于选择理工科专业，女生更倾向于选择文学、教育学等人文专业。但在不同国家的高等教育中，理工科男女生比例的差异较大。按照通常的想法，我们会认为性别越不平等的地区，学理工科的女生会越少，因为女生学理工科更容易受歧视或压力很大。然而真实的结果恰恰相反。对于这种现象也有各种解释。有的人认为是因为社会开放的程度越高，人的选择就越多，所以女孩完全可以自由地选择自己更擅长的或自己更喜欢的专业去学习。也就是说，社会对性别差异的塑造作用不容小觑。

芬纳马和舍曼对来自 4 所中学的 1233 名学生进行了数学测验。结果发现，将被试的数学背景、视觉空间能力以及有关的社会文化因素与性别放在一起进行检验时，男生和女生原来在数学方面表现出的差异就会被大大缩小（Fennema & Sherman，1976）。

刻板印象所产生的威胁作用也是重要的影响因素。斯宾塞等人找到一群成绩较好的大学生完成数学测试（Spencer，Steele，& Quinn，1999）。在测验前，如果学生被告知，以往的测验中男生和女生的表现不同，则最后的测验结果中果然女生的得分低于男生；但测验前，如果学生被告知，以往的测验中男生和女生的表现不存在性别差异，则最终的测验结果中也没有性别差异。也就是说，当被告知以往测验中男生和女生的表现不同时，女生在数学测验中的表现会受到抑制。这也能从某些角度上窥见，女生在成长、学习过程中受到环境潜移默化的影响，被"男生更适合学习数学"的刻板印象威胁和压抑。神经科学的研究进一步解释了这一现象产生的原因：在实验前告知学生"研究表明，男性和女性在逻辑数学任务中获得的分数存在明显差异"后，在完成数学测验的过程中，处于数学刻板印象情境中的女性会报告更多对数学的负面情绪和数学焦虑，表现出更高的生理唤醒水平，激活更多加工社会情绪信息的脑区，而不是解决数学问题相关的脑区（Cadinu et al.，2005）。也就是说，女生需要花费更多的精力处理对数学学习的负面情绪，与数学问题解决相关的大脑资源被占据，在数学测验中反而表现不佳。研究发现，4~10岁的男生也会受性别刻板印象的影响：在测验前，学生被告知"女生更擅长学习数学"时，男生的表现要比女生差；但在测验前，学生被告知"男孩和女孩都能够学好数学"时，男生的学业显著提升，且男生和女生的表现不存在显著差异（Hartley & Sutton，2013）。

男生和女生在数学能力方面的差异与他们所参与的活动有关。赛尔斯分析了男生和女生的数学知识背景（Sells，1980）。他发现，男生更喜欢选择那些与数学有关的课程和课外活动。因此他认为，男生更喜欢数学这门学科，并且在数学活动中积累了大量的数学知识，从而在数学测验中成绩更佳。同时，父母和同伴给予女孩学习数学的鼓励和支持比男孩的少（Eccles，1984）。而父母的期望可能通过为女儿和儿子提供不同的经验来传达给孩子们。例如，他们更可能为儿子买与科学相关的玩具，让他们参加计算机夏令营。同时在儿童的数学课堂上，教师对男孩的期望比对女孩的期望高，并且他们花更多的时间来指导男孩，与他们交谈、给他们反馈。孩子们通过许多方式了解到，学数学的本质似乎是一种男性的活动。

由此我们可以看出，儿童在数学能力方面的性别差异受多种因素的影响，不能简单地根据性别来判断一个学生数学能力的高低及其在数学领域的发展潜能，教师应改变女孩不能学好数学的刻板印象，无论是女孩还是男孩，当他们数学学习遇到困难时，都应帮助他们积极归因，不是简单归咎于性别，而是找到问题的关键所在，并采取合理有效的应对措施，不断提高学生的自我效能感，坚信每个人都可以学好数学。

二、数学学习性别差异的脑机制

人们常说，男性和女性在认知风格上的确存在差异，女性很容易使很多事情和情绪产生连接，而男性更愿意就事论事，所以不同性别的人在沟通中可能会存在困难。这是否说明，男性和女性在大脑的信息加工方式上就存在差异呢？而这种大脑认知的差异会对男性和女性的数学学习产生哪些影响呢？

（一）与性别相关的数学学习的大脑结构差异

生理角度的差异是数学能力性别差异的基础。例如，从遗传的角度讲，男性通过染色体连锁隐性遗传获得空间能力的比例远远大于女性，女性更多是隐性空间能力基因的携带者。除染色体外，男性和女性在大脑结构和容量上的差异是稳定存在的。研究者普遍发现男性具有显著大于女性的绝对颅内总体积（Kruggel，2006）。还有研究发现在全脑水平的相对体积，即灰质、白质或者脑脊液占大脑整体体积的比例上，女性灰质的相对体积大于男性（Chen et al.，2007；Paus et al.，2010）。王玺（2015）通过对两千多名成年大脑样本的研究，发现女性的双侧额上回和右侧中央后回的灰质体积更大，而男性的双侧梭状回、双侧海马旁回、右侧舌回和双侧颞中回的灰质体积更大（如图3-7所示）。

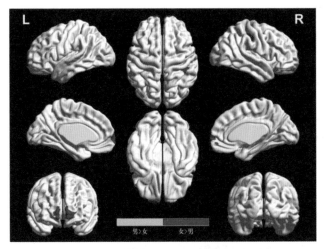

图 3-7　大脑结构灰质体积的性别差异

（资料来源：王玺，2015）

（二）与性别相关的数学学习的大脑功能差异

大脑两半球偏侧性功能专门化在发展速度和水平上存在性别差异，女性在左半球偏侧性功能专门化上，较之男性更早、更强烈，优于男性，因而在语言表达、短时记忆方面优于男性；而男性的右半球比较发达，所以在空间知觉，分析、综合能力以及试验的观察、推理方面优于女性。男性对空间比较敏感，女性对语言比较敏感。在数学学习上，男性善于辨别判断类型，倾向于从全局与联系上处理问题，并具有较强的空间想象能力；女性喜欢模仿，并逐渐形成倾向于模式、注重细节的思维倾向趋势。也有研究者认为，男性之所以具有学习数学的优势，是因为男性在数学学习上具有偏侧化优势。研究发现，男性的左半球受损会导致其语言能力下降，右半球受损会导致其空间能力下降。女性的左半球受损则会导致言语能力和视空间能力同时下降，右半球受损则这两种能力没有明显的下降（Gazzaniga，1998）。

另外一些研究者发现，男性和女性在数学问题解决中出现的差异可能与其使用的认知策略有关，即女性在数学问题解决中更多使用言语策略，男性更多使用视空间策略。库齐安等人（Kucian et al.，2005）发现，在进行复杂任务，如精确计算、估算和心理旋转任务时，男性和女性的加工策略不同，男性倾向于使用视空间策略，而女性更喜欢采用言语和空间工作记忆策略；还发现，在任务完成过程中，女性更多地激活了双侧颞叶、右额下回及运动区。海尔等人（Haier et al.，2005）的研究发现，与男性的数学智力和灰质容量相关最大的区域位于额叶和顶叶，而女性的则位于额叶和布洛卡区，他们认为这也可能导致男性和女性在解决复杂问题时会采用不同的策略。教育心理学中指出女性在言语能力上有明显的优势，如女孩会更早地开始讲话。在小学阶段，一般吵架的都是女孩，打架的往往是男孩，因为每个人都习惯使用自己的优势能力。女孩的言语能力发展得早，发展得快，所以很小的时候，女孩就能表达得比较清楚。语言是她们的优势。在小学阶段，男孩往往都吵不过女孩。

以上认知策略的差异会导致，在数学学习中，女生更倾向于采用机械学习的方式，而男生更倾向于采用策略学习的方式。机械学习类似于死记硬背，个体更愿意去记忆事实本身，直接将算术事实存储在头脑中并进行提取。在策略学习中，个体通过学习掌握计算的规律，并不直接存储算术事实，当遇到新问题时，他更愿意去对比这个问题和他以前接触过的问题是不是有相似之处，有相似的就可以套用之前的解题方式；采用策略学习的人，更愿意去发现问题的共同特征和解决方案，抽取出问题背后的规律性的认识。经 fMRI

扫描发现，机械学习在与语言有关的左侧前额叶和角回区域有更多的激活，而策略学习则在右侧额叶、双侧的扣带回和楔叶区域有更多的激活。这一结果说明，机械记忆与策略学习具有完全不同的神经机制，机械学习与言语功能联系密切，而策略学习可能与视觉空间功能有更为密切的联系。因此，教师需要对男女生不同的学习方式做到心中有数，一方面要意识到，女生在学习的时候，语言是她的优势，她可能更习惯调用这些与语言相关的区域去加工处理信息，所以女生会倾向于使用机械学习的方式；另一方面，男生在语言上不占优势，他就更愿意从视觉空间的位置关系等方面来加工处理信息，所以男生会倾向于使用策略学习的方式。

三、数学学习性别差异的教学应对

从整体来看，大众刻板印象中所认为的数学能力的性别差异并不是确定无疑的。更为准确的说法应该是，男女生由于视空间能力、言语能力的差异，擅长不同的数学学习内容。社会建构为男生学习数学建设更为友好的社会环境与专业路径；女生面对不利条件，需要付出更多的努力以抵制社会建构导致的性别差异。另外，我们也不能忽视男女生大脑结构和功能存在的差异，以及这些差异导致男女生在不同数学学习内容、学习策略上的各有所长。正如中国科学院院士、中国数学会前理事长袁亚湘院士所说的，"最重要的是，在社会舆论中消除'女生不适合学数学'这种偏见，要在公众中广泛宣传，让大家明白，能否学好数学跟性别没有关系"。"最重要的是，家长、老师和社会舆论，都应该对女生给予更多鼓励，促使她们明白学好数学的重要性，让她们对数学这门学科更感兴趣、更有自信"。

对教师来说，在数学教学过程中，针对不同性别的学生，要做到因势利导，适性而教。具体来说，不同性别的学生，在加工处理信息的时候，会有自己偏好的加工路径。教师需要关注个别差异，做到因材施教。既要坚持匹配原则，也要坚持失配原则。匹配原则，即让学习者用其擅长的方式去学习，有助于让他们增强学习的自信心，同时用起来也更得心应手。但是，如果一个人永远只用自己擅长的方式去做事的话，那么他就很难突破自己。正如芒格所说的："如果你的工具只有一把锤子，你会认为任何问题都是钉子。"人还需要去挑战自己，突破自己的局限。所以教师在教学中也要注意失配原则，即让学生学会挑战自己，尝试去使用一些自己以前不习惯或不擅长的方式，这有助于培养学生多元的能力。策略越多、方式越多，那学生就越能应对各种各样的问题。

尤其在学生刚进入小学或者初中时，教师要尽可能让他用自己擅长的方式去处理一些问题，增强其自信心，促进入学适应。越是自信的人，越敢于挑战和突破自己。越是不自信的人，越不敢去尝试新的东西，更习惯按自己一贯的思路去面对和处理问题。入学时，优先安排学生使用自己习惯的方式学习。但是慢慢地，教师也要关注并有意地引导学生去突破自己，练习学生不擅长的方式。比如说对于男生，教师可以鼓励他们用自己的语言来总结和梳理所学的内容，因为男生可能不习惯或者不擅长使用语言符号这种加工方式。对于女生，要鼓励她们利用视觉空间加工的策略。例如，做几何题的时候鼓励女生读题的时候最好能把图给画出来，画图的时候，把画的图形和题目给出的信息进行对应和检查，尽可能地让她们去调用和视觉空间相关的脑区参与到数学的解题过程中。如果学生能够有意识地去做这件事，那么就能够帮助自己在原有的基础上，习得更多的策略，从整体上提升学生的素质。

关注性别差异的目的，不是给学生贴标签，而是提示我们，不同性别在加工处理信息的时候确实是有差异的，并且我们要有一点警惕，要提醒学生既要学会善用自己的优势，也要训练自己不太擅长的地方。每个人都不要轻易地认为自己就学不好数学。

在具体的数学教学实践中，根据性别的不同，教师应该采用侧重点不同的教学方法和策略。对于男生，应该重视培养其使用语言方面策略的能力，而对于女生，则要提高其视空间加工的能力。这样才能有助于从整体上提升学生的数学综合素养。男女生脑机制的不同也启发我们应该更加关注学生的个性化学习，针对不同的个体，制定适合其自身的学习策略，这样才能更好地提高学习效率。

此外，家长、教师和青少年都应该明白，数学是否能学好，是看数学严谨的思维逻辑能力和解决一些抽象问题的能力是否很强，而不是简单停留在哪个学习阶段是否取得高分上。也就是说，就算小学阶段加减乘除算得很快，也不代表到了中学、大学还能学好数学。要想学好数学，最重要的是有兴趣、有好奇心、有好胜心；要不断地学习新东西，不断地对一些新的数学问题感兴趣，去研究它，去琢磨它，去解决它，这才是学好数学的真谛。而兴趣、好奇心与好胜心本身并不具有性别标签。所以家长、教师要注意，在日常生活及教学中，不要急于按照性别给学生贴标签。在培养儿童的时候，不要把性格特征贴上性别的标签，不要预设"女孩应该怎么样，男孩应该怎么样"。有研究发现，创造力强的人具有性别角色相反化的特点。我们在日常生活中，对于性别角色有不少刻板印象。例如，有的时候女生不那么细腻，就会被说像个假小子一样；男生比较敏感，就会被告诫"男儿有泪不轻弹，你得坚强"。其实，说到坚强，无论是对男生还是对女生，它都是一种很好的品质。居里夫人就特别顽强，两次获得诺贝尔奖。她为什么去法国读书？就是因为那个时候在她的祖国，女生是不能上大学的。她的姐姐先去法国上大学，她就去当家庭教师资助姐姐。她姐姐上完大学之后又资助她到法国去上大学，但是她的生活还是很困顿，只能租一个便宜的公寓，冬天冻得把椅子压在被子上希望以此增加热量，如此艰难都不能阻止她顽强学习、刻苦专研。又比如说细腻，不只是女性可以细腻，男性也可以。伟大的物理学家爱因斯坦也是一个细腻的小提琴手。透过这些事例，我们希望告诉教育者，不要有性别刻板印象，因为刻板的性别标签会给学生带来局限，我们要不断给予学生自信与鼓励，不故步自封，才能有更多可能。

第五节　数学学习困难儿童及其教育

数学学习困难并不意味着无法成功，相反，这些学生在数学领域也可以有所建树，只要他们得到了足够的关注和支持。

——德国教育家鲁道夫·加莱（Rudolf Galle）

数学学习对大部分人来说都是困难的，调查研究发现数学焦虑是普遍存在的。数学不好一定是数学学习困难吗？什么样的学生可以被界定为数学学习困难儿童？数学学习困难儿童产生的原因是什么？家长和教师可以为数学学习困难的儿童做些什么呢？

一、数学学习困难的界定与分类

（一）数学学习困难的界定

什么样的学生会被认定为数学学习困难（mathematics learning disabilities），这个问题恐怕还没有完全统一的答案，因为目前对数学学习困难学生有不同的描述和界定方式。世界卫生组织认为，数学学习困难是学习障碍的一种，归属于特殊发育障碍。学习障碍（learning disabilities）是指智力正常，并不存在视听觉障碍，也没有环境、教育剥夺以及原发性的情绪障碍，而出现阅读、书写、计算、拼写等特殊学习技能的获得困难。数学学习困难学生的数学能力显著低于其年龄、智力和年级的应有水平（最好通过数学标准测验评估），但他们的读写能力正常，并且其学习困难不是由教学不当或学生的视知觉或神经功能缺陷造成的。美国《精神障碍诊断与统计手册（第五版）》（The Diagnostic and Statistical Manual of Mental Disorders，DSM-5）对数学学习困难的描述是：①标准个别测试所得的数学成绩明显低于同年龄、智力及受教育水平；②学习困难明显地影响学生的学业成绩或者阻碍学生把数学运用于日常生活；③如果存在感觉缺陷，则数学学习困难的程度超过通常有这种缺陷的人。根据种种数学学习困难的界定，我们在日常交流中一般这样界定数学学习困难儿童：在正常的教育和教学条件下，儿童的智力正常，没有明显的神经或器质缺陷，但标准数学测验上所取得的成绩显著低于同龄水平，通常落后两个年级。

　　家长、教师不要随意给学生贴上"数学学习困难"的标签。在生活中，学生出现数学学习异常时，要找到背后真实的原因。有老师分享过自己的亲身经历，在她新接的高三班上，有一个学生上课总是趴着睡觉，不听课也不记笔记；老师多次提醒他记笔记，他依然无动于衷。老师好奇，是学生不喜欢自己的教学方式，还是学生晚上的睡眠不足，于是老师找学生沟通，刚开始学生不愿意开口回答，直到被老师的真诚关心打动，感受到老师对他并没有偏见，才告诉老师实情，"因为高度近视，并不是不想记笔记，而是压根看不清黑板"。这时老师才知道这孩子有多不容易，并专门给他准备相应的打印资料。这个高度近视的学生，尽管数学学习困难重重，但并不应该被贴上"数学学习困难"的标签，因为他是由感官障碍引发的数学学习困难。

数学学习困难很常见，所有的学生都有可能在数学学习中遇到困难。沙莱夫等人总结归纳了数学学习障碍发生率的调查研究，发现数学学习障碍在各国（如美国、英国、德国、瑞士和以色列）的发生率相对统一，在正常人群中为5%~7%（Shalev et al.，2000）。另外，数学学习涉及的脑区太多了。任何一个脑区出问题，或者哪些脑区之间的连接出问题，都足以导致学生在数学学习中出问题。且相比于其他学习障碍，大多数研究表明数学障碍的性别比例趋近平等，即在数学学习困难的学生中，男生和女生的比例相当，不存在明显的性别差异。

（二）数学学习困难的分类

数学学习困难有多种分类方法，可以按照产生困难的数学领域进行分类，将其分为算术学习困难和应用题解决困难，算术学习困难还可以再细分为获得性计算障碍和发展性计算障碍两种，其中发展性计算障碍是指个体在数量、数字生成和理解或数学运算中存在的困难。研究者认为数量加工或数量表征缺陷是导致发展性计算障碍的主要因素。

美国学者盖瑞从认知心理学与神经心理学的角度，把数学学习困难分为语义记忆型数学困难、技能程序型数学困难和视觉空间型数学困难（如表3-1所示；Geary，Hoard，& Hamson，1999）。盖瑞指出，理论上，数学任何一个领域表征或加工信息的能力缺陷或每个领域的任何一种能力缺陷都可以导致计算障碍（Geary，2004）。

表 3-1　数学学习困难儿童的亚类型（曾盼盼，俞国良，2002）

类型	语义记忆型	技能程序型	视觉空间型
认知特征	数学事实提取的频率低，提取错误率高；正确提取的速度不稳定	频繁使用不成熟的计算程序；程序执行的错误率高；在程序式的概念理解上有潜在的发展迟滞	空间表征数字信息困难，如解决多列算数问题时对不准；对数字信息空间表征的解释错误，如位值理解出错
神经心理学特征	与左脑功能失调有关，尤其是左脑后部区域	尚不清楚	与脑功能失调有关，尤其是右脑后部区域
与阅读障碍的关系	常与阅读障碍共存，尤其是语音缺陷型阅读障碍	尚不清楚	与语音缺陷型阅读障碍无关

　　语义记忆型数学学习困难儿童在从长时记忆中提取和陈述数学知识方面存在困难，具体表现为对一些记忆性的基本数学知识的提取频率低，出错率较高。例如，不能正确掌握 0 不能作为除数、0 乘任何数都等于 0 等记忆性知识，在理解上比较困难，出错率较高。从神经心理学领域的研究来看，该种数学困难与左脑功能失调有关，尤其与左脑后部区域关系较大。也有研究表明，语义记忆型数学困难与阅读困难特别是语音缺陷型阅读困难密切相关，即有语音缺陷型阅读困难的儿童多伴有语义记忆型数学学习困难，有学者将此现象定义为阅读与数学共生性困难，因此教师要特别关注数学与阅读的紧密联系，可以考虑通过提升学生的阅读能力来帮助他们解决数学学习困难。例如，大声朗读，尤其是在小学阶段，有利于打通儿童的语音加工通道。

　　技能程序型数学学习困难的儿童，在解决问题时不会运用策略，执行数学程序困难。具体表现为，频繁地使用不成熟的计算方法，如高年级的学生仍然需要借助手指头或其他辅助工具来进行加减法运算；在计算程序方面的错误率高；计算所使用的方法及过程的理解上有潜在的滞后。而这种表现实际是自动化技能的缺失。成年人计算不用列竖式，是因为数位对齐、进位都已经非常自动化了，不再需要依赖一步一步写出来，可以用一种高速的、简缩的方式进行计算。而缺失自动化功能的学生往往急于求成，看到其他人都能快速简算，也急于求成，反而容易让学生的错误变得更顽固。对这样的学生，任课教师要注重纠正的方式方法，对没有能够完成计算自动化的学生，强调其练习计算的时候必须列竖式，通过技能的熟练达成自动化，从而解决困难的症结。目前，已有的神经心理学的研究尚不能明确该类型数学学习困难与脑功能的关系，同样也没有足够的研究文献证明技能程序型数学学习困难与阅读困难存在相关关系，因此对这一部分的研究还有待深入探讨。一种猜想是，该类型的数学学习困难可能与小脑的发育有关，小脑是技能自动化的控制中心，技能程序型数学学习困难可能是由于小脑发育或小脑和大脑的连接出现了问题。人的小脑和大脑关联非常紧密，且对侧联系。从一些个案中可以看到，如果一个孩子在幼年的时候左侧的小脑受到严重损伤，那么他到成年的时候，左侧的小脑和右侧的大脑都小于正常人，左侧小脑的受伤也会拖累右侧大脑的发育。而很多技能要达到自动化，则控制中心要后移到小脑区域。如果小脑本身出现了问题或者小脑和大脑的连接出现了问题，就不能实现数学计算程序的自动化。

　　视觉空间型数学学习困难的儿童在处理空间信息和数字转换方面存在困难。具体表现为不能恰当地排列数字信息、符号混乱、数字遗漏或颠倒、空间相关的数字信息的误解。例如，解决多列算术问题时对不准数位；对数字信息空间表征的错误解释，如加减法进位、退位操作上位置出错；同时还可能伴有对线条、图形等的认知困难。从神经心理学的角度解释，该类数学学习困难多与右脑功能失调有关，尤其是与右脑的后半部有关。脑科学早已证明人的右脑与视知觉加工密切相关，因此可以通过锻炼和开发右脑、激活右脑的兴奋水平来提高学生的视知觉加工能力，从而使学生克服视空间领域的学习困难。

二、数学学习困难是怎样产生的

了解了数学学习困难产生的原因才能有的放矢地进行干预矫正，从而解决困难。随着认知神经科学的发展，研究者（Butterworth，Varma，& Laurillard，2011）尝试从生理、认知、行为和教育四个层次（如图 3-8 所示）对数学学习困难的机制进行研究。其中，生理层面是指学习困难的脑机制，认知层面是指数学学习困难学生在数量表征和操作能力等数学认知层次上表现出的困难。

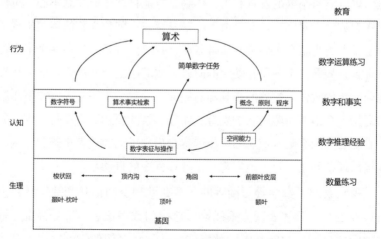

图 3-8　数学学习困难认知机制模型

（资料来源：Butterworth，Varma，& Laurillard，2011）

（一）数学学习困难的认知特征

关于数学学习困难的核心认知缺陷并没有公认的观点。当前研究发现，数学学习困难儿童与一般儿童之间存在工作记忆、注意等方面的差异。

工作记忆是指个体在执行认知任务过程中暂时存储与加工信息的容量有限的记忆系统（Baddeley，1992）。巴德利将工作记忆分为中央执行系统、语音环路和视觉空间模板三种成分。中央执行系统属于控制与加工系统，协调来自两个子系统的信息，负责认知活动的调节，是工作记忆模型的核心；语音环路和视觉空间模板是两个存储子系统，分别负责语音言语信息和视觉空间信息的存储。中央执行系统位于工作记忆模型的中心，自然成为数学学习困难领域关注的核心。研究者认为数学学习困难儿童工作记忆缺陷的本质在很大程度上是中央执行能力不足（Geary，2013）。另外，有研究者发现，数学学习困难儿童也存在视觉空间工作记忆缺陷。

此外，注意是心理活动对一定事物的指向和集中，是一切心理活动得以开展和维持的前提和条件；注意的稳定性差以及注意的广度小是导致数学学习困难的重要原因（陈梦阳，卢家楣，2013）。

另外，在问题解决中，数学学习困难学生的问题表征和问题解决策略方面与一般儿童有很大的不同。问题表征是问题顺利解决的前提条件，问题被表征得越清楚明白，越容易找到适当的策略以解决问题。胥兴春等人（2003）指出，数学学习困难儿童问题解决的表征时间较短，这些儿童读完题之后，一般不进行或花很少的时间进行情境表征。数学学习困难儿童的表征类型单一，他们很少利用画图、符号等外显的表征方式。擅长数学的儿童倾向于表征数量之间的关系，对题目意思的理解比较准确和全面，而数学学习困难儿童的表征缺乏有效性，他们往往只注重题目细节的信息，对问题的表征不能完整、全面地表达题目的意思。此外，数学学习困难学生与数学学习优秀学生在问题解决中采用的问题表征策略不同（邢强等，2011），数学学习优秀学生在表征问题时大多采用问题模型策略，而数学学习困难学生大多采用直译策略或复述策略，也就是对问题的理解浮于表面，不能透过现象看本质。

（二）数学学习困难的脑机制

研究者通过功能脑成像法揭示出，不是数学学习困难儿童不想学好数学，而是大脑无法正常被激活，导致他们在加工数学问题时出现困难。研究者发现，发展性计算障碍的脑神经机制多与顶叶、额叶区域和梭状回相关，其中与顶内沟尤为相关。

顶叶与数量表征和数量加工相关，顶内沟是数字加工的核心部位。发展性计算障碍与儿童的顶内沟发育迟缓有关。研究者发现，计算障碍儿童的顶内沟水平段灰质密度低，顶内沟灰质体积较小，顶内沟在长度、深度及沟的形态上明显跟正常儿童不同（Isaacs et al., 2001；Molko et al., 2003）（如图3-9所示）。顶下小叶与发展性计算障碍也关系密切，它在发展性计算障碍儿童完成非符号数量大小比较任务（例如，点阵比较）时的激活程度比正常儿童更强，这可能是一种代偿性的机制，即某些皮层激活程度的强化是为了弥补另一些激活程度较弱区域数量加工能力的不足。

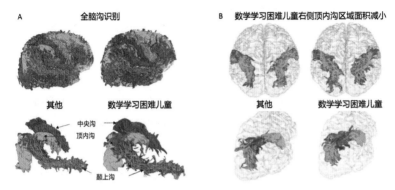

图 3-9　计算障碍儿童与一般儿童的顶内沟的形态差异

（资料来源：Isaacs et al., 2001）

在正常情况下，在完成算术或者比较数值大小的任务时，学习者大脑的顶内沟区域会得到激活，并且即使是简单地呈现数字而不进行数量加工也能激活顶内沟区域。研究者发现，在解决数学问题，特别是数量关系问题时，数学学习困难儿童不能很好地激活顶内沟区域。

另一个与数学能力密切相关的脑叶为额叶。额叶是大脑结构中发育最晚的部分，同时也是发育最高级的部分。额叶包括初级运动皮层、前运动皮层和前额叶皮层。其中，前额叶皮层包括传入和传出神经纤维，具有复杂的神经心理学功能，在完成计算任务时所需的监控、策略、选择、计划、处理信息等过程中扮演着重要的角色。发展性计算障碍儿童左额下回和大脑两侧的额中回的灰质含量在减少，同时左额叶的白质也在减少，当他们进行近似计算时，右额中回和右额下回的激活程度比正常儿童要弱，左额中回和左额下回的激活程度较右侧更弱；在完成空间工作记忆的相关任务时，他们右下额叶的激活程度较弱，而右下额叶是与工作记忆相关的。因此，额叶受损会影响发展性计算障碍者的算术加工处理能力。

顶叶和额叶的结构异常是当前研究发展性计算障碍儿童的主要侧重点，然而在完成各式各样的数学相关任务时，还需要其他脑皮层诸如海马旁回、岛叶、扣带皮层等的参与。海马旁回通常在事实回忆和空间记忆加工中发挥作用，而研究发现发展性计算障碍儿童的右海马旁回中的白质在减少；岛叶位于额叶与颞叶之间，与工作记忆操作有关，其激活程度在发展性计算障碍儿童中也较弱；在完成数学任务时，扣带皮层的灰质减少也说明了其与发展性计算障碍存在一定的关联，但在完成数字排序任务时，发展性计算障碍儿童的前扣带皮层激活程度强于正常儿童，可能存在如前所述的代偿性机制。

三、数学学习困难的评估和早期识别

由于数学学习困难的根本认知缺陷尚不清楚，且该群体具有高度的异质性，因此数学学习困难的诊断程序尚未形成一致标准。目前的筛选方法主要来自学习困难儿童的诊断模型，主要包括临床诊断模型、心理评价功能诊断模型、能力—成绩差异模型。北京师范大学周新林教授课题组建立了一套基于全国常模的计算机化数字加工与算术计算困难评估体系，用于发展性计算障碍（计算困难）的鉴别。发展性计算障碍的纳入标准，包括：①经数字加工与算术计算困难评估量表中认知测验量表筛查出的数字加工与算术计算困难儿童；②无严重、导致昏迷的脑外伤史；③无精神分裂症、情感障碍、精神发育迟滞、孤独症、癫痫等神经系统疾病及其他严重躯体疾病；④中国儿童韦氏智力测查智商≥80 或瑞文推理智力正常。

也就是说，对数学学习困难的诊断与评估需要专业人员通过标准测验和动态评估相结合，家长和教师很难仅通过学生的学业水平就判定其是否为数学学习困难儿童。那在数学学习困难的评估和识别上，家长和教师可以做些什么呢？

有一些临床特征可以协助家长与教师对数学学习困难儿童进行预警，为家长尽早意识到儿童可能存在数学学习困难并进行干预提供了可能。这种临床征兆在学前阶段已经出现，即儿童在学前阶段数学相关活动经验的缺失。数学学习困难不是上学之后才出现的，很有可能只是上学之前没有显现而已。家长、教师应尽早识别，尽早给予帮助才会更有效果。具体来说，很多数学学习困难的学生在学龄前就表现出某些与其他儿童不同的特征，如他们不会一个接一个地数 10 以内的数字，不会把玩具按某种规则分类。不少数学困难儿童的父母报告，这些儿童在幼年时期很少有摆弄石块、迷宫、模型或组合积木的活动兴趣和经验，因此，在学龄前让儿童开展与数学相关的活动经验有助于其数学能力的提高和数学思维的发展。家长对于这些早期征兆一定要敏感。例如，孩子总是扣错扣子，这种现象可能不是一个简单的生活习惯问题。如果出现频率很高，且很固定地、有规律地扣错扣子，就要小心了。

此外，部分儿童会表现出在某方面能力的发展落后，如空间关系、视知觉能力或者语言和计算困难等。具体如下文所示。

对空间关系的感知困难。许多学习困难儿童很难把握数学中的空间关系，如在带有单位长度和数字的数轴上，他们可能搞不清数字 3 到底是与 1 更近还是与 6 更近，通常还表现为缺乏空间方位感，可能经常在校园或公园里迷路、记不清回家的路怎么走而必须家长陪同等，这些儿童在空间几何的学习上存在较大的困难，学习比较吃力。

视知觉和视—动统合能力落后。很多数学学习困难儿童不能用手指着远处的物体，按"一、二、三、四"的顺序逐一数数清点，他们只能靠近距离地用手抓取物体来数数。还有些数学学习困难儿童表现为不能把一组事物看成一个整体，也不能把几何看成一个整体图形，视知觉和视—动统合能力较为落后。

各种计算错误。这里所说的计算错误是指，排除看错题目的情况下，因对算术法则的理解、使用出现错误的情况，特别是在小学阶段，计算是数与代数部分非常重要的内容，而计算往往是小学生错误率很高的一部分。

语言和阅读困难。部分的数学学习困难学生还存在严重的阅读困难，这部分学生即使空间知觉能力正常或超常，也常常读不懂题目的意思，尤其表现在解应用题时。这些儿童会因为阅读困难不理解题目含义而出现数学中的解题困难。发展性计算障碍在各国的发生率大致相同，约为6%，与发展性阅读障碍的发生率持平。

记忆容量不足。数学学习困难儿童的记忆容量不足，即视觉空间记忆广度、工作记忆广度存在不足，表现为不能记住长串的数字、能够分辨但不能记住复杂的图形、加减法的进位退位混乱等。

还有研究报告指出，数学学习困难儿童在元认知或元监控上存在不足，最简单的例子就是在做题中缺乏时间控制感，调节能力差。数学学习困难儿童也可能表现出注意力困难、情感表达困难，但这些表现都不是数学学习困难的核心症状。

四、数学学习困难的干预与矫正

数学学习困难对困难儿童自身是一个巨大的阴影，这些儿童的家长和教师也深受其扰。这种现象成为阻碍教育教学质量提高、影响素质教育效果的"瓶颈"。因此，对学习困难儿童的干预与转化就显得十分重要且具有现实意义。国内外很多研究者的研究工作表明学习困难是可逆的，通过适当的干预和训练可以加以改变。

适当的认知训练有助于改善数学学习困难，其中计算机自适应认知训练能够有效改善发展性计算障碍的核心缺陷。通过计算机辅助教学，儿童能够选择自己更容易接受的方式进行学习，以不同的感官方式刺激学习。一些研究者通过开发一些计算机小游戏对数学学习困难儿童进行干预并取得了良好的效果，如传统的数独游戏、德海尔（Dehance）开发的数字竞赛（number race）和捕捉数字（number catcher）等游戏。其中，捕捉数字游戏主要针对4~8岁的儿童，训练数字和算术的基本概念，同时练习1~40数数和10以内的加减法计算。捕捉数字游戏主要针对5~10岁的儿童，专注于两位数的数字及算术。两个游戏通过数字操作与练习，增加儿童对数字的熟悉程度，并为发展性计算障碍儿童提供一个有效的干预方式。研究者使用数字运算游戏干预发展性计算障碍儿童，经过20小时的训练，发展性计算障碍儿童的计算成绩与正常儿童相当，言语工作记忆成绩显著提高，同时发现其前额叶和顶叶的激活水平显著降低。

茜恩和布莱恩运用计算机辅助教学软件"乐趣分数"来对3名六至八年级的数学学习障碍学生解决分数应用题进行干预，其中"乐趣分数"教学程序（如图3–10所示）集合了计算机技术、认知和元认知策略、虚拟操作等多个要素，可以满足学生的教学需要；研究采用了跨被试多基线的实验设计，结果发现，干预结束后，学生解决分数应用题的正确率得到了提高（Shin & Bryant，2017）。

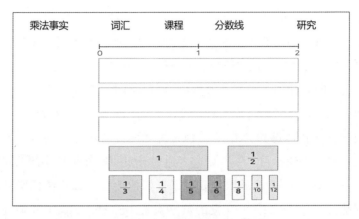

图 3-10 "乐趣分数"游戏界面

有研究通过对发展性计算障碍儿童进行短期的数目加工能力训练，探讨了形状视知觉在发展性计算障碍儿童算术能力提高中的作用（Cheng et al.，2020）。使用的训练程序是改编自数目比较任务的一种电脑游戏，训练者的任务是用鼠标来收集尽可能多的苹果，同时避开炸弹。结果发现，接受数目加工训练后的发展性计算障碍儿童，计算能力、近似数量系统敏感度、视觉形状知觉均有了显著提高，而这种成绩的提高并没有发生在接受英语阅读训练的发展性计算障碍儿童身上。这说明，短期的数目加工训练可以提高发展性计算障碍儿童的计算能力。分析结果表明，此训练引起的计算成绩的提高很可能源自视觉形状知觉能力的提升，非符号的数目加工训练可以促进发展性计算障碍儿童算术的流畅性，视觉形状知觉是训练效应的认知基础。

加强元认知训练。问题解决中的元认知训练策略是多种多样的，如口头报告法、他人提问法、自我提问法、先行组织者运用法等，这类训练方法大多通过问题解决的步骤将任务分解，在按步骤进行解题的同时进行口头报告或者提示，从而提高数学学习困难儿童的元认知能力，促进学习效果。

　　问题解决策略的训练可以改善学生的学习困难。研究发现通过解题思维策略训练能显著提高数学学习困难学生的学习成绩（刘电芝，1989）。研究者指导数学学习困难学生学习"小值"计算策略，经过一段时间的训练，这些学习困难学生的计算准确性接近正常学生的水平。近几年，策略指导已经成为对数学学习困难儿童实施干预和训练，从而提高其数学学习成绩的重要方法。

第四章 告别"哑巴英语"

——脑科学与第二语言学习

　　语言发展受到大脑功能发育的支撑和制约，而语言学习经验和发展水平也会反向建构我们的大脑。

——美国脑科学家帕特里夏·库尔（Patricia Kuhl）

　　语言是一套基于某种规则的符号系统。语言能力体现着个体表征思维的能力，是人类大脑独特的高级功能。随着社会的日益发展，第二语言已日益成为学生学习的必要内容以及职场人工作的重要加分项。在我国，第二语言学习包括英语、日语、法语等，是学校课程的重要组成部分，很多家长也非常注重孩子第二语言的培养，甚至有的孩子的第二语言的学习从胎教就开始了。何时学、如何学、学什么等问题是教师、家长以及语言学习者关心的几个基本问题。要想有效获得第二语言应该尊重语言发展的规律，语言发展受到大脑功能发育的支撑和制约，而语言学习经验和发展水平也会反向建构我们的大脑。本章我们将一起探讨第二语言学习与大脑的关系，为学校、家长以及语言学习者开展第二语言教育提供脑科学视角的启示。

第一节　第二语言学习与母语学习

> 学习另一种语言不仅是学会用另一种文字去表达一个意思，而且是用另一种思维方式去思考事情。
>
> ——美国语言学家弗洛拉·刘易斯（Flora Lewis）

一个人的英语学习经历有多少年？如果从小学一年级开始算起，到大学毕业将会有十几年的时间学习英语，但是很多大学毕业生依然觉得自己没有学好英语。而我们学母语的经历却截然不同，几乎不需要刻意练习，4岁左右的孩子便能完整地表达自己的想法或意见，能听懂别人说的话就更早了。母语学习和第二语言学习究竟有何相同点和不同点呢？我们的大脑是如何加工语言的？本节将从心理学的角度探讨语言的一般发展规律，从语言学习的角度解读母语与第二语言学习的异同，从脑科学的角度揭秘双语脑的神经机制。

一、儿童语言发展的规律

在纪录片《北鼻异想世界》（*Babies-Their Wonderful World*）中，来自全球多个研究领域的科学家对200多名婴幼儿进行了实验研究，以探究婴儿的行为，追踪婴儿的成长，并从心理学和脑科学的角度对婴儿的不同表现给予解释。纪录片共3集，主题分别是成为你、融入社会和产生独立性。其中第一集就探讨了婴儿发展中的重要部分——语言的发展。实验邀请一些家庭记录下婴儿最早使用的词汇。语言研究者米歇尔·彼得博士发现喜欢说话和不喜欢说话的婴儿在语言发展上会表现出差异。18个月时，喜欢说话的孩子词汇量达到200个，6个月后达到450个，18~24个月时，孩子的语言发展非常迅速。

随着年龄的增长，儿童语言的发展是不是有共性的规律？答案是肯定的。尽管每个儿童都有其个性特点，但是儿童语言的发展也遵循一定的规律，把握这些规律将有助于我们更科学地养育子女或看待自身语言发展的变化。

语言的发展有很多个方面，儿童必须全部掌握了它们，才能获得真正的语言能力。首先，必须学习语言的音，即语音；其次，必须掌握它的意思，即语义或词汇；最后，必须把语音和语义或词汇组成一个整体，即句子或句法。其中语音和单字在婴儿早期（0~1岁）就迅速发展，而单词、句子和句法在1~3岁时才逐渐发展起来。林崇德主编的《发展心理学》详细阐释了人在不同年龄阶段的心理发展特点，关于儿童的语言发展，书中指出：通常在婴儿掌握语言之前，有一个较长的语言发生的准备阶段，被称为前语言阶段，该阶段一般从婴儿出生到第一个具有真正意义的词产生，即0~12个月。在此期间，婴儿的知觉、发音、理解能力都逐渐发展起来。之后语言发生并不断发展，婴儿最早可以在9个月时说出第一个有意义的词语，且随着年龄的增长能够说出更多的词，到了20个月之后逐渐掌握语法规则，3岁以上的儿童能够逐渐说出完整的句子，准确表达自己的意思。整体上看，儿童的语言发展经历了由准备到单词到单词句和句法的阶段（如表4-1所示；林崇德，2009）。

表 4-1　语言发展阶段

语言发展阶段	时期	特点
前语言阶段 （0~12 个月）	0~1 个月 新生儿期：声音空间定位；对成人言语有明显反应 2~4 个月 发音游戏期：模仿成人发音 5~8 个月 语音修正期：辨别言语节奏和语调特征，修正自己的语音体系 9~12 个月 学话萌芽期	准备
言语的发生 （9~14 个月）	婴儿最早可以在 9 个月时说出第一个有意义的词语	单词
言语的发展 （10~36 个月）	10~15 个月：婴儿平均每月掌握 1~3 个新词 19 个月：婴儿能够说出约 50 个词 19~21 个月：出现"词语爆炸"现象，平均每个月掌握 25 个新词	单词句
	20~30 个月：掌握语法的关键期 36 个月：基本掌握母语的语法规则	词的联合和语法生成

　　彭聃龄（2018）的《普通心理学》一书也探讨了儿童口语习得年龄的阶段特征，展示出与上述类似的语言发展规律。如表 4-2 所示，儿童的口语发展经历了从辨别声音刺激到说出一个字到一个词，再到完整的句子和语法。语言发展始于口语听觉加工，儿童在此基础上逐渐掌握词汇和句法。7 岁前，儿童就能说出完全符合语法规则的口头语言。针对以汉语为母语的儿童来说，尽管没有人刻意教他们学汉语的语法，也没有幼儿园为他们开设汉语语法课程，但是他们到入学的时候就自然而然掌握了基本的语法。总体来说，儿童的语言发展大致经历以下 5 个阶段，也体现了从语音到词汇到句子和语法的发展过程。

表 4-2　儿童口语获得的阶段与阶段特征（彭聃龄，2018）

口语习得的年龄阶段	口语习得各阶段的特征
刚出生后	能够分辨语音刺激与其他声音刺激
9~12 个月	说出第一个指示词
18~24 个月	出现双词话语
3~4 岁	出现完全符合语法的完整句子
7 岁前	获得完全符合语法的口头语言

　　语言的发展遵循一定的规律，因此养育者要按照儿童语言发展的规律，观察儿童的语言发展特征，如果出现迟迟不能说话等问题应该及时去医院进行诊断。当然，个体语言的发展与数理、阅读能力的发展一样存在个体差异，每个人的发展时间并不相同，因此当孩子的语言发展较晚时也不必过度担忧。值得注意的是，语言是复杂的，不同的语言能力成分存在先后发展顺序，但在发展中会不断结合，逐渐形成有机的联系。

二、第二语言学习与母语学习的异同

　　从国家角度，语言可以分为母语（mother tongue）和外语（foreign language）。从个体角度，语言可以分为第一语言（first language）和第二语言（second language）。对一个人来说，第一语言通常是母语，除了第一语言之外掌握的第二种语言就叫第二语言。在我国，通常每个人都有学习第二语言的经历。那第二语言学习和母语学习有什么相同和不同之处呢？

（一）第二语言学习与母语学习的相同之处

不管是第二语言还是母语都属于语言学习的范畴，因此第二语言学习与母语学习具有很多相同之处。第一，都需要相应的语言环境。语言能力是人与生俱来的吗？我们熟知的狼孩出生时都是健康的婴儿，在遗传上已经有相应的基因，但因为脱离了人类的生活环境，所以无法说出像人类一样的语言。第二，学习的内容即语言成分相同，且习得过程有一定的共性，都要遵循一定的规律，都是从听到说，从词到句。第三，学习的过程大体上都经过感知、理解、模仿、记忆及运用等阶段。

资料卡

狼孩的故事

1920年，美国牧师辛格在印度加尔各答的一个山村里发现两个"狼孩"，小的两岁，叫阿玛拉，不久就去世了；大的八岁，叫卡玛拉。她从狼窝里被救回，被送到附近的一个孤儿院，由辛格夫妇抚养。刚到孤儿院的头一年，卡玛拉不会说话，不会思考，没有感情，用四肢行走，昼伏夜行，睡觉也是一副狼相。卡玛拉经常半夜起来在室内外游荡，寻找食物。想要逃跑时，像狼一样嗥叫，吃饭喝水都是在地上舔食。她愿意与猫、狗、羊等动物一起玩，不让别人给她穿衣服，不愿与其他小孩接近。尽管她每天与人生活在一起，但心理发展极慢，智力低下。

第二年，卡玛拉能用双膝爬行，能靠椅子站立，能用双手拿东西吃。经过3年多的训练，她才逐渐适应人的生活，能够自己站起，让人给她穿衣服，摇头表示"不"。入院4年，她才能摇摇晃晃地直立行走，吃饭时能说"饭"这个词，这时的智力水平相当于1.5岁的孩子。

入院 6 年时，她能说出 30 个单词，与别人交往时能产生一定的感情，智力达到 2.5 岁孩子的水平。第 7 年，卡玛拉能说出 45 个单词，能用三言两语表达简单的意思，能唱简单的歌。第 9 年，卡玛拉因尿毒症死去时，智力只有 3.5 岁孩子的水平。

（资料来源：张明红，2020）

（二）第二语言学习与母语学习的不同之处

为什么我们英语学了那么多年，花费了数倍于母语学习的时间，但是效果仍然不好？第二语言学习与母语学习除了有以上相同点，还有很多不同点（如表 4-3 所示）。第一，在学习环境上，母语的学习具有得先独厚的条件——随时随地的、自然的语言环境；第二语言的学习是处于有限的、人为的语言环境。尽管语言环境很重要，但并非语言学习效果的决定性因素，有的孩子有好的环境但是仍然学得不好，也有环境一般的孩子但是第二语言学得很好，这也表明了语言学习的好坏与学习方法、个体动机等多种因素有关。第二，在学习材料上，母语源于生活，源于大量生动鲜活的材料；第二语言的学习更多借助教材、词典等。第三，母语的语言的输入与输出量大、频密、重实用；第二语言的学习的时间和空间较为局限，在生活中输入和使用的数量有限，尤其在学校教育中可能会注重单词和语法的记忆和操练，而忽视第二语言的实用功能。第四，在学习动机上，母语的学习出于本能，婴儿在无意识中便可以习得母语；第二语言的学习是有意识的行为，可能会出于内部或外部的动机。第五，在学习方法上，母语的学习是一种内隐的非正式的学习；第二语言的学习多是一种外显的正式的学习。第六，在语言的迁移上，婴儿的母语学习在母亲肚子里就开始了，没有其他语言的干扰；第二语言学习会受到母语及本族文化的影响，即使是新生儿也会对母语和非母语的音频有不一样的反应。第七，在学习者的年龄上，母语习得的年龄一般早于第二语言。学习母语的时候年龄更小，大脑可塑性强；第二语言的学习如果从青少年期才开始，大脑可塑性下降，学习起来也相对困难。

表 4-3　第二语言学习与母语学习的对比

项目	母语	第二语言
学习环境	随时随地的、自然的语言环境	有限的、人为的语言环境
学习材料	源于生活	教材、词典等
语言的输入与输出	量大、频密、重实用	有限的量、重形式
学习动机	出于本能、无意识	出于内部或外部的动机、有意识
学习方法	内隐的非正式的学习	外显的正式的学习
语言的迁移	一张白纸	受母语及本族文化的影响
学习者的年龄	从小学习，大脑可塑性强	相对较晚，大脑可塑性下降

　　结合上述第二语言学习与母语学习的对比，可以给我们一些启示。第一，重视语言环境。语言环境是使二语学习者快速掌握语言使用规则，尤其是口语方面的重要影响因素。第二，建立学习动机。在强烈的内驱力推动下学习语言，成效自然突出。学习目的无论是来自浅层需求还是深层需求，无论是来自实用的需求还是应试的需求，都会影响学生的内驱力。第三，掌握恰当的第二语言的学习方法，如果只关注书面语言而忽视口语，只输入而忽视输出，依然会导致"哑巴英语"。

三、双语脑的生理基础

关于母语和第二语言的学习确实在诸多方面有所不同，那么大脑有什么样的特点，能够保证人们可以去学习并掌握不止一门语言？

（一）人脑中的语言中枢

早期的研究发现，人类的语言主要由大脑左半球负责。有两个脑区与语言学习关联紧密，甚至在脑科学出现之前，这两个脑区就已经为人所熟知了，这就是布洛卡区和威尔尼克区。1861年，法国神经解剖学家布洛卡在医院得到许可后对一位去世后的失语症患者进行了大脑解剖，发现其左半球额下回后部有损伤。该脑区的病变导致了失语症，即能够听懂语言但说不出语言，后来该脑区被命名为布洛卡区（Broca area；如图4-1所示）。继布洛卡之后，1874年，奥地利医生威尔尼克研究了失听症患者。该类患者的特点是在理解话语上有严重困难，能够流利地说话但说的大多都是无意义的话。通过解剖发现处于听觉加工区域附近的左半球颞上回后部区域损伤，该脑区的病变导致了失听症，后来该脑区被命名为威尔尼克区（Wernick area；如图4-1所示）。

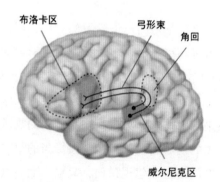

图4-1　布洛卡区与威尔尼克区

（资料来源：Bassett & Gazzaniga，2011）

还有一个重要的言语中枢是角回（angular gyrus），位于威尔尼克区的上方，是大脑后部的一个重要联合区，在这里能够实现视觉和听觉的跨通道联合。切除角回将使得单词的视觉意象与听觉意象失去联系，引发阅读障碍，具体表现为能说话和理解口语，但不能理解书面语言，还将引起听－视失语症，意味着病人看到的物体和听到的物体名称的声音之间失去了联系，如让病人指地板，他却指窗户（彭聃龄，1991）。

尽管负责语言处理的脑区主要在左半球，但是人类在进行语言加工时，不只是左半球发挥作用。语言活动有非常复杂的脑机制，与大脑的不同部位具有密切联系。在语音信息处理方面会更大程度地激活威尔尼克区，而单词处理会激活布洛卡区，语言脑区的左侧偏化并不意味右脑没有参与工作。人在进行语言理解和输出时，会调动大脑中的"语义地图"，而"语义地图"的调用在左右脑中都会有体现，因此实际使用语言的过程中需要左右脑同时被激活（Huth et al.，2016）。

具体来说，在进行语言处理时往往涉及听说读写几个方面，对应的大脑语言区域可以分为运动性语言中枢、听觉性语言中枢、视觉性语言中枢、书写性语言中枢（如图 4-2 所示）。不同的区域受损会产生不同的失语症症状，如表 4-4 所示。

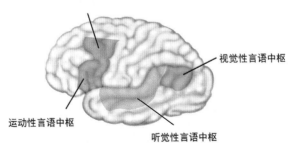

图 4-2　大脑皮层的言语区域

（资料来源：Pye et al.，2022）

表4-4　失语症的常见症状

分类	受损区域	症状
口语表达障碍	运动性语言中枢	发音障碍、说话费力、错语、杂乱语、找词困难、复述异常
语言理解障碍	听觉性语言中枢	语音辨认障碍、语义理解障碍
阅读障碍	视觉性语言中枢	形音义失读、形音阅读障碍
书写障碍	书写性语言中枢	书写不能、构词障碍、镜像书写等

　　运动性语言中枢（布洛卡区）：在布鲁德曼分区上位于44区及45区，紧靠中央前回下部、额下回后部。布洛卡区受损，会导致发音程序的破坏，进而产生语言发音和口语表达障碍。布洛卡区病变引起的失语症通常被称为运动性失语症。患有这种失语症的病人阅读、理解和书写不受影响，但是发音困难，说话缓慢而费力，会产生吞吞吐吐、电报式的语言。

　　听觉性语言中枢（威尔尼克区）：在布鲁德曼分区上位于22区，即颞上回后部。与上述布洛卡失语症患者支离破碎的语言相比，威尔尼克区受损的患者能够讲话且口语流利，但说出来的话是混乱、没有意义的；能听到别人讲话，但不能理解讲话的意思，对别人的问话常常答非所问，这种病症被称为感觉性失语症，属于语言理解障碍。

　　视觉性语言中枢（阅读中枢）：在布鲁德曼分区上位于39区和37区，即顶下叶的角回。当看到一个单词时，词的视觉信号先从视觉初级区到角回，然后转译成听觉的形式。同样，在听到一个单词时，由威尔尼克区所接收的听觉模式也将被送到角回。因此，角回受损将使单词的视觉意象与听觉意象失去联系，引起阅读障碍。

书写性语言中枢（书写中枢）：在布鲁德曼分区上位于 8 区，即额中回的后部。此处受损后，虽然其他的运动功能仍然保存，但写字、绘画等精细运动会产生障碍。

资料卡

绘本《我说话像河流》

作者乔丹·斯科特在绘本中写道：当我还是孩子的时候，爸爸偶尔会在我说话不顺畅的时候来学校接我，带我到河边。在那样的日子里，我的嘴似乎失去了说话的能力，吐出每一个字都非常痛苦，来自同学们的嘲笑也让我难以忍受。我只想安安静静的。我们沿着河流打着水漂、看鲑鱼、抓虫子和采黑莓，一句话也不说。有个特别的日子，我们静静地看着冲击河岸的流水时，爸爸说："儿子，你看水是怎么流动的？你说话就像那样。"每个人口吃的表现不一样，口吃也不仅仅是说话结巴，而是一系列与语言、声音和身体密切相关的复杂活动。我的语言治疗师过去常常说，说话流畅是一个终极目标。然而在河边，我学会了用不同的方式思考"流畅"。河流都有河口、汇流处和主水流。河流形态天然且有耐性，永远朝着一个比自己更加宽广的地方前进。但是，河水流动也会有不顺畅的时候，就像我说话一样。

诗人乔丹·斯科特根据自身的经历，以真实动人的书写方式，描绘了一个口吃男孩的心路历程，搭配凯特·格林纳威奖得主西德尼·史密斯的图画，共同成就了这个充满诗意且充满力量的作品。这本书特别要献给那些迷失、孤独或与群体格格不入的人。

（资料来源：斯科特，2021）

（二）双语加工的脑机制

在加工不同的语言时，不同的文字符号是否会激活人脑不同的语言加工机制呢？双语被试的一些脑成像研究确实证明了加工第一语言和第二语言的脑机制存在差异。

有研究者探索了掌握双语的人在进行语言加工处理时不同的皮层加工的脑机制。研究团队探讨了意大利—英语双语被试在听两种语言的故事时脑区的激活情况，结果发现双语者在听母语的时候，额下回、颞回上部和中部、颞极、角回和右小脑被激活。但是在听第二语言的时候，这些语言区的激活明显减少，只有左右侧颞叶的上部和中部、双侧的副海马区域保持激活（Perani et al., 1996）。类似，也有研究者对母语为英语、第二语言为法语的双语者进行了研究。分别给这些双语者播放英语和法语的故事，结果发现双语者在听母语的时候，所有被试都在左侧颞叶皮层，即颞上沟和颞回的中上部，表现出非常一致的激活。而在加工法语时，不同被试间表现出很大的差异，其中6个被试的左侧颞叶的不同区域被激活，另外2个被试则只在右侧颞叶有激活（Dehaene et al., 1997）。

大脑加工母语和第二语言的差异可能来自语言本身，也可能来自语言习得者掌握语言的熟练程度。整体上来说，加工母语时脑区激活的一致性高，而加工第二语言时的脑区激活存在较大差异。了解影响双语神经机制的因素，有利于进一步解答这个问题。第二语言的学习伴随着脑功能的可塑性变化，第二语言学习的脑功能变化主要遵循两个规律。第一个规律是第二语言的学习会减弱前部脑区的参与度，而增强后部脑区的参与度。第二语言的学习涉及非常广泛的神经网络，包括负责认知控制的前部脑区和负责表征语言信息的后部脑区。随着第二语言熟练程度的提高，第二语言加工从依赖负责控制性加工的前部脑区逐渐转换为依赖负责自动化加工的后部脑区。第二个规律是第二语言的学习伴随着从双侧脑活动向以左脑为主的活动模式的转变。在学习初期，大脑的左右半球都会参与第二语言的学习。随着第二语言熟练程度的提高，第二语言的加工会逐渐转变为以左脑为主的活动模式。因此，第二语言越熟练、自动化水平越高，与母语的激活区域越一致。

在我国，大部分人会选择将英语作为第二语言。汉语与英语属于两种不同的语言系统，英语是表音文字，汉语是象形文字。不同类型的语言和文字由同一语言中枢管理。汉语和英语都需要听说，都涉及布洛卡区和威尔尼克区，但是两者确实有微小的差异。对于一个成熟的英语学习者来说，读和说只会激活左侧脑半球；然而对于一个成熟的汉语学习者来说，右侧脑半球也会参与，尤其是处理和声调相关的信息时。

中国人在学习英语的过程中，常常出现"哑巴英语"现象，读写不错，但是听说比较困难，这其实与处理不同语言时的优势脑区有关。中文属于象形文字，其主导的语言中枢是前脑的布洛卡区。布洛卡区位于大脑左侧的额区后部，与运动区紧密相连。因此，要学好中文显然要多看、多写、多说，即要靠"运动"来记忆。英文属于拼音文字，其主导的语言中枢是后脑的威尔尼克区。威尔尼克区位于颞叶部分，更靠近听力区。因此，学习英文应注重听说的练习。学成"哑巴英语"的人往往用学习中文的方法来学习英语。外国人学习中文，如果采用他们学习母语的方法，只注重语音环境是不够的。因为中文的同音字非常多，单说出一个字，很难理解是什么意思。而英文中的同音字相对较少，当听到一个词时一般能够做出正确的反应。

第二节　第二语言习得的影响因素及神经机制

你永远没有办法彻底地明白一门语言，直到你至少学会了第二种语言。

——英国作家杰弗里·威兰斯（Geoffrey Willans）

第二语言学得好不好受很多因素的影响，经过上一节的叙述，相信大家能够总结出几个因素，如学习环境。确实，语言的学习受制于脑，也在塑造脑。第二语言的习得受个体内部以及外部因素的影响，母语和第二语言在大脑中的语言表征也存在差异。什么因素影响了我们语言的学习？掌握第二语言又会让我们的大脑产生怎样的变化？语言的学习是如何塑造我们的大脑的？本节我们将一起探讨这些问题。

一、第二语言习得的影响因素

"如何才能学好外语？""学外语是不是有天赋之说？""几岁才是学外语的最佳年龄？"很多家长在培养孩子进行第二语言学习的过程中都存在这样的疑惑。影响第二语言习得的因素有很多，可以将其分为个体的内部因素和个体的外部因素。个体的内部因素包括年龄、动机与策略、性别与性格等。个体的外部因素包括语言环境、文化差异等。接下来，我们将从认知科学和行为科学的相关实验中获得第二语言习得的启示。

（一）个体的内部因素

1. 年龄

一个人的语言能力与年龄有着密切的关系，在实际生活中，我们常有这样一种感觉，就是儿童习得外语比成年人要容易，当然这也与成年人的精力有限、记忆力减退等方面有关，那么年龄是否是决定语言学习的关键因素呢？

关键期假说与敏感期假说。这里不得不给大家介绍两个关键的概念。第一，关键期假说。"二语习得关键期"最初由勒纳伯格（Lenneberg，1967）在其著作《语言的生物学基础》中提出，他认为人类自然习得语言的关键期为 2 岁到青春期（12 岁左右），之后随着脑功能的单侧化，语言学习所必需的一些脑神经组织逐渐失去灵活性，无法再达到语言学习的最佳状态。语言学习的关键期假说认为儿童习得语言有固定的年龄段，那么只有在这个时间段内才能有效习得二语吗？随着大量研究对关键期假说的质疑，敏感期假说应运而生。有研究者认为对语言的最佳学习期不会突然出现或消失，而是随着年龄的增长逐渐消退（Oyama，1978）。关键期假说和敏感期假说都在提醒我们：语言学习确实受年龄因素的影响。

前面提到的狼孩的例子也表明了语言学习存在敏感期，过了这个时间段再重新学习一门语言就会变得很困难。语言是一个复杂的体系，语言的不同方面，如语音、语法、语义等存在不同的敏感期。整体上来说，语音的获得较多受大脑成熟的影响，而且开始得比较早；青春期后，第二语言语法的学习能力逐渐降低，这与脑的发育成熟有关；而词汇、语义的加工则不受脑成熟的影响。因此，研究者认为，语言习得可能有多个敏感期，即有一些语言知识习得的敏感期在青春期之前，而另外一些语言知识习得的敏感期则可能在其他时间。

语音敏感期。颞上区和额下区是婴儿处理声调、和声和音节的重要脑区。有研究者提到年幼的儿童更容易习得第二语言的假设仅仅有部分是正确的。事实上，只有语音习得的关键期相对是最早的，年龄越小的儿童越容易习得并熟练掌握（Ellis，1985）。婴儿在出生几个月内就能辨别相似辅音和相似元音之间的细小区别，无论是母语还是第二语言。新生儿能够学会分辨很细小的语音差别，而且只需几小时就能掌握，即使在睡梦中也能学会。当婴儿 1 岁的时候，对非母语的语音感受能力会下降，下降最快的时期是 8~10 个月，而这时婴儿对母语声音的感受能力将不断提升。这种变化其实是大脑对自然环境的适应，有利于提高大脑对母语的加工效率。

资料卡

早期教育要慎重

笔者有一个学生曾经在课堂上分享了一个案例。她的表姐和表姐夫都是英语老师，特别重视小孩的英语学习。从胎教的时候，就开始给孩子提供大量的英语语音刺激。结果这个孩子出生后一直都无法正常讲话，甚至到十几岁了，也没办法正常上学，连话都讲不清楚。过度的语音刺激可能会对胎儿的发育造成损害，所以家长们在进行胎教时要听取专业医生的建议，也要杜绝过早、过量、过度的语音刺激。如果你希望孩子的发音或者听力比较好，准妈妈可以适度听外语新闻或歌曲，或在孩子出生后父母多与孩子进行外语交流。

虽然语音敏感期非常早，但它也不足以成为第二语言学习效果不佳的"背锅侠"，不意味着"过了这个村就没有这个店"。过了敏感期习得非母语语音也是可能的。有研究者发现，在非母语环境中，即便没有任何特殊训练，3~6岁的儿童也能在两个月内学会辨别非母语语音（Cheour et al.，2002）。有研究者指出，尽管日语中并没有"r"这种发音，但是经过短期训练，母语为日语的成年人也能学会辨别语音r和l（McClelland，Fiez，& McCandliss，2002）。敏感期意味着在这个时期学习、发展这种能力的效率是最高的；但并不意味着过了这个时期，这种能力就再也不可能获得，只是可能需要付出更大的代价，花费更多的时间。很多人发现错过敏感期后再接触语音，就很难获得地道的口音。但事实上，从关键期一开始或者更早就接触第二语言的儿童同样具有口音，这与后期语言学习的程度有关。因此，已经错过了第二语言习得关键期的学习者就不要过分关注语音的纯正性，而要将精力更多地放到外语的流利度训练以及对语言的理解分析等方面。

语法敏感期。语法加工更多地依赖左侧额叶区域。语法学习的时间越晚，学习时大脑的激活程度就越强，需要双侧半球同时参与加工，而不仅仅只有左侧半球参与。脑双侧加工的人在使用语法时存在明显的困难，即双侧激活意味着学习困难更大。为什么需要两个半球都参与呢？因为加工的效率不够高，一个半球无法胜任，只有激活两个半球才能驾驭。

因此，语法敏感期虽然不像语音敏感期那么早，但是语法也要尽早接触，可以通过提供示范的方式让儿童进行内隐学习，但这里要注意提供规范化而非错误或非正式的示例。儿童接触外语语法的时间越早，就越能简单快速地掌握语法。关于语法习得敏感期的具体时间尚无定论，有研究认为在 7 岁之前学习较好，7 岁之后再接触语法很可能就需要大脑的双侧加工。这一观点得到了行为实验结果的支持。约翰逊等人对 3~39 岁来到美国的被试进行研究，证实英语学习的年龄对英语语法的掌握具有影响。在实验中，被试被分成两组，一组是 15 岁之前来到美国，另一组是 17 岁之后来到美国。两组被试平均在美国生活了 9 年。被试的任务是判断口语句子是否符合语法。结果发现，来到美国时的年龄越小，尤其是 3~7 岁，语法掌握的程度越好。8 岁之后测验成绩下降。17 岁之后才到美国的人测验成绩显著下降（Johnson & Newport，1989）。因此，英语学习的起始年龄越晚，学习者对英语语法的掌握越差。约翰逊等人的研究说明在英语的语法学习上存在敏感期。语法学习的敏感性在 7 岁左右开始下降一直延续到青春期（周加仙，2009）。

语义关键期。语义加工与词汇学习关联紧密，会激活大脑双侧后部区域。语义加工与语音加工、语法加工都不同，其学习一生都可以进行，并无时间限制。即便成年人，想要提升自己的词汇量，每天投入时间不断反复记忆也是可以做到的。但是，个体开始学习第二语言的年龄不同，第二语言的语义表征系统与母语的语义表征系统的重叠程度就会不同，从而导致对第二语言的熟练程度不同。有研究者考察了在不同年龄开始学习第二语言的中英文双语被试在语义与语法判断时的大脑活动特征。61 个在不同年龄来到美国的汉语被试接触英语的年龄分别为 1~3 岁、4~6 岁、7~10 岁、11~13 岁以及 16 岁以后。这些被试被分为三组，分别为英语单语者、10 岁之前开始学习英语的双语者（早期双语者）、10 岁之后开始学习英语的双语者（晚期双语者）。结果发现，在加工语义时，三组被试在顶叶及颞叶前部的脑电波非常相似，只有 16 岁之后学习英语的被试大脑的反应才略有不同。因此，他们得出结论，早期语言学习经验对大脑中的语义加工没有太大的影响，即语义加工不受第二语言学习起始年龄的影响。而在句法加工时，英语单语者和 1~3 岁的早期双语者的脑电活动都集中在左半球颞叶前部，这说明孩子在 1~3 岁的时候生活在英语环境中大脑就会形成与母语者一样的加工模式；而 4~6 岁的被试则形成了双脑活动模式，大脑需要运用两个半球来加工语法信息；11~13 岁才第一次接触外语的被试在句法加工与理解方面会有明显的缺陷（Weber-Fox & Neville，1996）。因此，延迟接触语言会导致大脑使用不同的策略来加工语法信息，这也印证了上述的语法敏感期。早期接触语法可以形成效率较高的语法加工策略，而晚期接触语法则会形成效率较低的语法加工策略（周加仙，2009）。

尽管语言学习的各个方面都存在敏感期，但是语言的学习其实一生都可以进行。关于语言学习的敏感期目前也尚无定论，总体上来说，语言学习并不存在绝对的临界期，但大部分的实验结果支持这一观点，即第二语言学习开始得越早，双语者的大脑加工机制就越接近单语者。因此，语言学习应该尽早开始。开始学习的年龄越早，大脑的可塑性就越强。随着年龄的增长，大脑神经的可塑性会减弱。早期第二语言教育最好在 7 岁之前，让孩子更多地接触英语，但未必要用一种很正式的方式去学习，也不用太强调记忆单词，只要能听懂、能按照指令做出反应即可。值得注意的是，由于第二语言习得的影响因素颇多，因此，在考虑儿童外语学习的规划上，家长、教师不能片面追求快、全、狠，而应该注意外语学习的层次性，综合考虑教育投入、学校外语课程的整体设计以及儿童当前的身心状况等因素。如果盲目过早地开始学习外语或使用的教学方式不当，不仅效果甚微，而且还可能会起反作用（曾琦，倪文锦，2018）。

大脑的可塑性

丹尼尔是一位13岁左右的美国小孩，是一名青年棒球队的队员。他是一个左撇子，当他用右手打棒球时会非常笨拙。为了更好地决定他是否适合走职业棒球运动员的道路，他的父母带他到纽约的一个机构做更专业的测评。机构对他的大脑进行了扫描，脑图的结果让人惊讶，这个孩子左侧的大脑皮层大部分已经坏死。后来家长回忆，孩子刚出生不久就得了很严重的病，在重症监护里待了很长的时间才慢慢恢复。很可能在这场重病中，丹尼尔的左脑大部分坏死，于是右脑代偿性地来支配身体的左侧（Laumann et al.，2021）。

这个案例告诉我们人的大脑的可塑性非常强。这个小孩左侧的大脑皮层大部分已经坏死了，但是他居然能够活下来，而且能够正常地进入学校，甚至还在棒球运动方面表现优秀。这也印证了这一观点，即年龄越小，大脑的可塑性就越强。

2. 动机与策略

个体因素除了年龄，动机与策略对第二语言习得也会产生较大的影响。从个体内在的角度划分，动机可以分为内部动机和外部动机。内部动机是为了个体内部的愉悦和满足。外部动机是为了达到某一外在目标，如获得奖励或避免惩罚等。内部动机更容易持久性地取得成功。从语言功能的角度划分，动机可以分为融合型动机和工具型动机。融合型动机是指学习者出于对某个国家文化的兴趣，期待融入该文化氛围生活而学习语言。工具型动机是指学习者在于获得经济利益或满足"好处"而学习语言，如通过考试获得奖学金、工作升职或出国留学等。受融合型动机驱动的学习者在外语学习中更加偏向于关注语用和语言的功能，通常采用会话策略，而受工具型动机驱动的学习者往往会选择练习策略。有研究者认为融合型动机是最重要的语言学习动机，与语言学习效果的关系最为紧密，拥有融合型动机的学习者在语言学习中会更加主动（Gardner & Smythe，1981）。

由于学习者动机、认知风格的不同，在语言学习策略的选择上存在差异，这也会对第二语言的获得产生影响。学习策略可以分为直接策略和间接策略（Oxford，1990）。其中，直接策略包括记忆策略、认知策略和补偿策略；间接策略包括元认知策略、情感策略和社会策略。直接策略直接影响语言学习，间接策略通过对心理、情感等因素的调节间接影响语言学习。研究发现，成功的语言学习者需要通过参与真实的交往、给自己设立目标、自我管理语言学习、进行观察模仿等进行语言学习（Vann & Abraham，1990；Reiss，1991）。

3. 性别与性格

很多人可能都有一种刻板印象，女生比男生更容易学好英语，性格外向的人比内向的人更容易学好英语，这是真的吗？然而，相关研究表明，性别和性格因素对于第二语言获得的影响并没有我们想象中的那么重要。

在儿童阶段，女生表现出语言方面的优势可以用大脑发育的成熟度来解释。在大脑发育方面，女性早于男性，进行语言处理的左半球在女性身上成熟得更早。另外，女性的社会性发展早于男性。有研究表明，在与母亲进行对视或对话时，女婴的视线停在母亲面部的时间更长。婴幼儿时期的女生相对于男生会有更长时间能集中注意力，这对于语言学习中的输入、模仿等非常关键。因此，儿童时期的女生会表现出更好的第二语言习得能力。但是，随着年龄的增长，男生和女生的语言能力的差异会不断缩小。

心理学对性格常见的分类，就是分为内向型和外向型。研究发现内向型或外向型的学习者在第二语言的学习中其实是各具优势的。外向型学习者更习惯使用社交策略，与别人进行更多的交流，可以获得更多的语言输入，从而有助于第二语言的发展。内向型学习者在语言认知和学习语言能力上优于外向型学习者，由于他们花费更多的时间在钻研语言结构和规则方面，因此会取得较好的语言成绩。

除了受生理因素的影响，后天环境和养育方式也加大了不同性别和性格的人的语言差异。例如，对待女儿，家长通常会有更多、更长的语言表达，母亲通常对女儿会产出更复杂、更具开放性的句子或问题，而与儿子的交流相对较少。这也导致了男生的语言能力的发展较慢。我们通过观察身边的成人可以发现，大部分情况下男性的表达能力要弱于女性，但这也不是绝对的，那些男性企业家、政治家在公众表达上也不逊色，因为他们有丰富的锻炼机会，甚至经过专门的训练。这其实就启发我们，相较于无法改变的先天生理因素，后天的语言学习经历是可控且关键的要素。

（二）个体的外部因素

在第二语言的获得中，除了个体因素之外，语言环境、文化差异、母语的负迁移等都会产生影响。我们目前常见的语言环境其实可以分为自然环境和课堂环境。有不少研究表明两者都会促进第二语言的学习。在自然环境中，除了有严重的语言学习障碍的儿童，几乎所有的儿童都能习得母语。然而，在课堂环境中，许多外语学习者经过十多年的努力，仍无法熟练地掌握该种语言。这其实是因为在不同的语言环境下，语料输入是不一样的。课堂学习具有局限性，也就是说某些语言特征不能直接通过教学获得，它们只有在多次作为可理解输入被接受并达到"准备状态"时才可教授（Pienemann，1984）。

课堂环境虽然缺少自然的语言交流，但由于注重语法、词汇、整体结构和布局的讲授，有助于提高学习者的阅读能力和写作能力。在自然环境下，口语的流利程度、准确程度更容易提高。由此可见，自然环境有利于听说能力的培养，课堂环境则更有利于培养外语的读写能力。

除了语言环境，第二语言与母语之间的文化差异和语言特征差异等也会对第二语言的习得产生影响。社会距离是指两种语言文化之间的认知和情感距离。例如，英语和法语的文化较为接近，而英国和中国的文化差异较大，因此我们可以说前者的文化距离更小，后者的文化距离更大。文化距离越大，第二语言学习的困难越大。

综上所述，年龄、动机与策略、性别与性格等都会影响第二语言学习的效果。总体来说，要注意以下几点。第一，注重把握语言学习的敏感期。过了敏感期依然可以学习第二语言，学习第二语言的过程就是在塑造我们的大脑。第二，结合个人的语言学习动机选择恰当的语言策略会使语言学习事半功倍。第三，客观看待不同性别和性格学习者的语言学习差异，对不同性别孩子的养育方式保持清醒的认识与理性的反思。第四，自然环境与课堂环境都可以促进第二语言的学习，前者更有利于提升听说能力，后者更有利于提升读写能力。

二、第二语言习得的神经机制

个体内外部的不同因素会影响我们第二语言学习的效果。例如，有的学习者外语听说能力很强，与外国人交流自如；有的学习者读写能力很强，能够快速抓住外文文章的关键信息，并进行长篇的文字评述；有的学习者能够掌握七八门外语，而有的学习者学习一门外语似乎都很吃力……这些都是外显的、易观察的表现。其实在第二语言的学习中，各种影响因素还会使我们的大脑这个"隐蔽"的处理器产生多种不同的运作方式。作为大脑的主人，你想知道学习第二语言是如何影响我们的大脑的吗？大量脑科学研究发现，导致双语神经机制差异的影响因素主要有：第二语言的习得年龄、第二语言的熟练水平、第二语言的语言特征以及第二语言的获得方式等。

（一）第二语言的习得年龄对大脑的影响

第二语言的习得年龄不同会导致灰质密度的差异。有研究表明与单语者相比，双语者左侧顶下皮层的灰质密度较大，早期双语者的灰质密度的增大更为显著。第二语言运用得越熟练，习得的年龄越小，这个区域的灰质密度越大（Rosa et al., 2013）。

为什么说学习第二语言要趁早？前面提到，因为第二语言的学习开始得越晚，大脑左半球参与语言加工越少，大脑右半球参加语言加工越多，与母语激活部位的重叠就会相应变少。研究者用双耳分听技术测量了早期和晚期英法双语者在语言辨认测试中左右脑的反应。结果发现，早期双语者的左脑神经反应时间比右脑的要短，而晚期双语者的右脑神经反应时间则更短，这表明早期双语者在测试时主要利用左脑完成，而晚期双语者则利用右脑完成（Genesee et al., 1978）。为什么第二语言的学习开始得越晚，与母语激活部位的重叠就越少呢？这运用大脑可塑性可以解释。大脑发育随着年龄的增长趋于成熟，其可塑性逐渐减弱。由于早期大脑的可塑性强，第二语言与母语的学习可能具有相同的神经组织结构，而在青春期以后大脑中原有的语言处理加工区域可塑性减弱，大脑只能使用或发展与母语不同的神经组织结构来负责第二语言的学习，所以晚期开始学习第二语言的效率相对较低。

在一项研究中，双语者使用第一语言和第二语言描述前一天发生的事情，结果发现，晚期双语者的第二语言与第一语言在布洛卡区的激活模式有差异，而两者在威尔尼克区的激活模式相同。这表明早期双语者和晚期双语者的脑部语言结构的确存在差异，第二语言的学习开始得越早，双语者的大脑分工结构就越接近单语者，第二语言的学习开始得越晚，大脑结构就越不同于单语者；第二语言的获得时间距第一语言的获得时间越远，在右脑处理第二语言的可能性就越大（Kim et al.，1997）。但是其他一些研究者对这一结果提出了怀疑，他们认为早期双语者和晚期双语者布洛卡区的功能结构不同也与晚期双语者的第二语言的熟练程度有关。在对第二语言的学习年龄进行研究的同时，研究者发现学习的年龄和熟练程度是紧密相关的。换句话说，习得第二语言的时间越早，学习的时间越长，熟练程度就越高。

（二）第二语言的熟练水平对大脑的影响

很多研究认为熟练水平会对大脑表征语言的机制产生影响，如果双语者先后获得两种语言，或说第一语言和第二语言的熟练水平不同，他的大脑结构也会有所差异。

有研究者对第二语言高熟练被试的脑激活情况进行了调查，根据第二语言的获得年龄将被试分为早期和晚期两组，结果他们在使用第二语言完成任务时激活的脑区是一样的。因此，研究者认为双语者大脑中的语言表征区更多依赖语言的熟练水平，而不是获得的年龄（Perani et al.，1996）。实际上越来越多的实验结果表明影响双语者语言表征和神经结构的一个更重要的因素是第二语言的熟练水平（McLaughlin，2000）。当一个人的第二语言达到较高的熟练水平后，就可能与第一语言共用一个语义加工系统。

如果一个人同时使用两种语言，且第二语言也达到了比较熟练的水平，那么他的大脑在进行双语处理时是怎样的呢？有研究者利用 PET 技术发现，在第二语言的理解任务中，被试左颞上回的活跃程度受到第二语言熟练水平的影响。一般来说，随着第二语言掌握程度的增加，左右半脑的关系会呈现非线性的变化。在学习早期，大脑右半球可能更多地参与了第二语言的习得；但随着第二语言熟练程度的提高，语言优势半脑——左脑的作用超过了右脑；当完全掌握第二语言后，两个半球在加工第二语言的关系模式上与加工母语时趋于一致（Perani et al.，1996）。这一假设得到了以下研究结果的支持。研究者利用功能性磁共振成像技术考察 12 个中等熟练水平的双语者在使用母语和第二语言做句法任务时的大脑活动情况，他们发现与熟练水平较低的双语者相比，熟练水平较高的被试大脑左前额叶区域的活动在母语和第二语言的条件下更为接近（Golestani et al.，2007）。

由此可见，语言的熟练水平不同，在大脑中激活的区域也有差异。与习得年龄的研究结果类似，熟练水平越高，语言激活的脑区与母语越具有一致性。

（三）第二语言的语言特征对大脑的影响

世界上存在数千种不同的语言，各种语言之间既有普遍性，又存在显著的差异性（董奇，薛贵，2001）。意大利人、葡萄牙人和西班牙人可以讲各自的母语一起聊天，因为他们的语言具有相似性。正如四川人、陕西人和北京人尽管有地方的方言，但也可以正常沟通。同样,学习的第二语言都是英语,以汉语为母语的和以法语为母语的学习者,在第二语言学习上的难度是不同的。这就涉及语言特征对第二语言学习的影响了,我们在处理不同语言特征的语言时,大脑中激活的区域也是不一样的。

在学习第二语言时,第一语言和第二语言可能属于同一语系,如英语和法语,也可能分属于不同的语系,如汉语和英语。语系的不同会对大脑表征语言产生不同的影响。以英语为首的表音语言体系和以汉语为首的表意语言体系存在巨大差别。汉语是典型的方块文字,由错综复杂的笔画和部件构成,字的识别依赖对空间位置特征的精细分析。而英文是典型的拼音文字,字母与声音的转化对语义通达来说有着重要作用。汉语在空间上的复杂程度比英语高,因此需要空间特征的分析加工。以英语为母语的个体,出现的书写困难比以汉语为母语的要少,而出现拼读的困难更多,这种现象其实与语言体系的特征有很大关系。

考察中英双语者在加工母语和英文时大脑激活的情况,就会发现,负责处理视觉刺激(如物体、图形)空间位置特征的左半球额中回,在加工中文单字时会被激活,而在加工英文单词时不会被激活。这表明不同语言的表面特征会导致个体的认知加工过程的差异,从而引起大脑激活的差异。有研究者对中英文双语者的大脑激活程度进行考察,发现负责处理视觉刺激如图形、物体的空间位置特征的左半球额中回在加工中文单字时会被激活,而在加工英文单词时不会被激活。另外,有研究者对西班牙语—英语双语者进行实验时发现,西班牙语比英语在左侧颞上回有更多的激活(董奇,薛贵,2001)。这些都说明了不同的语言特征会影响皮层表征。

（四）第二语言的获得方式对大脑的影响

第二语言的获得方式可以分为非正式和正式的形式，第二语言学习的效果与学习者怎样学习第二语言有关。如果第二语言是正式获得的并主要在学校运用，则倾向于比母语有更广泛的皮层表征；如果是非正式获得的，则会像母语一样更可能卷入皮层下结构的活动，如基底神经节和小脑，自动化程度更高，使用更熟练（Fabbro，2000）。

除此之外，语言获得的通道，即通过视觉或听觉学习，对语言脑区激活机制也存在相应的影响。研究者测验三组被试，第一组为听觉、视觉正常的、母语为英语的单语者；第二组为先天聋人，母语为手势语，晚期掌握不熟练的英语；第三组为有正常听力，但父母为聋哑人的被试，他们是早期手势语和英语的双语者。研究结果发现，所有被试不管听力正常与否，母语为手势语还是英语，在他们加工母语时均激活了经典的左半球语言功能区。另外，当母语为手势语时，无论是正常听力者还是耳聋者，在右脑相似的区域均有额外的激活，这表明不同语言的特定加工要求部分决定了大脑中不同区域的激活（Neville et al.，1998）。

加工任务的不同也会导致大脑激活区域有所差异。在完成言语理解任务，即输入任务时，不存在跨语言的脑区活动差异，而完成言语产生任务，即输出任务时，则有不同的脑区激活。换言之，我们理解汉语和英语时所激活的脑区是相似的；但是，我们说汉语和英语所激活的脑区是有差异的，因为言语理解更多依赖词义和概念加工，言语产生涉及的是语音和句法加工（刘丽虹，张积家，谭力海，2004）。在事件相关电位的研究中，被试处理语义正确但是语法错误的句子（如 He gave it Joe to）或者语法正确但是语义错误的句子（如 I like my coffee with sugar and cement）。结果发现，语义加工与大脑左右半球后部的活动有关，而语法加工则与大脑左半球前部的活动有关（Newman et al., 2001）。这些研究表明语义和语法确实是由大脑的不同系统来加工的，这提示我们在语言学习的一个任务中表现得好并不代表其他任务也能做得好。

三、双语学习的影响

（一）双语脑的控制与切换

脑的可塑性是指人脑会因为环境刺激、行为经验等而产生功能或结构的改变。例如，儿童时期被切除左半球的病人仍然能达到与正常人相似的语言水平；出租车司机由于经常搜索路线，负责空间加工的海马体积增大等。脑的可塑性一般可分为功能可塑性和结构可塑性。前者指某一脑区的特定功能发生变化，或者由其他脑区代替。结构可塑性是指大脑内部神经元之间的联结增强或减弱，表现为脑容量、灰质和白质等指标的变化（程凯文，邓颜蕙，颜红梅，2019）。

近些年的单双语者对比和语言训练研究结果表明，无论儿童、青年还是老年人，第二语言学习和使用都能改变其脑运行模式并带来相应的结构变化，包括灰质体积和白质密度的增加。例如，一项针对3~21岁双语者和单语者参与的大样本研究横向对比了同龄的单语者与双语者灰质和白质结构的发育模式，结果显示，从幼年期到青春期早期，双语者的大脑相比于单语者呈现更多的灰质，尤其是额叶和顶叶区域；而在青春期中后期，双语者大脑的白质完整性增强了，尤其是连接额皮层和纹状体的纤维，该发现进一步证实了先前关于双语者大脑结构与单语者大脑结构存在差异的说法（Pliatsikas et al.，2020）。

对于脑损伤的双语者的研究发现，与认知控制有关的皮质组织在双语控制中产生了重要作用。一名熟练的双语者在左侧前扣带回和额叶以及右侧扣带回区域受损后，表现出病理性的切换障碍，即说话时将两种语言混在一起，在不同语言情境下说出相反的语言（Rodriguez-Fornells et al.，2002）。在双语者进行言语产出时，通常两种语言加工系统会被同时激活，为了对其中一种语言加工系统进行抑制控制，部分脑区会被激活。研究进一步发现这一部分主要位于背外侧前额叶皮层、前扣带回、基底核和顶下小叶部位，也就是通常所说的一般认知控制系统（Abutalebi & Green，2007）。

两种语言的运用会使双语者大脑中与自我监控相关的脑区得到很多有效训练，从而使得双语者能够根据自己当前所处的语境以及所面对的材料，来对自己的认知加工过程做出恰当的调节。因此，有研究者发现双语者比起单语者来说，双语者的认知加工发展、自我管理、元认知能力发展得更好。

fMRI 研究指出，混合语言条件下被试的反应时更长，同时缘上回、背外侧前额叶的激活增强，说明缘上回和背外侧前额叶与语言转换有关（Hernandez，Martinez，& Kohnert，2000）。有研究者用 PET 技术对熟练的德—英双语者进行语言切换时的大脑的激活现象进行考察，发现交替呈现不同语言（英/德）的单词，被试的左侧额下回和双侧缘上回有显著的激活现象。这两处脑区被认为与语言的发音有关。而这一研究结果表明，该区域除了参与语音的发音控制之外，还可能负责双语者的语言切换（Price，Green，& Von Studnitz，1999）。对汉语—英语双语者进行脑成像研究时，发现在语言进行转换时，左额中回、双侧额下回、右侧扣带回中部及尾状核部分会有神经活动的出现。研究还发现，当母语转为第二语言时，与由第二语言转为母语时相比，双侧的前额叶皮层及左前扣带回这两处负责认知控制的区域被激活（Wang et al.，2009）。这表明我们的大脑更习惯加工处理母语从而几乎达到自动化，不需要付出认知努力，但是在处理第二语言——英语时，则需要自我监控以及付出更多的认知努力。

（二）双语学习对个体发展的影响

第二语言的学习会不会干扰母语的学习，相信这也是很多家长朋友们关心的问题。有研究者认为，第二语言的学习，尤其是过早的第二语言的学习会混淆儿童的两种语言，影响其母语的发展，并最终影响儿童的智力发展和认知发展。当然也有研究者提出了相反的观点，认为两种语言不会相互影响而是相互促进。事实上，在婴儿早期同时学习多门语言会暂时性地阻碍其母语的发展速度。有很多研究表明在语言相关的任务中，特别是单词识别、提取类任务，双语儿童的表现相较于单语儿童较差。但是，这可能是相较于单语者，双语者的单一语言词汇量相对较少所致（Bialystok & Feng，2009）。从长远来看，双语学习对人的大脑和认知能力的塑造都是大有裨益的。

1. 深化对语言本身的理解

双语者对语言是如何运作的认识会比单语者更加具有洞察力。双语研究专家比亚里斯托克（Bialystok & Feng，2009）解释了为什么双语儿童在元语言认知上更具优势。他让近120名5~9岁的儿童在忽略句子意思的前提下判断句子在语法上是否正确。研究包括三类句子：①语法正确、意思合理的句子，例如：In which bed does the baby sleep？（婴儿在哪张床上睡觉？）②语法不正确、意思合理的句子，例如：In which bed dose baby the sleep？（婴儿在哪张床上睡觉？）③语法正确、意思不合理的句子，例如：In which bed does the spoon sleep？（勺子在哪张床上睡觉？）结果显示，单语儿童更容易被句子的意思误导，从而认为第三种语法正确的句子语法错误，而双语者能够准确地判断出句子是否符合语法规则。因此，双语者比单语者在屏蔽干扰、专注任务上有更好的表现。

我国一项为期三年的研究对比了在学校上与不上英语课对低年级小学生汉语学习的影响。结果显示，从一年级到三年级，三年的英语学习显著促进了儿童的汉语学习，特别是汉语语音加工能力的发展。汉语拼音拼写是一年级语文学习的难点，而学习了英语的一年级儿童在汉语拼音听写时表现出明显的优势（卢静，李媛媛，陶沙，2020）。我国对少数民族儿童的相关研究也表明，汉语民族语双语教学模式能够显著促进儿童的语言认知能力（陈宝国，2004）。

2. 抑制控制与缓解认知老化

语言塑造着我们的大脑，改变着我们的认知方式。双语儿童与单语儿童在语言能力发展上存在不同，而且现在越来越多的证据表明非语言的认知发展也在很大程度上受到了双语的影响。通过对不同年龄段的双语者和单语者的对比研究，发现双语者在认知的诸多方面表现出明显的优势。

双语者由于需要在不同情境下切换语言，有效控制语言的使用并避免两种语言的相互干扰，语言控制的脑机制与非语言的控制，如分心注意、多任务调节、抑制控制、冲突解决等是相似的（王亚鹏，李继利，2016）。相比之下，双语者的许多执行控制测试都表现得更好（Mezzacappa，2004）。研究者发现，长期的双语学习有助于缓解认知老化，特别是有助于减缓阿尔茨海默病的发展进程。研究者从 228 例就诊的患者中筛选出 184 名阿尔茨海默病患者，并且比较了他们的发病时间。结果发现，在这些阿尔茨海默病患者中，双语者阿尔茨海默病发病的时间比单语者平均晚了 4 年。这表明双语学习有助于减缓阿尔茨海默病的发展进程（Bialystok，Craik，& Freedman，2007）。

3. 思维品质与文化意识

在学校教育中，第二语言一直都被认为是一门工具性的学科。以英语学习为例，学习英语有利于我们与外国人交流，了解国外的文化，开展对外交流合作等。但是，如果仅仅把英语看作交流的工具，甚至是仅仅把英语学习当作应付考试的工具，那其实就大大窄化了语言学习的育人价值。例如，我们学习数学不仅是为了解题，更是为了培养数学思维、逻辑性、严谨性；我们学习音乐、美术的目的不仅是学会唱歌、画画，还是提升审美能力和艺术素养。学习英语的过程是学生接触其他文化、形成跨文化理解意识和能力的重要途径，也是促进学生思维能力进一步发展的过程（程晓堂，赵思奇，2016）。我国高中英语新课标将英语学科核心素养归纳为语言能力、文化意识、思维品质和学习能力四个方面（如图 4-3 所示）。

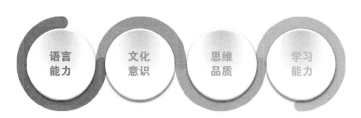

图 4-3　高中英语核心素养

（资料来源：梅德明，王蔷，2022）

其中，"文化意识"就强调在英语学习中通过语言感知不同民族的情感态度和价值观，以及不同国家的文化传统、风俗礼仪与社会现象，形成自己的文化立场和态度、文化认同感以及文化鉴别力。语言学习对思维的作用更是不可小觑。语言是思维的外壳，是文化的载体。英语不仅是交流的工具，而且是思维的工具。我国著名的英语教育教学专家程晓堂（2015）认为英语学习有助于学习者的观察与发现能力、比较与分析能力、逻辑思维能力、概念建构能力、信息记忆与转换能力、批判思维能力、认识周围世界的能力、时空判断能力、严密思维能力和创新思维能力这十种思维能力的发展。

4. 人际交往与职业优势

语言能力已经逐渐成为职场上必备的技能。首先，第二语言的学习对学习者、人际交往能力、跨文化态度和行为会产生积极影响，这些人会更愿意与多文化背景的人交朋友，并且不会轻易对其他文化群体的人产生刻板印象。随着人类社会的发展，跨文化理解和交际能力凸显出尤为重要的价值。其次，随着现在学业、就业竞争日益激烈，求职市场对多语言职业人士的需求会越来越大，并且会持续增长。在求职季打开各行业的招聘公告，可以发现英语能力已成为应聘者的加分项，甚至是必备要求。可见，双语能力最后可转化为职业优势。

第三节　脑科学对第二语言习得的启示

我从未见过对语言不感兴趣之人，但对于大多数人而言，它仍旧是个秘密。

——美国语言学家和认知心理学家史蒂芬·平克

关于第二语言习得的脑科学研究为我们科学地学习第二语言提供了很多有益的借鉴，对第二语言学习者、第二语言教育者有很多启示。具体来说，第二语言学习可以从以下四个方面入手：抓住第二语言学习的敏感期，符合儿童语言能力的发展规律，调动多个脑区参与第二语言的学习，重视第二语言的终身学习。

一、抓住第二语言学习的敏感期

大量的脑科学研究告诉我们，语言的学习是有敏感期的，因此对第二语言的教育者来说，一定要重视并抓住第二语言学习的敏感期。

关于第二语言的获得有三个关键年龄，分别是 3 岁、7 岁和 12 岁。具体来说，3 岁之前最好以母语为主，3 岁到 7 岁接触第二语言会使第二语言的习得更容易。对移民家庭来说，12 岁是一个关键年龄，这在很大程度上会影响儿童的语言选择偏好和文化认同。

（一）第二语言的学习要趁早——7 岁之前

7 岁之后学习第二语言的人，其第二语言的神经系统与母语对应的神经系统只有部分重叠，或者完全不重叠。越早学习第二语言，越有可能直接利用加工母语的神经区域来加工第二语言。而开始时间较晚的第二语言学习者，需要在母语处理系统之外再构建一个可能与母语处理系统部分重叠的新语言处理系统，因此在处理第二语言时就可能需要有非专门的言语处理功能区的参与。在进行语言加工时，非语言特异化区域参与处理第二语言会降低加工效率；而且，这种新语言处理系统与母语系统交互的部分还需要经过转换处理，会大大降低加工效率。

脑的可塑性特别体现为在神经元与神经元之间建立新的突触联系。新生儿神经突触的密度小于成人，但在出生后的几个月中，婴儿突触的生长极快，到4岁时突触密度在脑的所有部位达到顶峰，并超过成人水平的50%。到青春期，剪除过程使得突触在数量上减少，这种减少过程持续到成年期，达到成熟水平。图4-4为神经突触随年龄的发展。

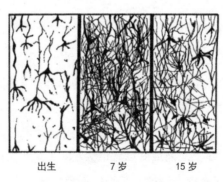

出生   7岁   15岁

图4-4　神经突触随年龄的发展

（资料来源：Banerjee，2013）

哪些多余的突触联系会被剪去呢？概言之，用进废退，也就是说，我们的大脑经常使用的区域的神经突触就会变得发达，而不经常使用就会逐渐退化。在突触的变化期间，大脑处于高度可塑性状态，大量的神经突触有待联结和修剪以形成高效的神经网络。在幼儿期，大脑不断形成新的神经突触。这一时期既是神经可塑性最强的时期，也是语言能力迅速发展的时期，神经系统会自动寻找最经济、最高效的神经通路，删减冗余的神经突触，从而形成精简的网络系统。

事实上，由于研究方法、被试类型、评估手段、测试材料等的不同，目前关于语言习得的年龄效应的说法并不相同。黄怀飞（2011）以接受外语学习的汉语母语者为被试，通过对幼儿园、小学1~3年级、4~6年级和初一不同时期开始学习英语的四组被试进行英语成绩的跟踪记录，发现幼儿园或小学1~2年级开始学习英语并没有更多优势，这也证实了年龄效应并非决定性因素。从目前已有的研究成果来看，年龄效应往往与个体类型、社会背景、周围环境、教育等变量相结合，共同作用于第二语言的获得和发展。所以就算错过了敏感期，也完全有可能学好第二语言。

（二）并非越早越好——3 岁之前以母语为主

学习第二语言也并非越早越好。学母语大概有将近一年的沉默期，在这一年内婴儿一直在不停地接触、不停地学习。婴儿在日常生活中接触的语言越多，其语言沉默期越长。如果在婴幼儿形成母语的语言图式之前（1 岁以内），而过早开始第二语言的学习，可能会减弱其对母语音素的辨别能力，造成母语语言能力的下降。3 岁之前正是儿童母语形成的关键阶段，此时应以熟练掌握母语为主，最好不要太正式地进行第二语言的学习。因此，在孩子 3 岁之前尽可能给其创设一个比较稳定的单一的语言体系，这样能够帮助孩子更快地熟练掌握母语体系。3~6 岁的儿童则可以开始适当地接触第二语言，注重培养语音意识和语感方面的能力。6 岁之后，儿童的母语能力基本定型，这时可以进一步进行系统的第二语言学习。

（三）语言偏好关键期——12岁

目前随着经济全球化的发展，也有不少家长选择送孩子到国外留学，出国的年龄也日益表现出低龄化倾向。可能家长认为尽早让孩子留学，有利于提升其外语水平，却忽略了由此引发的语言偏好及文化认同问题。外语并不仅是一门用于交流的语言，更与我们大脑的思维方式以及文化认同有关。母语非英语的孩子，在12岁之前，特别在7岁之前到英语国家长期学习和生活，英语更有可能发展为他的母语。如果是12岁左右才到国外学习生活的孩子，则会保留对中文的热爱。

有学者（Jia & Aaronson，2003）针对10位不同年龄移民美国的华裔儿童进行了长达5年的追踪，通过对儿童的语言喜好、语言使用、双语能力的研究发现，语言的喜好与孩子移民的年龄有关。12岁以下的孩子，在一年的时间内阅读、说话方面会转换为英文喜好，12岁以上的孩子还是保持着中文的喜好。移民孩子的双语发展受母语能力、社交喜好以及文化经历的影响，通常年龄更大的孩子本身的母语能力强，在母语文化中生活的时间更长，有更强的文化认同感，这会影响他们在新环境下的交友和媒体使用选择，从而影响他们的语言使用。

由此可见，不同年龄出国留学对孩子的双语发展有很大的影响。低龄的留学生往往英语能力较强，但相应母语的退化也很快。因此，考虑送孩子到国外留学的家长朋友们，需要重点考量孩子的年龄。年龄小的孩子长期留学国外，比如英、美等英语国家，或许孩子能收获优秀的英语能力，但可能会付出母语退化的巨大代价，12岁以后才留学国外的孩子其母语能力更可能有效保持。

二、符合儿童语言能力的发展规律

（一）第二语言的获得方式

第二语言的学习要注意听觉刺激和模仿学习。神经科学研究证实，听觉通路是早期语言习得的主要通路，因此在儿童语言发展敏感期内应多运用听觉刺激，如听故事、说儿歌、日常对话等，帮助儿童在一种自然环境中不断积累各种语法模式，促进儿童对第二语言语感的建立和语法的熟悉。因此在早期的第二语言学习过程中，可以让儿童"不求甚解"。例如，我们发现通常唱歌唱得好的人，英语语音和语感也较好。其实学英文歌有利于语言的学习。英文儿歌将词汇、语音、语调等结合在一起，而且由于歌曲的律动性，儿童较容易就能脱口而出。

另外早期儿童的发音动作习惯及其他相关语言知识受本族语的影响较小，并且他们对外语的模仿能力较强，所以在第二语言教学的起始阶段使用单纯的模仿教学法，其效果会比用讲解法好。如果父母的英语比较好，建议父母可以尝试与孩子多用英语沟通，亲子共读英语绘本、共同参加英语活动等，培养孩子对语言的兴趣。

（二）第二语言的获得环境

自然的互动环境更有利于儿童掌握第二语言。现代脑科学的研究表明，人脑发育并不是一个完全由遗传基因控制的预定性的过程，良好适宜的环境刺激和经验可以促进神经突触的形成，有利于大脑功能的发育。第二语言的教学应创设良好的语言环境，给予真实、自然的语料，给予儿童丰富适宜的听觉刺激，并为他们提供大量的模仿机会，促使他们利用专门的言语处理系统来自动构建第二语言的特殊记忆回路。在第二语言获得的环境上，不可忽视社会互动机制对第二语言学习的作用，社会环境能够促进婴儿的语言发展和习得。人需要社会交往的社会性是触发自然语音学习的必要条件，与社会交往有关的脑区也全面地参与了自然语音的学习。婴儿对声音是敏感的，他们能够辨别世界上所有语言的声音。其实刚出生的婴儿都有潜力去学世界上所有的语言。

资料卡

社会互动与第二语言的习得

美国科学顾问库尔（Kuhl）做了一个有趣的实验，表明了在语言习得过程中社会互动的必要性。她将九个月大的美国婴儿分成了两组，分别采用不同的语言学习方式（如图4-5所示）。第一组是一位中国研究生到婴儿家中，每周去三次，每次待一小时，在这个过程中用中文给婴儿讲故事。第二组是婴儿通过视频看同样的老师讲同样的故事，每周看三次，每次看一小时。

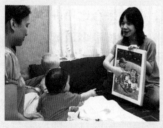 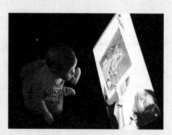

第一组：真实接触　　　　　　第二组：视频接触

图4-5　实验过程

持续进行三个月后，到了婴儿12个月的时候，库尔的研究团队就开始测试他们对中文的听力水平，结果发现真人老师讲故事的这一组婴儿，分辨中文语音的表现明显更好，而观看视频的婴儿没有学会任何汉语语音。

（资料来源：Kuhl, Tsao, & Liu, 2003）

　　社会互动下的第二语言的习得可以在多方面促进学习者的语言习得，如注意力会影响各种领域的学习。婴儿对真实的人的反应会明显好于对无生命源的反应。高度的注意力可以使婴儿编码和记忆的语言信息的数量或质量整体提高。除此之外，在真实的互动中，婴儿的视觉追踪也有助于其学习。例如，婴儿在和母亲进行交流时，母亲说喝水并看向水杯，婴儿的目光更倾向于追随母亲的视线。有研究表明注视是单词学习的一个重要影响因素（Baldwin，2014）。社会互动还能激活大脑机制，唤起自我和他人之间的关系感，以及连接感知和行动的社会理解系统（Hari & Kujala，2009）。

　　这启发我们无论是在家庭还是在学校环境下，对于语言学习要更多地依靠真实的人际互动和交往。很多家长过早地给婴儿报语言学习的网络视频课或者让儿童看动画片学口语，但很多研究表明儿童看电视的时长与他们词汇的掌握程度没有关系。看视频对婴儿的语言促进功能有限，婴儿更需要与其他低龄儿童以及父母进行高质量、积极的互动，父母可以借助一些互动性、情境性的游戏类课程、玩具、图书等与其进行语言互动。

（三）第二语言的语言输入

　　第二语言的学习者要想学好语言，必须置身于适当的语言环境中，以获得适当的语言输入。研究第二语言学习的专家克拉申的输入论强调，输入必须是可理解的、有趣的、不是语法中心的并且必须是大量的。"可理解"是指父母跟儿童说话时要把话语改得适应儿童言语发展的水平，即输入的语言信息必须符合儿童当前的认知能力和已有的语言基础。"有趣"是指输入的语言材料越有趣，越有关联，学习者就会在不知不觉中轻松地习得语言。也就是说，输入的语言材料应符合学习者的需要。在学校的外语教学中，要聚焦学生的需要，而不是简单把课程标准上要求的知识技能灌输给学生。输入的语言材料是"大量的"，强调语言输入要高于学生目前的语言能力，如果有了一定的输入，学生的情感过滤又低，那么就会自然学会语言。有关外语学习的研究高度重视探讨外语学习起始年龄和使用经验的作用。一项依据 60 万人的大规模研究系统检验了外语学习的起始年龄和外语学习环境的作用。研究结果发现，相较于学习的起始年龄，大量听说等使用经验的作用更为重要。即使学习得较早，如果学习者没有沉浸在丰富的第二语言环境中且没有大量听说的练习，第二语言能力也难以达到高水平。即使第二语言的学习者学习第二语言的起始年龄较大，如 12 岁以后，只要沉浸在丰富的语言环境中，日常生活中有较多的听说等经验，那么其第二语言能力也可以达到相当高的水平，甚至明显高于学龄前就开始但没有大量听说经验的学习者（王翠翠，陶沙，2020）。因此，在第二语言的学习中一定要注意语料的输入。通过提供给学生充足的语言信息，让学生在发展认知能力的同时，激活语言习得机制，使其发挥作用，再辅之以讲授、练习的方式，发挥学生的学习能力。

在英语教学中，可采用英文绘本通过图文并茂的方式提升学习者的学习兴趣，加大语言输入量。随着信息技术的发展，教育呼吁更加便捷、高效、有趣的英语学习工具。第二语言教育游戏综合了教育性、趣味性与可操作性，以多种交互形式和反馈机制呈现教育内容，能够改善学习者的语言技能、参与动机、情感体验及学习效果（魏小东，张凯，2022）。

三、调动多个脑区参与第二语言的学习

通过前面的内容，我们知道大脑中有负责进行语言处理的专门

脑区，但是这并不意味着其他脑区不参与语言处理，事实上我们需要调动多个脑区来参与第二语言的学习。

（一）探究开发右脑参与学习的巨大潜能

早期的脑科学研究认为左脑是加工语言的优势半球，但是现有的脑科学研究发现，大脑的右半球在语言习得中也发挥作用，如右半球越活跃，听者对声音的差异越敏感。外语教学中可以尝试采取以下措施以开发右脑参与学习的巨大潜能。

1. 想象法

右脑是形象的脑，表象联想可使原本需要经过左脑才进入右脑的信息，从一开始就直接记忆在右脑里，如记单词"laptop"（便携式电脑），可以联想它的使用方式，即置于大腿上操作。在英语学习中，"角色扮演"也是一种很好的练习方式，因为这个过程不仅激活了学习者的左脑，而且激活了右脑，甚至在投入情感时也激活了边缘系统。

2. 大声法

对声音和韵律的加工主要是右脑的功能，大声的言语刺激可强化右脑对言语活动的参与。

3. 音乐入静冥想法

利用轻音乐、心理暗示或冥想，可使身心入静，从而诱导右脑活跃，如可伴随轻音乐记单词或配乐朗读。

4. 活动表演法

活动表演法，尤其是左肢动觉法可使右脑更加兴奋。在平时的生活中要注重对儿童肢体的调动，尤其是促进左侧肢体的运动，如用左手洗脸、刷牙、扫地等，用左腿进行踢跳运动等。

（二）发挥情感脑对智能脑的积极促进作用

　　智能脑主要指大脑皮层，是人类的理智中心；情感脑又叫边缘系统，它控制着许多情感反应，与大脑中处理记忆存储的部分连接得很紧，是学习活动的兴奋和抑制中心，可以起到类似于催化剂和抑制剂的作用。我们常说的非智力因素的主要成分，如需要、兴趣、动机、情绪、情感等，与情感脑密不可分。离开了情感脑参与的学习活动，会使个体觉得枯燥乏味、效率低下、容易疲劳、记忆不牢。外语教学首先要充分发挥情感对智能脑的促进作用，使学生体验成功的欢欣，增强积极的自我暗示，强化成功的吸引力，激发成功的欲望和学习的激情。因此，在语言学习中，家长和教师需要为学习者提供积极的反馈，为其创造使用语言的机会，使其获得语言学习的成就感，对语言学习形成积极的态度。尤其在学校教学中，要解决学生"学习英语有什么用"的困惑，需要改变传统教学中只学单词和语法以应对考试的模式，而从学生的需要出发提供有意义的内容促进情感的发展。

（三）充分开发小脑的潜能，优化大小脑协同作业

　　我们通常所称的大脑，其实泛指大脑皮层，是人类的智能中心。研究发现，大脑是用映象、概念或观念之类的东西进行认识、思考的中枢，与小脑相比，其最大特点是具有智能性和创造性。小脑是本能脑，是用身体进行记忆的中枢，其最大特点是具有适应性。学习时"由生到熟"再到"熟能生巧"，就是学习活动的控制中枢从大脑区域向小脑区域的过渡。

　　在日常生活中，我们常说运动能力差的人"小脑不发达"，是有一定道理的，动作技能的自动化与小脑密切相关。自如流畅地说话

需要很多动作技能的自动化来支撑，所以，小脑在说话时也发挥着重要作用。在外语教学过程中，激活小脑参与大脑学习的有效方法莫过于模拟交流及真实地与外国人交流。

四、重视第二语言的终身学习

根据人脑的发展规律，人在进入成年期后脑细胞会不断凋亡，记忆和学习能力下降，脑的结构与功能可塑性下降。所以长期以来，人们一般认为人在进入成年后学习效率就会下降。但是，"活到老，学到老"也并非只是我们自我安慰的神话。现代脑科学的研究表明，神经高级功能的可塑性并不仅仅局限于幼年、童年和青年期，而是持续终身的过程。神经功能的可塑性为终身学习提供了科学依据。在第二语言学习方面，虽然第二语言的语音、语法获得的最佳期在童年早期，但词汇语义的学习并不受年龄的影响，扩大词汇量的能力是终身稳定的。脑科学研究虽然发现在成人的第二语言学习中脑被激活的区域较多，学习的效率较低，但并不否认他们完全有能力学习一门新的语言。因此，我们强调早期进行第二语言学习的重要性，但并不意味着它是第二语言学习的终点，相反，这只是一个起点，第二语言的学习应是终身的。对第二语言的终身学习很有必要。第二语言的学习会促进个体对非语言的诸多认知能力，第二语言的终身学习是对大脑的持续充电。相反，如果我们将"学习"或者"语言学习"仅限于学生时期或为了某个功利目的而学，那么就会很难真正掌握一门外语，也不会深入感受这门语言给我们带来的思维与认知方面的变化。

资料卡

"月亮妈妈"自学多国语言

"月亮妈妈"名叫徐秀珍，只有小学三年级文化水平的她做了20多年的导游。因常年接待外国游客，为了提供更好的服务，她苦心学习、耳濡目染，已经快80岁的徐奶奶，现在能说多国语言。

"很多人好奇我是不是有语言天赋，其实不是。20世纪90年代，很多外国人来桂林，那时为了挣钱，我去月亮山上卖水，游客说'water'，我一开始不明白，听过几次，记了几遍后才知道这是'水'的意思。后来有游客让我做导游，慢慢地我就学一些常用的交流用语。"

多语言的掌握使徐奶奶的"导游事业"蒸蒸日上，她说不管遇到哪个国家的人，都能和他们说上几句。后来，徐奶奶一家又在村里开起了民宿，语言不仅解决了经济困难，更让她收获了跨越山水和国界的友情，也收获了更加精彩的人生。现在生活条件好了，但徐奶奶依然在做着导游的工作，因为她更加享受用语言和他人交流的快乐以及这其中满满的价值感。

（资料来源：央视网）

第五章　友善用脑

——基于脑科学的学与教

人的头脑就好像仓库，可以堆藏各种知识和记忆，会用脑的人，能把知识分门别类整理得极有条理，分析得极为清晰，而且懂得温故知新，不断充实，使自己的观念永不落伍。

——刘墉

对每个人而言，学习都是一项重要的人生任务，也是一道极具挑战性的难题。古往今来，劝人苦学的金玉良言有很多，如"头悬梁，锥刺股""宝剑锋从磨砺出，梅花香自苦寒来"等。似乎学习自古以来就和吃苦绑定在一起。相比于对意志品质的强调，学习活动其他方面的规律就显得不那么受重视了。

当我们转换思路，从学习者的角度思考问题时，就会发现，大部分教学问题的核心在于对学习的理解。学习是立竿见影的吗？学习有顿悟，也有"试误"，因此是一个渐进的过程。学习活动中的个体是被动的吗？在行为主义心理学家的眼中，学习者受制于环境，但是认知主义、建构主义、人本主义心理学家都强调个体的主动性。学习可以匀速前进吗？不一定，学习可能是在波动中前进的。学习一定会使人进步吗？也不一定，近朱者赤，近墨者黑。学习成效取决于学习者个人吗？并非如此。我们尽管反对环境决定论，但是也要看到环境对人的影响。因为任何一个学习者都不是在一个真空环境中学习的，而是在一个特定的物理环境、社会环境中学习的，所以人与人之间的关系一定会对学习者产生影响。有一种观点认为，随着人工智能的不断发展，老师可能就要失业了。这种论断忽视了学生和老师的情感连接。学生和老师都不是知识的容器，在教学中，除了知识的传递之外，情感的连接、社会性支持也是非常重要的。所谓"教书育人"，从某种意义上育人是比教书更重要的事。

以往我们对学习可能有很多未必正确的认识，脑科学的视角可以给我们提供关于学习活动更精细的信息，帮助我们在另一个层面重构与学习和教学相关的信念。如果教育者有了脑科学的一些基础知识，再去认识学习的时候，就会用更科学、更合理的方式来面对自己、面对学生的学习，在教学中才能更有效地促进学生的学。

第一节　人脑的可塑性与教育

人的大脑和肢体一样，多用则灵，不用则废。

——茅以升

一、大脑：学习的基础

（一）大脑与学习的关系何以重要

大脑是人类学习的主要器官，认识儿童和青少年大脑的结构、功能与发展规律，是促进学习者全面可持续发展的必然要求，也是建设面向未来的教育的重要课题。20 世纪 80 年代以来，学习科学的蓬勃发展表明有效的教育教学是以个性化的学习为中心的系统工程。越来越多的研究者开始认识到人脑学习和其发生机制的重要作用，神经科学也揭示了更多关于人类学习的秘密。托马斯（Thomas，2013）指出：未来的教育实践可以被神经科学改变，就像历史上科学对医学的贡献一样。只有全面研究学习活动的认知过程、社会情境和设计方式，在生理、心理和行为层面掌握学习的规律，才有可能真正创建面向未来的教育，实现教育变革的真正目标。

立足发展面向未来的教育，脑科学正在成为我们从微观层面认识学习、理解学习的关键支撑。任何学习的影响因素最终都要以大脑为中介，因此教师对大脑如何学习的理解也将影响教育教学实践。

从教师专业发展的角度来看，能通过学习脑科学的经典研究和最新成果理解大脑的运作规律，将是未来教育者必备的素养。旨在培养"灵魂工程师"的教师教育是一项具有基础性和前瞻性的事业，一线教育者和有志于成为教师的人应当提前做好准备，以自我挑战的态度对待脑科学的新知识，从终身发展的高度理解大脑与学习。

（二）大脑如何成为学习的基础：进化与遗传

大脑每时每刻都在运转，为我们的各项生理心理功能提供保障。人类对自我和世界的认识，以及其他高级心理活动都是在大脑的支持下完成的。如果我们曾经端详过人类大脑的解剖图，自然就会惊异于其结构的精致。然而在日常生活中，我们几乎无法感知到大脑作为实体器官的存在，更无从察觉大脑内部结构的精细程度。人类大脑的结构何以如此精致？要回答这个问题，有必要采取进化的视角。纵观生物进化的历史，我们可以区分出低等生物和高等生物两类，其中，低等生物是身体结构简单、组织及器官分化不显著的无脊椎动物。从腔肠动物开始，低等生物具备了结构简单、功能单一的神经结构，只能对基本的生命活动（如呼吸、摄食等）进行调节，而随着进化过程的展开，逐渐出现了具有脊椎的高等生物，其神经系统更加复杂，能够支撑其在更多样化的环境中的生存繁衍。神经系统的复杂程度是高等生物与低等生物的重要区别，而进行复杂学习的能力则是神经系统发展到一定阶段的表现。

进化心理学认为，人类的信息加工机制是在进化过程中逐渐形成的，其功能是应对不同情境中的问题，帮助个体更顺利地适应变化的生存环境，因此学习活动具有情境特异性，并不存在通用的学习机制。脑科学的发展让我们能从更加微观的层面观察人类大脑的结构，让我们对大脑的认识更加科学、可靠。在灵长类动物中，人类大脑与身体的体积比例显著高于其他动物 (Oxnard，2004)，更高比重的脑容量意味着更大的能量消耗和进化责任 (陈巍，张静，丁峻，2011)。

在漫长的进化历程中，学习作为适应环境、改造环境的核心能力将人类与其他种群逐渐区分开来，也正是在这个进程中，自然选择机制开始发挥它的权能，不能适应恶劣环境的个体在进化过程中逐渐被淘汰，只有幸存者才得以将适应性的基因传递给后代。良好的学习能力通过遗传保留下来，并随着持续进化而不断更新，最终成为人类的基本能力。

（三）如何理解大脑作为学习的基础

在理解了人类大脑是进化的产物后，我们需要思考的是大脑为什么是人类进行学习活动的基础。20 世纪 90 年代以来，研究技术的进步使我们得以在无创条件下考察人类的大脑活动，并在保持大脑结构功能完整的前提下研究各种高级心理机能与大脑的关系。首先，让我们回到大脑结构。如果我们能够近距离地观察人类大脑的内部结构，一定会惊叹于它的复杂与精巧，而当我们将其与感知觉、记忆、思维、情感、意志等心理功能联系起来时，又会发现这种结构中蕴含的不仅仅是美学意义上的和谐，还有激发人类智慧的无限可能性。基于脑科学研究，我们可以将大脑划分为不同区域，相比于躯干、外周神经系统等生理构造，结构功能耦合在大脑中的表现形式更加复杂，以至于很难确切描述不同脑区的对应功能，也很难找到特定心理功能对应的脑区，正是复杂的结构功能耦合为人类大脑的开发提供了可能性，也为学习的发生与持续提供了基础。这是我们理解脑与学习关系的关键——学习的基础并非大脑中的某个区域，或者某个半球，而是整个大脑。这一点意味着新颖的刺激、多样化的经验和不同文化对于学习的价值不可估量，如果我们可以尽可能全面地激发大脑的潜能，学习将在真正意义上成为全面发展的必要途径。

借助不断发展的研究技术，脑科学研究者能够整合不同层次的大脑数据，因此绘制出的大脑结构、功能和神经网络的图谱日益精细化，从基因到行为的各个水平上加深了人类对脑的全面理解（秦金亮等，2016）。随着社会经济的发展和科学技术的进步，我们对"全面"的解释也在发生变化，许多以前从未设想的学习领域、学习方式和学习技术层出不穷。每一次人类知识的拓展都诠释着同一个事实，那就是人类的大脑还没有达到极限，仍然具有一定的可能性等待发掘。当我们聚焦于在新兴领域取得瞩目成就的探索者时，就会发现早期发展和教育经历对个人的影响，特别是在创造性思维方面的影响是巨大的。这些从事开拓性工作的人们证明了人类大脑赋予学习的可能性，人类集体的突破和超越也代表了个人大脑中蕴藏的无限潜能。大脑作为学习的基础不仅意味着学习是人类与生俱来的本能，而且意味着学习是实现更高层次潜能的基础能力。

（四）小结

无论是对于教育系统还是对于教育者个人，大脑与学习的关系都是需要认真思考的课题，并将随着脑科学的持续进步而更具现实意义。现代人类大脑的结构功能耦合能够支持复杂、多样化的学习活动，这是整个种群长期进化的结果，是人类在与环境充满艰险的相互作用中形成的宝贵财富。学习能力既是人类潜能的最好体现，也是大脑继续发展进化的重要基础。理解大脑与学习的关系有助于学习者和教育者更加有效地组织教与学的活动。

二、学习塑造脑

（一）可塑性是大脑的基本特征

神经可塑性是指学习和经验等通过神经连接的形成、增强和终止，不断塑造人脑的结构和功能（Voss et al.，2017）。随着生物学、心理学等学科的发展，我们逐渐对遗传因素在个人的成长发展，特别是在大脑发育中的作用有了更清晰的认识。借助生物学、心理学等领域的研究，我们知道了基因在影响个体能力、性格等方面的力量与局限。同时，我们也更加相信后天学习的可能性，更加相信通过亲子互动、社会交往和教育教学等活动能够促进人的发展，并且这些后天因素的作用机制是可以不断被优化的。教育改变人生的信念对于教师是特别重要的，心理学中有一个经典的"罗森塔尔效应"，又称"皮格马利翁效应"，认为教师对学生积极的期望，会促进学生的成长。我们学习脑科学、理解脑与学习的关系，并不是要把大脑神秘化，而是要找到既符合大脑发展的规律，又符合个人和社会需要的学习之道。

资料卡

皮格马利翁神话

皮格马利翁（Pygmalion）是古希腊神话中塞浦路斯的一位国王，也是一位有名的雕塑家。他深深爱上了自己用象牙雕成的美丽"少女"，并给它取名叫盖拉蒂。他真诚地期望自己的爱能被"少女"接受，但它只是一尊雕像。于是绝望的皮格马利翁带着丰盛的祭品来到阿佛洛狄忒的神殿向她求助，祈求能有一位如盖拉蒂般优雅、美丽的妻子。他的真诚感动了阿佛洛狄忒女神，女神决定帮他。

皮格马利翁回到家后，径直走到雕像旁凝视着它。这时雕像发生了变化，它的脸颊慢慢地呈现出血色，它的眼睛开始释放光芒，它的嘴唇缓缓张开，露出了甜蜜的微笑。盖拉蒂用充满爱意的眼神看着他，浑身散发出温柔的气息。不一会儿，盖拉蒂开始说话了。皮格马利翁的雕塑成了他的妻子。人们从皮格马利翁的故事中总结出了"皮格马利翁效应"：期望和赞美能产生奇迹。

（资料来源：车文博，2001）

与其他哺乳动物相比，人类婴儿在刚出生时更加软弱无助，这与成年人类对环境出色的适应能力形成了鲜明对照。从出生到成熟，适应能力的巨大变化与环境刺激有着密切关联，环境因素对大脑的塑造是惊人的。1967 年，戴蒙德等人通过神经解剖研究发现在丰富的环境刺激下，大脑可以形成新的神经连接（Diamond, Lindner, & Raymond, 1967）。仅仅在大脑接受刺激的 48 小时之内，人类大脑中神经细胞的形态和连接就会发生显著的变化，如树突增多、成熟的神经嵴增多、神经元变大等，神经系统结构上的变化意味着脑细胞之间的交流更加充分（詹森，2005）。

脑的发育是在多种因素的共同作用下进行的，遗传物质决定了大脑发育的生物成熟性过程，如所有个体的大脑建立突触联结的化学机制都是相似的。后天经验和学习则是影响大脑发育呈现个体差异的因素，即使是同卵双胞胎（即由同一个受精卵发育而来），其大脑的发育也不尽相同。因此，大脑的发育既遵循一般规律，也存在鲜明的个体差异。需要注意的是，经验对大脑的塑造作用并不意味着个体是完全被动地接受环境的影响的。在针对老鼠的实验中发现，丰富的环境导致大部分神经元增长的原因是在其中生活的老鼠会更加活跃，是有机体的运动促进了神经发育（Pietropaolo et al.，2006）。对老年人的研究也发现，经常动脑和参与体育活动的个体在脑容量和神经活性下降方面表现出的症状要轻很多。

（二）学习是实现大脑可塑性的途径

在神经层面，学习体现为突触的建立和精简，剪除冗余联结和建立新的联结同样重要。俗话说"学好不容易，学坏一出溜"，这是因为我们在教育学生时面对的不是一张白纸，而是已经具有一定经验和习惯的个体。经验告诉我们从零开始培养良好的学习习惯相对简单，而要改变已经养成的坏习惯却难于登天。在我们的大脑中，不同神经联结建立的难度有所差异，并且突触一旦形成，再想剪除很难。

当提到"学习"时，我们通常会想到发生在学校环境中的正式学习，而实际上学习的意义远不止于学校教育。发展心理学家告诉我们，学习的发生远比我们通常想象中的要早。在出生以前，许多基本的神经系统就已经快速发展，具体而言，从胎内 10 周到 40 周，胎儿的大脑已经得到快速发育。在出生后，新生儿、6 个月、1 岁、2 岁的迅速发展不仅仅是生理成熟的结果，亲子互动在此过程中起到的作用将越来越重要。早期学习是个体未来终身发展的基础，许多基本技能的习得都是早期学习的结果。在很长一段时间内，由于研究技术手段的限制，早期的学习行为很难得到确切的观察。随着神经影像技术的进步，研究者可以采用更为丰富的手段考察发展早期婴儿的能力变化和学习过程，其结果不仅验证了我们熟知的"父母是孩子的第一任老师"的观点，而且将其适用性发挥作用的时间大大提前。因此，家校合作对于不同学段的一线教师来说，都是促进学习者发展的宝贵资源。

通过学习促进脑的发育需要注意两个问题：其一是学习的挑战性，即学习活动中包含的信息或经验是新颖的，对学习者的已有经验构成了挑战；其二是学习的互动性，有效的学习需要交互和反馈，学习者能够从社会互动中获取经验（詹森，2005）。设计和实施具有挑战性的学习活动对教育者来说也是一种挑战，难度过高或过低都会让学习效果大打折扣，这需要教育者充分了解学习者的已有知识经验。教育者可以通过呈现新知识点、丰富活动形式等方式来增强学习的挑战性，并以每次进行小步调整并及时收集学习者的反馈的方式来探索适宜的挑战性水平。这里的"学习"不仅限于课堂中的正式学习，一些学校活动也属于此列，如学期初的调整班级装饰、每周一次更换板报等，通过赋予学习者更大的自主权，鼓励学生在小组合作中完成任务，既能以新颖的刺激促进他们大脑的发育，也能锻炼他们的社会互动能力。在教学过程中，教育者还需要特别注意反馈的及时性和有效性。我们在参与有难度的任务时，不仅在认知维度上的投入会增加，而且在情感、动机维度上的投入也会增加，教育者的反馈能够调节学习活动的难度，降低学习者下丘脑 – 垂体 – 肾上腺（HPA）轴的紧张反应，避免其因遭遇挫折而产生无助感。

（三）如何理解大脑的可塑性

正如脑科学研究所揭示的，大脑中复杂的结构功能耦合为多样化的学习活动提供了神经生理基础。在工作实践中，教育工作者应当辩证地理解上述结论：一方面，要认识到大脑的发育和运转要遵循客观规律，因此学习者的大脑在很大程度上为学习的发生、发展设定了界限，教育不能无视这个界限而自行其是，这就是《学记》中所说的"学不躐等"；另一方面，人类之所以能拥有广袤的智慧和精神世界，不仅仅是因为改造环境的野心与能力，更是因为人类能通过学习来改造自我、突破自我。因此，也要认识到学习对个体的塑造具有稳固的神经生理基础，通过学习实现自我提升是切实可行的。在适应环境之外，大脑的可塑性赋予学习更加积极的意义，同时为延续了数千年的先天与后天之争提供了新的视角。

符合科学的教育不仅建立在我们对大脑结构和功能的了解的基础上，而且需要我们认识到大脑受后天经验的影响而呈现出的差异化的特征，这种可塑性对大脑发展的影响是双向的：在经验丰富的环境中开展的学习能够增强大脑的功能，相反，在经验不足的环境中开展的学习则可能会抑制大脑的潜能。儿童的成长环境对认知发展、学业成就等方面的影响已经得到了诸多研究的证实（Raizada & Kishiyama，2010）。持续的学习和训练不仅可以改变大脑结构，而且能促使大脑的活动模式发生变化。

不仅如此，人类大脑的不同区域在成熟的早晚上存在的差异也值得关注。大脑各区的发育顺序在出生前就已经呈现出差异（如图5-1 所示），并贯穿整个未成年时期。对于父母来说，了解儿童早期大脑发育的特征有助于他们调整自己对孩子成长的期望，受到神经发育的约束，学习在不同的年龄段呈现出的特点也是不同的。个体的大脑在与环境和他人的交互中不断变化，通过后天学习塑造自己的大脑不仅是可能的，而且是每个学习者都在经历的。

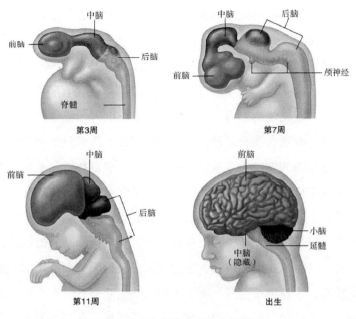

图 5-1　人脑发育的四个阶段

（资料来源：卡拉特，2011）

（四）小结

综上所述，大脑与学习的关系并不是单向的和静态的，而是存在长期的相互作用。对于学习者和教育者来说，大脑的可塑性至少具有两个方面的重要意义。其一是重视大脑发育的敏感期，父母和教师要从小培养儿童良好的用脑习惯，帮助学习者走好学习之旅的第一步；其二是实现大脑可塑性的关键在于学习，要努力构建适于大脑发育的学习环境，并践行"生命不息，学习不止"的终身学习理念，毕竟个体的发展是终身的任务，而大脑的可塑性则为这一理念的实施提供了保障。

三、未来教育应该基于脑、适于脑、促进脑

脑科学的进步有助于建立基于大脑的发展模型和学习理论，进而支持教育实践和研究。发展一种基于脑、适于脑、促进脑的教育，是当前国际教育对脑科学寄予的期望之一。

（一）基于脑

大脑为学习活动提供了神经基础，同时也确定了教与学的客观规律。从学习者的角度出发，超出当前大脑发育水平的学习很难收获预期的效果，寄希望于通过大量、反复的机械练习实现跨越式的进步非但不切实际，反而可能会消磨学习兴趣、损害学习动机，甚至降低自我评价水平，影响长期的学习效果。大脑似乎是在学习道路上设置了一道道屏障，时刻提醒着我们在没有积蓄足够的力量之前，尝试冲击难关是注定徒劳无功的，因此如何帮助学习者更加有效地积蓄力量就是教学的关键。

许多学习理论虽然看似面面俱到、独具洞见，但在实践中无人问津，其原因就在于对教育者的期望过高。事实上，这个世界上既不存在完美的学习者，也不存在完美的教育者。有效的教育理论是否一定要以增加教师的负担为代价？答案当然是否定的，教师的工作压力与教学效果之间并没有必然的联系。既然如此，我们自然要去寻找能为教师做减法的理论。脑科学虽然不能提供一套完整的减负方案，但它能告诉我们在教育教学中不该做什么。我们要了解学习者的发展规律和学习特征，避免揠苗助长。这里的特征包括认知和非认知能力的差异。随着脑科学研究的发展，非认知能力对学习的重要作用逐渐成为共识。

（二）适于脑

从个体的角度来看，一线教育工作者怎样在实践中将工作建立在脑科学的基础上，从而促进学生的学习呢？这就需要教育工作者采取一种更加整体的视角来看待学习，理解学习对大脑的塑造。我们可能都听说过"关键期"或"敏感期"的概念，实际上学校教育和这些时期的重合是相当有限的，这也就意味着实现学习对大脑的塑造是格外困难的。如果没有学习者主动、持续和符合规律的努力，学习对脑的塑造无异于一句空话。因此，教育实践不仅要关注学习者的认知发展，关注直接的进步，而且要关注学习者的兴趣、动机、情绪体验等非认知因素。只有学习者全身心地投入学习中，大脑的可塑性才能得到充分发挥。

对教学方法的选择应与学习者的大脑发展联系起来，通过对学生当前发展水平的观察、了解，评估自己的教学方式是否适于学习者。要让教学去适应学习，而不是要求学习者调整自己的步调以适应教学，要摒弃那种把学习困难完全归因于学习者个人的偏见。当然，尊重学习者脑的发展规律并不等于迁就学习者当前的发展水平，而是要以动态和发展的眼光理解学习者的内在潜能，基于学生已有的知识基础与经验制定教学策略，以适于学习者的教学方式，促进其发展。从长远的角度考虑，教学不能仅仅着眼于短期的教学效果，不能仅仅关注一次两次测验成绩的高低。虽然学校教育的筛选功能仍然发挥着主导作用，但课堂教学层面有丰富的处理空间，选择急功近利的教学策略可能会对学习者的非认知能力造成损害，长远来看是得不偿失的。从这个意义上来说，不同学段的衔接是非常重要的。

（三）促进脑

在较短的时间内改变学生大脑的结构功能联结是相当困难的，越到高学段就越是如此。但长期来看，大脑的可塑性仍然是值得教育者关注的重要特征，它为学习和教学带来了更多可能性。举例来说，相比于被动接受知识的学习者，主动参与学习的个体更可能实现自己的潜能，因此教师在日常教学中应当特别重视学习热情的价值，有时这种主动学习的热情要远比测验成绩的进步更值得肯定。

人类大脑的可塑性为个体的学习能力提供了强有力的生理基础，在微观层面，教育促进人的发展就意味着为脑提供丰富和适宜的环境刺激，同时激发学习者的内部动机，使有助于大脑发育的内外部因素协调一致，最终实现对大脑结构功能成熟的促进效果，充分激发大脑的发育潜能。此外，为学习者建构认知结构提供经验也是教育的功能之一。因此，学校教育应当针对不同阶段大脑发育的特征合理创设环境、施加丰富的刺激进而促进学习者经验的积累。大脑结构功能的变化和人类经验的相互作用构成了个体发展过程的主旋律，随着脑科学的发展以及对教育情境更加密切的结合，更多的教育工作者已经意识到促进学习者大脑的发育不仅是教育的出发点，更应当成为教育的内在目的，建构一种以塑造大脑、激发潜能为导向的教育是未来教育发展应有的模样。

未来的教育将是建立在实证研究基础上的教育，基于证据和严格的逻辑推导得出结论是教育学科学化的核心特征。随着工作年限的增长，如何避免经验或常识成为我们接受新观念、新思想的阻碍，这不仅是教育工作者个人面临的问题，而且关系到学校教育系统的自我更新。作为一线教师和教育管理者，接触脑科学的研究方法和成果，在实践中引入脑科学的视角是适应未来教育的有效路径。具体而言，首先需要对新知识保持开放的态度，其次需要建立对脑科学的正确认识，即相比于专家意见和社会常识，脑科学研究对教育的意义在于它提供的结论，即其循证思路——规范的实验设计、可检验的证据，值得一线教育工作者借鉴。在学校教育中，如果教师能主动将教学举措建立在更加经得起考验的事实基础上，或许有助于减少对常识和工作经验的路径依赖。

（四）小结

只有同时尊重学习者个体发展和学习活动的规律，才能建立一种理想的教育，真正实现促进人的发展的目标。未来的教育将是基于脑、适于脑、促进脑的教育，借助脑科学充分了解脑与学习的关系，探索符合大脑工作和学习规律的教育教学方式，以科学有效的方式创设有利于脑发展的学习环境，最终实现对学习者大脑潜能的激发。

第二节　学习活动的特点及对教育的启示

口而诵，心而惟。朝于斯，夕于斯。

————《三字经》

课堂教学是学校教育的主阵地，对于教育质量的提升具有关键作用。在"双减"政策下，课堂教学的提质增效成为当前学校教育的关键导向，无论是从课程还是从教学的角度，要真正实现这一目标都应当充分理解学习过程的本质，认识并把握学习者的特征。在中小学校开展的任何教育改革，不管看上去多么轰轰烈烈、热闹非凡，如果不能帮助学生提高学习效率、改进学习成果，都难以为继，终归是过眼云烟。

如何帮助老师提高教学的效率，帮助学生提升学习的效能？第一条原则是"教无定法，重在得法"。"教无定法"中的"法"意指方法，"重在得法"中的"法"则是法则、规律。多年前，我实验学校的一位老师问我："您能不能给我们介绍一种教学模式，可以在所有课程中以一贯之，保证每节课的教学都特别高效？"正如宣称"包治百病"的一定是"假药"，教育教学中自然也不会有放之四海而皆准的最佳模式。但是，一些老师进入工作实践之后特别喜欢学方法，甚至有的老师会说："教授，您不用讲那么多道理，直接告诉我这个问题用什么方法管用就可以了。"我能理解老师们想解决问题的迫切心情，但也要提醒老师们，要想成为一位优秀的老师不能仅止于此，而要知其然并且知其所以然。一种方法可能对这一批学生管用，但换一批学生可能就派不上用场了。所以，教育实践中没有万灵药方可以包打天下。教育是一项复杂的活动，但其中仍然有规律可循。方法的学习对于教育实践固然重要，但掌握学与教的规律往往更加重要，只有按规律办事，才能事半功倍。

第二条原则是"以学定教"。教育活动中存在各种各样的规律，我们首先要了解的是有关学习的规律。不了解学，怎么去教呢？如果期望老师能够有效地指导学生学习，首先要让老师成为有效的学习者。如果老师自己的学习都缺乏效率、一塌糊涂，又怎么可能"以其昏昏，使人昭昭"，去帮助学生成为一个高效的学习者呢？因此老师必须意识到，学习"学习的规律"不仅仅是"助人"，首先是"自助"。

可以揭示出学习活动本质特征的学习规律对我们的教育教学实践具有明显的指导作用。下面我们结合脑科学的研究，从学习活动的七大特点（综合性、系统性、创建性、动态性、节律性、多样性、社会性）来展示学习的规律及其教育启示。在学习活动的众多特点中，综合性和系统性尤为重要。

一、学习活动的综合性及教育启示

（一）学习包含多种心理要素

学习是纯粹的脑力劳动吗？在学生时代，我们每个人可能都不止一次地听老师和家长说过："不动脑筋能学好吗？"这种说法至少包括两层含义，或者将学习困难或学业失败的原因归结为惰性（即不愿意动脑筋），或者将其归因为能力不足（即不知道怎样动脑筋）。

它们都潜在地指向同一种观点——学习活动的成败主要取决于认知因素。然而，事实果真如此吗？

首先，需要明确，学校情境中的学习当然是需要"动脑筋"的，德智体美劳各个领域无一例外。即使是以运动技能为主导的体育教学，也需要学习者对自己的身体状况加以监控、对运动规则加以理解和应用。但是，学习仅仅需要"动脑筋"就能顺利开展吗？答案是否定的。用心理学的专业术语来说，"动脑筋"属于智力参与的认知加工活动，学习者可以由此收获知识、提升能力。在关注认知加工机制的心理学研究中，以简单的认知加工任务来模拟学习活动是一种常见的处理方式。然而，真实情境中发生的学习与实验研究存在显著差异，它不仅涉及认知加工活动，而且有情绪体验、意志努力等非认知过程的参与。总之，真实情境中的学习是一项综合性活动。

案例分享✐

笔者在一次听课中发现，每当老师在课上提出一个问题，全班学生都会齐刷刷举手，但仔细观察，又会发现大多数学生眼神闪躲、面露犹豫……于是趁着小组讨论的间隙，笔者连忙向身旁的学生问起原因，答案却令人大跌眼镜——为了改善课上回答问题不积极的状况，老师定下了一条"有问必答"的班规。

课后，笔者在与老师的交流中得知，她这样做并不是为了把学生变成只知道举手的"机器人"，实在是一种无奈之举。以往一节课下来，老师讲得开心，学生听得也开心，可就是没人愿意回答问题，一到批改作业时才知道，学生根本没听进去。老师想让学生积极参与课堂学习，只好用举手来"倒逼"学生动脑筋。

笔者不禁疑虑——用这种方法真的能培养学生"动脑筋"的习惯吗？

其实，对于机器人能不能"动脑筋"这个问题已早有定论。进入人工智能时代，机器人在"智慧"层面已经多次实现了超越人类的创举。那么相比于机器人，自命为"万物之灵"的人类，其独特性体现在什么地方呢？举例来说，在2017年世界互联网大会期间，围棋世界冠军柯洁与阿尔法狗（AlphaGo）进行了三轮紧张刺激的人机"大战"。在对弈时，柯洁时而陷入思考而面露紧张，甚至在第三局告负后痛苦落泪。反观他的对手，阿尔法狗在情绪上会有变化吗？当然不会，绝对的"胜不骄，败不馁"，没有一丝情绪的波澜。正所谓"人非草木，孰能无情"，丰满而真实的人类学习者，在学习中会有情感体验，与只会"动脑筋"的机器有着本质差别。因此，好的教育必须是目中有人的教育，并且这个人一定是有情有义的、活生生的人，而绝非一个冷酷得只会"动脑筋"的机器人。因此，教育者在与学习者进行互动或采取一些教育教学措施时，除了要考虑预期的认知结果之外，还需要考虑非认知结果，特别是情感方面的副作用。

案例分享

笔者在一所小学与老师交流时，一位工作多年的语文老师分享了她刚刚参加工作时的经历：为了杜绝部分学生写错别字的现象发生，她布置了抄写生字的作业，并规定抄错了就要增加抄写量，再错就继续加码。然而，尽管有的学生已经抄写了许多遍，写的汉字还是"缺胳膊少腿"。本以为大量练习有助于加深印象，可没想到在考试中学生犯的错还是一样不少。

正当她为之犯难时，当年带她的那位老教师指出了问题所在——她忘记了从学习者的角度思考问题。显然，当学生面对额外的抄写任务时，他最关心的已经不再是字的间架结构了，而是"计数"和烦躁。

从教育者的角度出发，她只看到了练习促进学习的功能，却忽略了学生在抄写过程中关注点的偏转，忽略了学生的情绪因素。所以，与其不断加码，增加抄写量，不如换一个角度，去鼓励那些抄写正确的学生。这位老师很受启发，开始尝试鼓励式教学，坚持了一个学期后，学生抄写生字的正确率终于有了很大提高。

显然，这位老师忘记了从学习者的角度思考问题。当学生面对抄写任务时，他最关心的已经不再是字的间架结构了，而是"计数"和烦躁——1，2…，可算要写完了。如果学生没有关注字的结构，即使抄写多遍恐怕也无济于事。不仅如此，"罚抄"的措施还隐含着这样的假设——写错了，要罚；写对了，理所应当。惩罚只能让学生知道这样做是错的，但是怎么做是对的未必明了。而且，罚抄是一种"做加法"的教学，老师更可能陷入越教越累的恶性循环，老师在教学中得学会"做减法"。比如连续五次抄生字作业都全对的同学，下次抄生字就不用写十遍了，只需要写六遍。要告诉学生，老师相信你，就算抄六遍也照样可以把字写好。如果学生再次连续写对五次，还可以继续减少抄写的遍数。在减的过程中，学生被信任、有成就感，他们积极的情绪体验对生字的认知加工同样有益。

（二）学习需要大脑的整体参与

上面的案例说明，学校教育中许多问题的根本原因在于师生对学习活动综合性的理解不足，基于片面的理解来组织开展教学活动，自然无法收到理想的效果。学习活动需要认知和非认知要素的协同参与，不同要素之间的相互冲突不仅会给学习活动带来额外的挑战，而且会给学习者自身带来更加沉重的负担，甚至不利于长期的学习和全面发展。在教育者的提醒下，学习者对于学习活动的综合性能够达到一定程度的认识。在一朝一夕之内转变学习者对学习的理解并不容易，但是，只要教育者自身树立起正确的学习观，并且在教育教学实践中不断影响学习者对学习活动的认识，他们就有可能理解各种心理要素协调一致的重要意义，进而主动反思学习过程中出现的问题并做出相应调整。

理解学习活动的综合性不能只着眼于学习本身，而要坚持学习者中心的理念，关注学习者的多方面差异及其对学习的影响。学习不只需要大脑左半球，也需要大脑右半球；不只需要高级脑区——大脑皮层参与，也需要边缘系统、小脑等神经区域的协同参与。斯佩里通过对"裂脑人"的研究发现了大脑左右半球的功能差异（Sperry，1968）。借助先进的脑成像技术，近期研究发现大脑皮层不同脑区的功能并不是泾渭分明的，多数学习都是大脑左右半球共同参与的。大脑是一个统一的整体，教育者不应该鼓励学习者认为自己"左脑发达"或"右脑发达"的想法，因为已有研究告诉我们左右脑需要协同工作。例如，学生解数学题的时候，并不只有左脑参与工作，而右脑则毫无反应。

（三）教育启示

学习活动的综合性对教育的一个重要启示是，在学校教育中要重视培养直觉思维。在认知加工中，思维相比于感知觉、记忆是高阶的认知加工。在心理学的研究中，基于不同的标准可以对思维进行不同的分类。一种区分认为思维包括分析思维和直觉思维两类，其中，分析思维强调逻辑性、严密性、有条理，而直觉思维强调整体性、跳跃性，甚至是只能意会不能言传的默会性（tacitness）。在教育情境中，直觉思维与分析思维是互补关系，两者都值得重视。有时通过直觉思维可以找到解决问题的答案，通过分析思维却无法找到，或者会很慢。一种有效的流程是先借助直觉思维找到答案，再通过分析思维进行验证。特别是在面对陌生情境、需要快速判断时，良好的直觉思维具有不可替代的价值。一方面，许多问题情境需要猜测能力；另一方面，猜测可以在合理的程度上促进直觉思维的发展。

我们应该教给学习者的是灵活运用不同思维的意识和能力：同样是面对一些复杂的问题，什么时候坚持步步为营、条分缕析的成本过高，什么时候依靠猜测的风险是难以承受的。传统的教育教学往往更加强调直觉思维的潜在风险，重视清晰的系统陈述和通过语言或数字形式重现的能力。由于缺乏研究，我们尚不清楚这种长期的倾向是否会妨碍直觉思维的健全发展。当学习者看到犯错的后果很严重，而成功的概率很小时，他们就会抱住分析程序不放，尽管这种方式不一定合适。所以，过分强调结果、不重视过程，以及不能宽容错误的评价体系很可能会抑制学生的直觉思维。在中小学教学中，直觉思维不可避免地会产生错误，这就需要一位敏感的教师将直觉的错误——有趣的跳跃——同愚蠢的或无知的错误区别开来，同时要求教师对能适时地运用直觉思维的学生予以赞同或加以引导。

直觉还有另外一个名字——灵感。一个人要有创造性，灵感必不可少。爱迪生曾说天才是1%的灵感加99%的汗水。我们通常拿着前半句就开始教育孩子要勤奋、要努力。可1%的灵感比99%的汗水重要，没有1%的灵感，99%的汗水也不好使。培养创造性，关键在于不要打压、不要抑制。甚至有人认为创造性不是从无到有，而是与生俱来的，不要打压孩子的直觉，给予其正常生长和发展的环境更是弥足珍贵。

然而有关如何培养直觉思维，心理学的实证研究还比较薄弱，没有成熟的、经过验证的标准化方案可供参考。那么从上述内容出发，教育实践可以从哪些方面做出尝试呢？首先要强调的是，摒弃直觉思维与分析思维的二元对立，过于强调分析思维而抑制直觉是不对的，同样，为了促进直觉而抑制分析思维也是错误的。在真实的大脑中，两者并非对立关系，而是存在一条连接彼此的"秘密通道"，即两者在适当的条件下可以相互联系和转化。

一个直觉敏感的人或许天生就有些特别，但其直觉只有以坚实的学科知识为基础才具有可靠性，否则就是把命运完全交给了偶然性，学习的发生也是不稳定的。我们常说"外行看热闹，内行看门道"，这里的"门道"，就是专业领域的知识结构。学生具备的知识结构越精良，在解决问题时就越可能产生高质量的直觉，抓住灵感的闪光。正如有人说，阿基米德是因为看到浴缸里溢出的水，才总结出了浮力定律，因此家里有个大浴缸对于科学发现很重要。其实不然，阿基米德最初的直觉思维固然重要，但如果没有后续的一系列实验和推导，就不会发现浮力定律，从直觉到科学发现的跳跃建立在丰富的知识基础上。你不是阿基米德，就算有 10 个浴缸，你大概也不会提出浮力定律。所以，对结构的理解可以提高学生直觉处理问题的效率。

直觉思维的运用不仅和知识结构有关，而且和安全感、自信心等非认知因素有关。在很小的孩子身上，都会发现他们的自信程度是不一样的。这其实与儿童的安全感有关。安全感高的人更自信，安全感低的人大多不自信。无论是老师还是家长，都一定要保护孩子的自信心，为孩子提供最基本的安全感的保障。安全感是儿童能够积极良好成长的底色。通过培养学生的自信心和勇气来培养直觉思维还是十分可能的。在努力运用直觉思维解决问题的过程中，要具有甘愿冒风险的精神。那些没有安全感、缺乏自信的人也许就不愿冒这样的风险。

人类的大脑在进行学习的时候，往往遵循生存第一、情绪优先的原则，这是根植于人类基因中的本能之一，与其期望学习者通过自身的意志努力规避情绪的不良影响，不如从学习环境着手，尽力消除诱发情绪的因素。当儿童青少年在从事学习活动时，理性与情感对大脑的控制存在明显的倾斜：情绪越强烈，情感大脑的主宰越是"蛮横"，理性越是"无能为力"。大脑在应激、威胁和习得无助等消极情绪的影响下会出现"功能降低"现象：感知范围缩小，难以提取已知的信息，辨别环境中细节与线索的能力急剧下降，高层次思维基本停止。这对教育的启示是要重视创建安全的学习环境和氛围。学生只有在感到身体安全和情绪安定的情况下，才能将注意集中在认知学习方面。

与学习材料和内容建立情绪联系是建构学习意义的首要途径。安全感首先是一种情绪体验。教师只有给学生创设一种安全和温暖的课堂氛围，才能让学生有心向学。马斯洛在需要层次理论中指出，生存的需要和安全的需要是金字塔最基础的部分。只有在低级需要得到满足或者部分得到满足的情况下，才会产生更高级的需要。生存的需要、安全的需要得到满足之后，才会产生求知的需要（Maslow，1943）。如果孩子连安全的需要都得不到满足，那么他是无心向学的。在学校教育里，怎样给予学生最基本的安全感呢？要靠良好的师生关系，因为良好的师生关系能为学生提供最基本的心理安全保障。我国有很多优秀的老师，他们每个人都有自己独特的授课风格，但是也有共同点，他们都和自己的学生有良好的师生关系。在学习中一定要调动学生的情绪体验。如果老师没有情绪的投入，就不能调动学生情绪的投入，教学效果是一定会打折扣的。

二、学习活动的系统性及教育启示

学习活动不是纯粹的认知活动，而是包括动机、情感等其他要素的综合性活动，因此需要多种感官、多种心理机能的共同参与。我们在进行教学时，应当自然顺应学习的特征，为学习者创造有利于发挥不同心理机能的环境，从多个角度、多种通道促进学习的发生。这些规律都是从学习者的角度出发来阐发的，那么对于学习活动的另一个组成要素——学习内容来说，又需要认识和掌握哪些规律呢？更进一步地说，我们在选择和组织学习内容时，怎样兼顾学习者和学习材料的特征，从而使两者更好地匹配和适应呢？

（一）学习内容的内在结构

首先需要强调的是结构在学习中的重要价值。如果我们不对行为主义学习观全盘接受，不把学习活动看作简单的刺激—反应联结，那么我们就应当认识到，我们每个人头脑中都存在一套操作系统，即内在的心理结构，它只有与外在的学习内容相结合才能呈现出真实的形态，课堂教学中呈现的学习材料的组织在最基本的意义上要符合这套操作系统的规范，从而才有可能被学习者认识和理解。如果我们给学习者提供的材料是毫无结构或者结构不良的，并且不在教学方式上做有针对性的调整，我们就很难期待学习者实现预定的学习目标，因为这与学习者内在的心理结构是不匹配的，超出了学习者当前的发展水平。新手教师在备课或编写教学的补充材料时，常常会出现结构散乱、重点不明确的问题，这就是没有充分考虑学习材料内容结构与学习者心理结构的结果。

在任何一个学科的学习中，掌握结构都是至关重要的。这不仅是我们从教学经验中总结出的规律，而且符合个体的神经生理基础。从神经生理机制上来看，成人的头围要比刚出生时大很多，大脑的重量与新生儿相比有显著的增长，但神经元的数量却显著减少了。为什么神经元的数量减少，大脑重量却增加了呢？一个原因是，尽管神经元细胞是不可再生的，但神经胶质细胞是可以不断再生的。神经胶质细胞对神经元细胞的髓鞘化过程，会导致脑重增加。另外，在发展早期，个体的神经元与神经元之间的联系比较少，但是随着个体学习活动的不断开展与经验的持续变化，神经元与神经元之间的突触变得更多，神经网络的结构越来越复杂。学习不会增加神经元的数量，但可以改变神经元的形态，使突触更加茂盛，形成更复杂的神经网络。如果我们的大脑没有随着学习深入而改变神经联结形态的功能，那我们在进行任何学习时都相当于从零开始。

正是在学习者心理结构和学习内容自身结构相匹配的基础上，我们才能期待学习迁移的发生——不同的学习材料具有类似的结构，学习者借助同样的结构来帮助其学习就顺理成章了。简单来说，学习结构就是要学习事物是如何关联的。布鲁纳在他的经典著作《教育过程》中强调了结构的作用，任何学科的内核都是其结构，而非具体的技术细节。尽管结构的本质是简单的，但其存在形态却可以是复杂的。迁移这一经典问题的核心，就是结构的教授与学习，而不是单纯的对事实和技巧的掌握。迁移分为两种：一种是将学到的知识运用到与我们以前学着去完成的工作高度相似的工作中，这种现象叫作训练的具体迁移，照猫画虎；另一种是理论的迁移，学习者学习的概念越基础，其应用范围就越广。有关理论的迁移，认知学派提出迁移的概括化理论（generalization theory），对原理了解概括得越好，对新情境中学习的迁移就越好。越是抽象、概括的东西，适用范围就越广。

资料卡

贾德的水中打靶实验

在这项研究中，两组儿童练习投掷标枪，目标是水下的一个靶子。其中一组儿童学习了光的折射，了解了光的折射会导致视觉中目标位置与实际位置相比有偏移；另一组则只是练习投掷，而没有任何解释。两组儿童在进行水下 12 英寸（约 30.48 厘米）目标的练习任务时表现得同样好，但当他们来到目标仅在水下 4 英寸（约 10.16 厘米）的情境中时，接受原理教学的小组做得更好。这一结果说明，他们理解了自己正在进行的任务，并能根据新的情境调节行为。

（资料来源：Hendrickson & Schroeder, 1941; Judd, 1908）

（二）学习内容之间的联系

我们需要认识到，知识之间虽然存在普遍联系，但这种联系并不总是一目了然的，因而学习者并不总能发现知识之间的关联。这种隐而不显的联系可能存在于新旧知识之间，也可能存在于不同学科知识之间，甚至可能是课内知识与课外知识之间，这就需要教育工作者善于发现知识之间的联系，并将联系更加清楚地呈现出来。例如，在语文学科的教学中，我们在讲授新的课文时，总会想办法提醒学习者曾经学过的某个材料与当前的学习内容的联系，或者针对课文中出现的某个修辞，提醒学习者注意在日常生活中的应用等。

有经验的教育者不仅关注任教学科的内容，而且关注其他相关学科的内容，因为他们了解学习内容之间的联系是学校教育组织的重要原则。不仅要关注知识结构在学习中的重要作用，而且要注重基于学习内容的结构强化知识联系，以易于理解的方式将知识的联系清楚明白地呈现在学习者眼前，为知识的迁移提供有利条件。孤立的知识是死板的惰性知识，系统的知识才是灵活的，只有掌握了系统的知识，才有可能举一反三、触类旁通。惰性知识是学生已经习得，但在面对问题情境时不能正确提取和应用的知识，也就是我们常说的"知其然，不知其所以然"。没有哪个老师希望学生所学的都是惰性知识。例如，在学习中国文化常识部分时，如果学习者对于中华文明的发展历程缺乏兴趣，对中国文化史缺乏了解，那么所谓文化常识就仅仅是零散的知识点，对于学习者而言就是割裂的、不相关的，根本无法串联为一个有意义的整体，真实的学习降格为机械的识记，文化常识中蕴含的教育性自然也无从谈起。

那惰性知识是怎样产生的呢？主要有三大成因：其一，知识没有网络化；其二，知识没有程序化；其三，知识没有条件化。其中，网络化是指知识之间建立明确的联系。例如，地理课上老师讲到世界上最大的淡水湖群、北美五大湖，在缺乏提示和预先准备的情况下，很多人可能都是回忆不全的，而只能在脑海中随机、零散地记起其中几个。但是你也可以尝试用更有意义的方式去记忆——北美五大湖休伦湖（Huron）、安大略湖（Ontario）、密歇根湖（Michigan）、伊利湖（Erie）、苏必利尔湖（Superior），其首字母正好可以组成单词 homes，这与五大湖对于北美人民生产生活的重要价值是相符的。记忆要做的事就是对抗遗忘，而遗忘的原因有很多种。对此，心理学家提出了三种假说：痕迹消退说、干扰说和提取困难说。痕迹消退是指记忆如同雕刻的痕迹随着时间的推移而变得模糊。干扰用最通俗的说法就是记得多忘得多，记得少忘得少，不记就不忘。提取困难的意思是并不是你真的忘了，只是你想不起来而已。如果有合适的线索，你一定可以想起来。把对五大湖的单独记忆变成一个整体记忆，可以更好地对抗干扰。因为一旦组成一个整体，五大湖之间就不再是干扰关系，而是成为相互提示的线索。

没有程序化是指学生学到的知识都是纸上谈兵，只能在个别情境中以固定方式呈现（如考试），没有转化成一种可以灵活调动的能力。例如，学生会背九九乘法口诀表但是不会做乘法计算题。没有程序化的知识仅仅停留在陈述性层面，没有转化成一种解决问题的技能。那么，陈述性知识如何转化成解决问题的技能呢？这需要通过数量和质量都有保障的练习才能实现，尤其是在不同情境中进行的变式练习。

知识的条件化是指不能仅仅讲授公式定理，还要让学生理解公式定理的适用条件。要让学生对比区分在什么条件下是适用的，在什么条件下是不适用的，不能该用时不用，不该用时瞎用。

（三）教育启示

关于教授学科基本结构，我们可以借鉴布鲁纳在《教育过程》一书中的观点。

第一，掌握基本原理有利于理解整个学科，因此在课堂教学中需要让学习者理解原理的价值，避免"只见树木不见森林"的情况。不仅物理学和数学如此，对于社会学科和文学学习也同样适用。例如，历史虽然属于人文学科，但同样存在基本的学科结构。"以史为鉴，可以知兴替"。生活中人们也常说，历史总是惊人的相似。这里我们所说的相似绝对不是具体的时间地点，而是背后所反映出来的人类社会的发展规律。当然，从复杂丰富的学科内容中提炼出学习者可以接受的基本原理并不容易，这首先需要对学科结构的熟悉，其次需要有贴合学习者接受水平的表述，最后需要注意避免原理的机械应用，对学科内容中的"例外"保持敏感。从这个角度来说，政治、历史等文科的结构更加复杂，既需要大量的积累，也需要做个有心的学习者，主动探索事实背后的一般规律。

第二，学科基本结构与大脑的记忆功能有关，任何知识点在结构良好的模式中才更可能入脑、入心。然而，实际教学中的知识点并不全是易于记忆的，其中一个原因在于学科内容的呈现顺序在直观上并不总是符合逻辑的，特别是在历史、政治等文科的学习中，更可能存在"草蛇灰线、伏脉千里"的情况。面对新的学科内容，学生往往会依赖固有的思维模式来处理知识点，更容易对形式新颖、趣味性强的知识点留下深刻印象，而忽略了真正重要的知识（例如，在不同章节间起到承上启下作用的知识）。针对这一现象，教师应当在学生已有知识经验的基础上重新组织教材内容，通过不同角度的反复提问增进学习者的理解，以学生易于记忆和理解的结构强化学习结果，最终要求学生以自己的语言复述学习内容。

第三，对基本原理和思想的理解，是实现"训练的迁移"的主要途径。把某个事件作为普遍事件的特例去理解——和理解一个更基本的原理或结构的意义一样——就是不仅学习具体的事件，而且学习一个模式，这个模式会帮助你理解可能碰见的类似事件。当然，真实情境中的问题解决过程是复杂的，并不存在一个万能的模式。因此，在进行一般规律的教授之后，通过变换不同的问题情境、设置一些似是而非的事件，对学习者掌握基本结构的情况进行检验是非常必要的。学习者在实际的问题解决过程中可能面对各种各样的冲突，这些冲突对于他们内部结构的变化和改进具有重要价值。

第四，在教学中强调结构和基本原理，可以缩小"高级"知识和"基础"知识之间的差距。不同层次的知识在各个学科中普遍存在，循序渐进是学习的基本规律之一。在不同的学科中，基础知识和高级知识都是有价值的，其中基础知识能够为学习者继续学习提供可能性，而高级知识则能够为学习者应用和解决实际问题提供可能性。

知识结构不仅在单一学科内具有价值，在跨学科的教学中同样能够发挥重要作用。组织开展跨学科教学的一个重要依据就是不同的学科中包含着相同的原理，对这种一般性原理的强调和专门讨论，能够帮助学习者更好地理解学科内容，形成更具开放性的知识观。

三、学习活动的创建性及教育启示

脑科学的研究告诉我们，脑的学习并不是机械的重复劳动，而是学习者主动寻找与创建意义的过程。正是在这个过程中，学习者不断建立已有知识经验与新学习内容的联系，并逐渐将新的知识内化于自身，也就是我们常说的把书本上的知识变成自己的知识。相信老师们在日常教学中都能感受到，只有在学习新知识时加入自己的理解，才能真正把课上讲授的教学内容转化为自己的东西，这时我们才能相信学习确实已经发生了。然而，真正的学习并不容易发生，建立联系、内化知识在大多数情况下都很难自动进行，并随着个人已有的经验和新知识的性质而变化，没有标准化和普适性的流程，教与学规律的复杂性于此可见一斑。一线教育工作者在教育教学实践中要时刻提醒自己——意义并不是内容本身固有的，而是学生将之与过去的学习和经验联系在一起的结果。值得指出的是，这种联系的发生并不是外界强加给学习者的，而是在适当的条件支持下由学习者主动建立的。

（一）有意义

在有关学科教学的讨论中，我们常常会听到这样的声音：学习某学科只是为了在考试中取得好成绩，从而为学习者在竞争中胜出打下基础，至于学科知识本身对于学习者有何意义，反而不那么重要了。这种理解当然是偏狭的，无论在哪个历史时期，进入中小学教育内容的知识都不是随意选择的，而是具有独特的教育意义的。站在学习者个体的角度，学习内容有意义的重要性再怎么强调都不为过。对意义的追求是人类从事各种活动的重要动力，需要持续投入时间、努力的学习活动更是如此，缺乏意义感支持的学习活动即使在外部力量的驱动下得以维持，也是效率低下的、不可持续的。一方面，学习材料的意义能减轻认知功能的负担。当学习者能够理解学习材料，并且材料对个体具有意义时，学习者更有可能持久地存储这些信息，从而为良好的学习效果提供基础。另一方面，学习材料是否有意义与个体的先前经验或知识基础直接相关。"有意义"是指学习内容与学习者已有的经验相关，有关经验可能来自过去的系统学习，也可能来自日常生活。因此，丰富的生活体验对于学习其实是相当有益的，相比于早早陷入"题海战术"而消磨对学习的兴趣，在中小学阶段多为学生提供参与各种活动的机会，让学习者感受到知识与自己的关联，而不是仅仅从旁观者的角度开展学习，可能更有益于学生长期学习。

生活经验的丰富程度对个体的积极意义不仅体现在行为层面，而且得到了脑科学的证实。早在 20 世纪 60 年代，罗森兹维格等人进行了长期的系列研究，力图揭示经验对大脑的影响（Rosenzweig, Bennett, & Diamond, 1972）。在一项经典实验中，研究者将一胎所生的若干老鼠随机分配到三种实验条件中：其一是标准环境，几只老鼠生活在足够大的空间里，笼子里有适量的水和食物；其二是贫乏环境，每只老鼠被放置在单独的空间内，空间较小一些，笼子里有适量的水和食物；其三是丰富环境，6~8只老鼠共同生活在一个带有各种可供玩耍的物品的大笼子里，每天从25种新玩具中选取一种放在笼子里。研究者让这些老鼠在不同环境中生活4~10周的时间，随后通过人道的方式结束老鼠的生命，并对它们进行解剖以观察脑部的发展程度。结果发现，在丰富环境中生活的老鼠的大脑皮层更大、更重，并且神经元更大、化学活动更加活跃，其大脑中的神经突触比在贫乏环境中长大的老鼠的神经突触大50%。在罗森兹维格的研究的启发下，研究者通过对自然死亡的人的尸体解剖，发现当一个人具有更多的技术和能力时，他的大脑确实变得更复杂也更重。类似的大量研究表明，经验确实能改变人类大脑的发展（霍克，2010）。由此可见，经验不仅能对短期的学习效果产生积极影响，而且能从神经层面改变学习者，从而使得未来的学习更加有效。

更进一步，由于学习者自身的经验对学习具有重要意义，学习自然也就具有个性化的特征。不了解学习者的已有知识经验，教学就很难达到理想的效果，这就是因材施教的道理。当然，专门的知识经验并不是与生俱来的，即使是毫无知识储备的初学者，其具备的一般生活经验也可能有助于学习成功。在组织教学之前了解学生已有的知识经验固然重要，考虑当前的教学内容与后续学习的可能关联也是很重要的。在打基础的阶段，如果老师能帮助学生建立良好的知识框架，那么在后面的学习中，有关内容对学生的意义就更大，学生在未来的学习中就更可能联想到当前的学习内容，教学也就更可能收获良好的效果。教育学界和一线教师热烈讨论的"大单元教学"背后，也体现了学习活动创建性的启示。所谓"大单元教学"，实际上是依据学习内容的内在联系重新组织教材，以动态的方式调整既定学习内容的呈现顺序，强调不同单元的教学内容之间的关系，并且引导学习者从整体的角度进行学习，最终达到对学习者有意义的状态。

从学习内容的角度来看，同样一份学习材料对不同学习者的意义很可能是不同的。特别是对于我国这样一个幅员辽阔的国家，一些具有地方性的学习内容对于许多地区的学生而言，是不容易与已有经验建立联系的。例如，语文课文《济南的冬天》中描写的雪景，对于并未见过下雪的某些南方地区的学生来说就缺少了一些有意义的联系。当然，这绝不是说课文本身就没有价值，或者与已有经验联系不紧密的内容就不可学习，而是提醒老师在教学时要多注意学习内容的特征与学生自身特征的关系，并且有意识地从意义建构的角度设计和实施教学。仍以《济南的冬天》为例，即使是从未见过下雪的学生，学习这篇经典散文也是有必要和有意义的。相比于从介绍济南这座城市开始教学，从景物的色彩、时序的推移等贴近学生生活体验的角度切入可能更能引起学生的兴趣。如果我们从文化多样性的高度思考学习内容与学习者个体经验之间的关系，就会发现学习原本不熟悉或缺乏表面联系的材料往往是帮助学习者打开思路、开拓视角的关键。

（二）主动性

在前面，我们阐述了有意义对学习活动的重要性，没有意义的学习往往不能激发学习者的动机，因而是很难持续的。当然，我们不能期望在学校教育情境中所有的学习都是有意义的，至少不能期望学习的意义都是即时可以兑现的。在许多情况下，学习的意义可能要在长期的发展中才能逐渐显现。在学习中寻求意义是人的本能，但仅仅依赖本能的意义感来选择学习内容是远远不够的。这就需要教师引导学习者思考学习的意义，思考究竟何为"主动性"。

面对同样的学习材料，学生的兴趣、理解和反应各不相同，这一过程不仅有已有经验的影响，而且有学习者自身主动的参与。简单地说，学习活动的创建性意味着学习是一个"建筑师"在经验的地基上设计建造新建筑的过程，"平地起高楼"的学习是不存在的，而没有建筑师的尽智竭力，我们所期望的学习同样不会发生。

学习者的内在学习动机就是其主动性的鲜明体现，对其学习活动有至关重要的影响。尤其是对于低学段的学习者而言，他们面对的学习任务在客观难度上并没有难以克服的障碍，学习在多数情况下也没有强烈的筛选性。也就是说，只要在教学得当的情况下，所有学习者都有成为好学生的可能性，学习结果出现差异的主要原因还在于学习动机的不同，正所谓"兴趣是最好的老师"。

（三）创建性

学习活动的创建性意味着学习者感受到学习内容的意义至关重要。但在实际的学科教学中，并不是所有内容的意义都能明确地体现在表面，不是所有学习材料的意义都能以学习者能够理解的方式存在。事实上，即使是对于已经完成了正规教育的劳动者，完全理解自己曾经的学习内容中蕴含的意义和价值也是相当困难的。例如，对于当年在语文课上学到的传达真挚情感的古诗词，我们可能只有在经历了足够的生活体验、积累了足够的人生阅历之后才能通达；而在数学课上学到的几何知识，也只是在装修新居的过程中才能逐渐与现实相联系。当然，对于拥有潜能的学习者来说，担心所学超过了实际需要是不必要的，而负责传道授业的教育工作者需要帮助学生建立对学习内容的意义感。哪怕学习者不能理解当前阶段的学习对自己有何裨益，也要努力让学生明白我们之所以选择教授这样的内容，并不是为了考试或者筛选出所谓"优秀者"，进而引导学习者体悟到一切学习的最终目的是助力成长，为完善自己奠定基础。

学习活动的创建性还意味着学习是一个无法替代完成的过程，是每一个学习者都需要身体力行和主动参与的过程，教师在这个过程中能够发挥引导和支持的作用，而不能揠苗助长，试图帮助学生跨越本应经历的学习阶段。在我们的中小学课堂中，特别是数学、物理等学科的课堂中，许多老师在讲解习题时往往会抛出一个完美的解决方案，将问题解决的思维过程以一种简洁的方式呈现在学生面前，这种教学方法或许完美体现了科学的简洁性，却与学习的规律不匹配。这样的教学忽略了明白晓畅的展示与真实的曲折的学习过程大不相同，教学效果自然难臻理想。对于学生来说，学习的每一个阶段都是有价值的，而且通常是曲折、反复甚至相互交融的，这就要求教师清楚一般学习和学科学习的进程，多从学生的角度思考问题和组织教学。

四、学习活动的动态性及教育启示

（一）简单学习活动的动态性：学习的本质是联结

人类学习的发生是由于神经元之间联结模式的变化，或者说是突触可塑性的产生。当学习新事物时，突触联结会增多，而当学习进一步深入时，多余的联结将被剪裁，这种联结和剪裁将一直持续到学习进程终止。

脑的发育模式具有非线性的特征，研究发现，新生儿大脑中葡萄糖的新陈代谢率相较于成年人低30%，但在4岁前会迅速提升。伴随着大脑的迅速发育，4岁儿童大脑的葡萄糖代谢率将达到成年人的 2 倍。从 4 岁开始到 10 岁，儿童大脑葡萄糖的代谢率一直都保持稳定，随后逐渐降低直至成年，这一过程持续到 18 岁。研究者认为，大脑代谢率可能与突触的活跃程度有关，因此这种先快后慢的发育模式可能表明个体大脑中的突触联结在发展早期远远多于成年人所需，冗余的突触将随着时间推移而渐渐消失（秦金亮等，2016）。突触的删减是人类大脑发育的重要过程，在有选择的经验作用下，那些经常使用的突触得以保留和巩固，而较少或从不使用的突触则会被删减（经济合作与发展组织，2014）。脑科学的观点认为，学习就是在不同神经元之间建立新的突触联结的过程，新的联结建立的速度决定了学习的快慢，联结的稳固程度则与学习结果对抗遗忘和干扰的质量有关。

通过对突触建立和剪裁过程的描述，我们能够理解学习活动的动态性：学习者在从事学习活动时并不只是建立新的联结，也不是仅仅对已有的联结进行剪裁，这两个过程是交互或者同时进行的。随着学习的不断开展，联结和剪裁也将持续发生。

（二）复杂学习活动的动态性：学习具有阶段性

相信所有老师在进入工作岗位之前都听过这样一个论断，学习是一个螺旋上升的过程。这反映出我们从实际教学经验中对学习的阶段性有朴素的认识。但是，在目前的大背景下，一线教师面临着在规定的时间内完成教学进度的压力，往往会期望学生的学习能够跨越所有的阶段，一蹴而就。

然而，真正的学习不是在真空中发生的，也不是从一个状态到另一个状态的跃迁，动态性是学习活动的基本特点之一。虽然可塑性是大脑的基本特征，但要始终保持线性发展的学习进度并不符合神经连接的形成规律，毕竟学习者需要面对遗忘和无关信息干扰等挑战，学习活动当然不会一步到位。在日常生活中开展的学习，其效率往往不如在专门情境中的学习，学校相比于一般的社会生活环境更加简单、纯粹，但即使是在这样的环境中，学习者受到的无关干扰也仍然数量众多。基于对学习者已有知识经验和学习材料特征的了解，对学习者可能遭遇的困难和挑战做出合理的预期，其目的并不是为学习的不顺利寻找借口，而是为教育工作者找到合适的解决方法提供思路。如果我们将目光暂时从真实课堂转向实验室环境，就会发现心理学家对控制无关变量或干扰因素有多么重视。在神经生理机制层面，没有两个学习者的学习过程完全一致，他们在自己的学习过程中可能会遇到不同的困难，不能因其学习结果貌似一致，就简单地在后续教学中对他们一视同仁，这样的教学颇为武断，也难以取得完善的效果。

一方面，强调学习活动的动态性并不等于教师要每时每刻监控学习者的状态，这会使教学变得极其低效，不具有现实可行性，甚至可能构成对学习者的干扰乃至侵犯；另一方面，教师每时每刻监控学习者的状态，也是毫无必要的，因为学习活动的动态变化并不意味着随时变化，从长期来看，我们仍然可以划分出不同的学习阶段，在每个阶段中学习者的状态是相对稳定的。

每个学习阶段都是有价值的，而并非只有产出成果的阶段才有意义。从学习内容的性质来看，越是高级的认知加工活动，学习过程就越是曲折，困惑、迷茫都是学习者的真实反应，甚至学习的倒退在真实的学习过程中也是可能发生的。在处理这些学习中的问题时，教育者自身要对学习过程有足够清醒的认知。

（三）教育启示

学习活动的动态性对我们最大的启示，就是要认识到在学习中出现错误在所难免，避免对学习过程理想化的误解。我们经常会听到老师抱怨自己的教学无论怎么细致、不厌其烦，总会有学生听不进去，没有取得理想的学习效果。特别是对于新手教师而言，教学中的挫败感很容易积累，甚至在处理不当时转化为习得性无助，最终对教育教学工作失去热情。教育者对学习活动非线性特征有正确而坚定的认识，才能避免情绪化。当学习者出现错误、问题、困惑或迷茫时，教师要做到关心而不担心，给予学习者足够的支持与信任，避免学习者产生畏难情绪或者害怕失败的心理，让他们相信不理想的外在表现是每个人在学习过程中都会经历的阶段，并且只是暂时的阶段。人们常说信心是比金子更加可贵的品质，这一点在学习活动中体现得最为明显。许多具有可观潜力的学习者最终没有兑现自己的天赋，并不是因为他们的意志薄弱、努力不足，而是因为在遭遇学习困难时没有得到教育者的支持，特别是情感上的支持，进而受到恐惧、沮丧等消极情绪的困扰，最终因陷入失败的自我预言而渐渐失去了信心。

学习活动的动态性在不同形式的学习中都有所展现。除了关注个体学习者的学习过程，我们在学校教学中还可能尝试小组合作的教学策略。在合作学习中的学习同样是具有动态性的。一般的学习主要涉及学习者与学习内容之间的互动，合作学习则更加复杂。社会建构主义的观点认为，学习是一个社会互动的过程，在课堂上的学习依赖师生、生生的相互影响，对老师而言利用好社会互动的资源，就是要从有设计的课堂发展到有生成的课堂。在个体学习中，学习者的认知冲突往往表现为知识理解与问题解决等认知活动中产生的与已有经验不一致或矛盾的看法或结论。但在合作情境中，由于认知活动是在社会互动过程中发生的，因此认知冲突中涉及社会元素，形成社会认知冲突。社会认知冲突是个体在社会互动中感知到的外界环境中的矛盾状态。当学习者发现小组学习中的矛盾信息时，会首先感知到社会认知冲突，然后尝试去解决这种冲突，达到认知平衡并获得学习收益。当前在课堂教学中采取的合作学习往往流于表面，看上去学生团结合作、一团和气，实际上在合作过程中的收获并不多，这是因为学习并没有真正发生，学习者的认知水平没有受到挑战。针对这种情况，教育者要注意认知冲突的教育价值，通过更加精致的教学设计和教学支架支持学习者提出不同的意见，并且引导学习者将重点放在任务本身上。

五、学习活动的节律性及教育启示

（一）节律性是人类必需的功能

人类的诸多生理功能是以时、日、周、月、年等不同的周期而变化的，这种有规律的循环往复与地球的旋转周期同步，对人类行为的变换和生理机制的变化具有重要影响，体现了人类生命活动的节律性。感受时间的变化并进行适应性调整是人类的重要生理机制，生物节律现象贯穿人类从出生到死亡的始终。生物钟是节律现象的内在机制，并不为人类所独有，许多动物甚至是植物都有自己的生物钟。从物种进化的角度来看，生命活动的节律性是一种相当原始的本能，神经科学的研究也证明了这一点。在人类大脑中，控制节律的是下丘脑的视交叉上核（suprachiasmatic nucleus，SCN），它的生物节律调节着生物体的平衡系统，包括睡眠、清醒、激素的分泌等生理机制（Moore-Ede，1986）。

节律性不仅体现在生理功能上，而且体现在认知、情感和意志等诸多心理现象中。例如，注意水平、记忆水平在多种因素的影响下呈现特定的周期性波动，综合了多种心理过程的学习活动也不例外。大脑的运行节律受到地球自转和公转等因素的影响，又因为这是一种相对原始的本能，因此很难通过常规的方式改变，如果学习活动的过程与节律一致，就会事半功倍；反之则很可能无法达到预期的效果。

（二）不同时间尺度上的学习节律

仅就学习的相关活动而言，人类大脑的节律可以体现在一年之中、一天之中，也可以体现在一节课之中。其中，睡眠和清醒是人类显著的周期性节律变化。睡眠对维持生命活动至关重要，其价值不仅体现在为儿童青少年的身心健康发展提供基础，而且在教育教学中的意义也十分重要。睡眠为大脑的新陈代谢提供了休息和恢复时间，也有助于增强记忆和学习。睡眠的质量与学习效果可能存在关联。例如，我们在清醒时记忆的信息可以通过睡眠进行重组和强化，特别是在非快速眼动睡眠的第二阶段，睡眠质量与人类的许多技能学习结果呈正相关。不仅如此，研究发现经常需要调整作息时间表的青少年往往面临生理节律问题，习惯在周中早睡早起而在周末和假期熬夜的学生，需要经过数天的调整才能适应以往的作息。因此，当我们在周一早上看到一些学生精神不振甚至昏昏欲睡时，就要考虑到他们在后续学习中有可能出现的困难，并联系学生家长了解情况。与手部精细动作、迅速辨别和反应的任务相关的学习效果与一天之内的温度变化基本同步，学习者的体温在下午达到峰值，此时完成任务的效果最好，而在夜晚和清晨则不适于进行这类活动。意识与清醒水平直接相关，因此我们的意识也是周期性波动的。

在一节课中，学习活动的节律性虽然没有一天之中表现得明显，但仍然值得关注。如果我们仔细观察专家教师的课堂教学，并且留意其组织学习活动的方式，我们就会发现课堂是有结构的。在 10 分钟左右的时间内高效完成一个学习活动，并在短暂的间隔后继续开展下一个 10 分钟的学习活动，这是能最大化利用课堂时间的方式。相比于在学习者感到疲劳和无聊时被动地调整教学节奏，提前安排好一节课的结构无疑是更有效率的课堂组织方式。学习活动在一节课中的节律性提醒我们，在组织课堂教学、安排学习活动时，要将教学建立在科学依据的基础上，而不是单纯依赖个人经验。

（三）教育启示

学习活动的节律性对教育的启示是：教师在组织课堂教学时，需要注意与学习者认知心理活动密切相关的时间节点。例如，小学生的认知资源相对有限，保持高度注意的时间可能只有 10~15 分钟，因此教师在设计教学活动时要注意控制好时间，在 10~15 分钟设置必要的休息时间，为后面的学习打下良好的基础。不过，即便如此，学校的教学安排也并没有迁就这个时间限制，仍然将一节课设定为 40~45 分钟，这种时间设定是为了帮助学生适应学习、学会学习，拓展认知资源的边界。

教育者需要思考的另一个问题是，任何学习者都不可能在整节课始终保持高度注意，那么在高效期以外的时间——"停工"时间是否还有价值。长期来看，停工时间也有重要的认知价值。学习内容越复杂，需要的"停工"时间越长。"停工"时间是学习者进行内部加工和意义创造的重要机会，这就是学习过程中的安置与沉淀机制。学习者在形成了大脑的神经联结之后，需要充分的时间进行巩固和安置。大脑需要的安置时间的长短与学习材料的新颖性、复杂性成正比，与学习者背景知识的多少成反比。也就是说，越是高难度的知识，越要为学习者提供充足的消化吸收时间，而在正式讲授新内容之前，预先激活学习者已有的相关知识会使得消化吸收的过程缩短，从而提高学习新知识的效率。从发展的视角来看，儿童青少年的认知资源是有限的，大脑在短时间内根本无法组织、整理和存储太多的新材料，因此在完成新材料的学习之后，必须预留出休息时间来沉淀。具体而言，我们给学生提供少量信息、足够的加工时间以及从任务中脱离的休息时间（沉淀时间），这就使得神经元能够更牢固地联结在一起，从而形成长时记忆。

在正式的学习过程告一段落后，学习者的内部加工过程并没有停止，从进入学习状态到结束学习是一个自然的过程，不可能对时间的把控很精准。为了巩固新学习的知识，学习者需要回顾时间，因此在一个课时的内容安排上，尽量在最后几分钟不要安排过于复杂的任务，而是给学习者提供总结回顾本次所学的机会，可能会取得更好的效果。所谓"温故而知新"，其实就是强调在长期的学习中回顾已有知识的意义。记忆的痕迹消退说认为，学习的知识之所以会从大脑中消失，是因为脑海中的印象不够深刻。因此为了对抗遗忘，大脑需要重复学习。回顾就是给学生机会和时间，对所学内容进行练习与心智加工，赋予学习新的意义。在学习新知识时，以上过程通常都不是一次完成的，而是需要多次重复，这就是为什么在讲授了一个单元的内容后，往往需要一段时间的巩固和强化。根据遗忘曲线，巴洛格（Balogh）对回顾时间提出了一个"20-2-20"原则。第一个 20 是指教师应该充分利用学生课堂学习的高效期，在一节课最初的 20 分钟教学中完成重点内容。第二个 2 是指新学的内容前 3 天的遗忘速度最快，所以最好每 2 天就安排及时复习。教师可能会担心，学生每天都在学习新内容，都得 2 天一复习，会不会像滚雪球一样，越滚越大，最后就滚不动了。第三个 20 就告诉我们，这个"雪球"的大小是有限度的，这个20是指一个新学的内容在20天内都能2天一复习、2天一巩固，如此坚持20天那么就能习惯成自然，将所学内容牢固地存入长时记忆中不会忘记。所以，一个学习内容在学习后一个月内做好及时复习巩固是非常重要的（金才兵，陈敬，2015）。其实，巴洛格的原则对家长也有重要的启示。临近期末，大家经常看到这样的段子，家长指导孩子期末复习，本以为是"查漏补缺"，结果发现根本是"女娲补天"或"精卫填海"，完全得重新学习。家长往往因此训斥孩子，但是，看了巴洛格的原则，我们是否需要反思一下，学期中我们关注孩子的及时复习了吗？如果孩子在学期中没有注意及时复习巩固，到期末，学过的内容忘记大半，自然只有从头再来啰！

在课堂教学中，等待时间也是教育者需要关注的。等待时间是指教师提出问题，要求第一个同学作答之前的一段沉默时间，或者同学被叫到暂时没有回答出来前，教师给学生的思考时间。在课堂上，我们常常期待学习者能在很短的时间内做出正确的反应，但实际上这并不符合所有学习者的特征，一个班级中不可能都是同质化的学习者，即使在聚集了优质生源的实验班里，学生也不可能对教师提出的问题做出同步反应。研究发现，提问后，高中教师的平均等待时间是1秒多，而小学教师则是3秒。然而对于提取速度相对较慢的学习者，这点等待时间是不够的。如果等待时间延长到5秒及以上，就会出现：学生回答的长度增加和质量提高；学习慢的同学会更多地参与；学生使用更多的证据支持推断；学生做出更多的高级思维反应（Rowe，1986）。当然，实际的课堂教学环境总是存在各种各样的限制条件，在时间规划和管理方面，需要考虑的因素绝不仅仅只有学生加工、消化新学知识的速度，这就需要教师对学习活动的节律性有更加深入的理解，并根据实际情况做出取舍。无论是为了提取慢的学生"停下来，等一等"，还是基于对学习者课后复习的明确要求而保持原有的授课节奏，最终的目的都是促进学习者对知识的理解。我们可以把每堂课的教学活动看作一个局部优化问题，而将一个单元、一个学期甚至一整个学习阶段看作全局优化问题，显然优化的所有条件事先并不是清楚的，因此从局部着手追求每节课的最优效果是比较理性的选择。

六、学习活动的多样性及教育启示

（一）普遍规律与个体差异的张力

早在两千多年前，我国的教育家孔子就已经认识到学习者个体差异的教育意义，并提出了"因材施教"的教育思想，强调针对学习者的个体特征开展教育教学活动。事实上，许多经典的教育著作都是基于个别化教学的理念或实践而形成的，如卢梭的著作《爱弥儿》。随着科学技术的进步，心理学和神经科学的研究成果从微观层面对学习者的个体差异进行了更加细致的解释，这些研究从不同的侧面证明了学习是一项具有强烈个性化的活动，因此有效的教育一定是基于个体特征而组织的。

诚然，学习活动具有共同的规律，这些规律是千百年来无数研究者、教育者的共同目标。但每个学习者都有自己的学习风格，个体差异背后的原因也是我们需要关注的。普遍规律和个体差异的张力在社会科学领域体现得尤为明显，我们不能像自然科学一样将偏离普遍规律的现象视为"误差"或"扰动"，也不能拥抱神秘主义和不可知论，认为个体差异是无法解释的。一线教育工作者不必为形而上学的争论而困扰，只需要明白教与学的活动是普遍性和特殊性的对立统一，并以此指导自己的教学活动。回到实际教学情境中，我们就会发现，即使是在同一个家庭长大、同一个班级中学习的两个儿童，他们的学习风格和步调也可能存在明显的差异，这种差异的存在说明学习是一项具有多样性的活动，通向良好的学习结果的路径不止一条。

（二）适应学习是成功教学的基础

学习者的优势领域各有不同，这与大脑结构功能的个体差异有关。正如古语所云"尺有所短，寸有所长"，如何在教学中扬长促短是千百年来教育者孜孜以求的目标之一。学习者在进行信息加工时存在个体差异，这种差异有时无法用现成的理论加以解释。不仅学习者之间存在差异，而且学习者和教育者之间存在的差异可能更加显著。我们常常强调"以学生为中心"的教育，一个重要原因在于，教育者容易落入自我中心主义的陷阱——既然我的学习方法已经证明是有效的，沿着同样路径却不能取得成功的唯一原因就是学习者自身的懒惰和不认真。不幸的是，教育者，无论是教师还是家长对学习者先入为主的偏见普遍存在，我们必须清醒认识到认为自己能够免于偏见和误解的信念无异于是一种天真的想象。

从表面上看，我们在日常教学中面对的学习者大部分都是黑眼睛、黑头发、黄皮肤的中国人，他们的共同之处多不胜数。但在面对同样的信息时，每个人的加工方式却各有不同（如图5-2所示）。形象地说，我们每个人都有自己加工处理信息的轨道。老师授课的时候，班上几十个学生始终都保持在同一个轨道上的概率是微乎其微的。甚至有老师自嘲道：自己在顺时针的轨道上讲，学生在逆时针的轨道上听，怎么都讲不明白。在日常教学中，遇到学生听不明白或者犯错误的情况，老师往往会再讲一遍，但这种重复讲解的作用是有限的，只对那些没有认真听讲，并且和老师在同一个轨道上的学生奏效。如果学生和老师不在一个轨道，重复的效果就会大打折扣。优秀的老师这时会选择调整思路、变换角度，或者开发更有针对性的讲解方式。此外，有经验的老师还会采取学生给学生讲解的方式，学生也是教学的好帮手。

由于教育者自身具有客观的局限性，教育者依赖个人对学习者的把握来确定教学内容和教学形式是不够的。相比于投入更多时间精力来制订个别化的辅导计划，调动朋辈互助的力量不仅更加经济，而且能发挥一对一教学无法实现的教育功能。学习风格各有差异的学习者一方面对教学提出了更高的要求，另一方面为教学活动的多样化提供了丰富资源。通过设置合作学习和问题解决的情境，学习者在学习方面的特殊性能够得到最大限度的呈现。

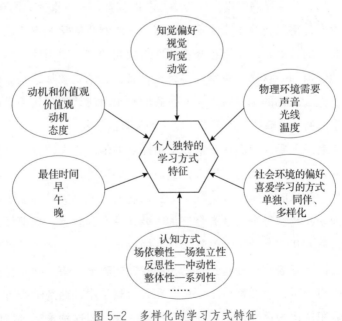

图 5-2　多样化的学习方式特征

（资料来源：Reynolds & Gerstein, 1992）

（三）教育启示

学习活动的多样性对教育的启示包括以下几个方面。

首先，基于以学习为中心的教育观念，有效的教学要适应学习者的特征，而不是要求学习者适应教学。面对一个班级的几十名学生，老师在设计和实施教学时，首先要考虑学生在学习风格上的个体差异。诚然，在实际教学中做到这一点并不简单，从对自身教学技术的关注转向对学生个体的关注，这正是新手教师和专家教师的区别所在。除了在教学实践中不断地观察、总结、积累经验之外，了解脑科学的相关研究也能增进老师对学习者个体差异的理解。

其次，小组合作学习是进行个体差异教学的理想途径。一方面，不同学习风格的学习者在小组互动中能够呈现自己独特的思维方式，在思维碰撞的过程中发现已有学习风格的优势与不足，进而实现思维方式的自我塑造；另一方面，学习者在与他人的信息交换、协商建立共识中也能感受到不同的学习风格，从同伴那里了解不同的学习方式发挥作用的机制。更关键的是，人类大脑的结构功能差异是在活动中体现的，或者说我们更加关注活动状态下的大脑差异，静息时的大脑差异对于教学的意义是相对有限的。

再次，独立学习是适应个体差异的一个有效策略，因为最可能了解学习者的永远是自己。当然，强调学习者对自己的学习进行积极主动的思考，必须和提供足够的教学支架结合起来——放任学习者自己找到最佳的学习方式，其结果可能是灾难性的。学习活动的多样性对教育的另一个启示是，要在充分了解学习者的个体特征基础上，积极支持运用多种感觉通道的学习。在我们的学校教育系统中，视听通道的学习占到所有学习形式的绝大多数，尽管不是所有教育者都有所觉知，但视听学习的主导地位实际上反映了我们对视听通道加工信息的高度信赖，更进一步则是对于视听通道开展的学习更具效率的信念深入人心。然而，我们仅从自身的教育经历就可以发现，其他感觉通道在学习活动中的应用是严重不足的，至少相比于日常生活的比重是远远不足的。其他通道的运用不足强化了对视听方法的依赖，这反过来使得视听通道最具学习效率的信念更加深刻。如果从长期的尺度上对这一过程加以反思，我们就会发现其中的不合理性。也许偶尔转变课堂教学的思路，通过多种感官通道（视、听、动、触等）开展学习，跳出对视听觉的依赖能够激发学习者的热情和兴趣。

最后，尽管这一部分强调的是学习活动的多样性，但我们还需要警惕刻板印象对教育活动的威胁，基于学习的多样性改进教学的尝试要求教育者全面理解学习活动的性质。多样性并不意味着个体的学习活动不可改变，也不意味着学习者自己所偏好的学习方式就是无可挑剔的。认为每个人都天生属于某种特定风格的学习者，这样的观点只是诸多广泛传播的教育神话之一。第一，大多数学习者的风格是在漫长的学业生涯中受到外部环境的塑造而逐渐形成的，因此在这个过程中的特定时间节点，我们的分类总是显得武断而又缺乏依据。在真实的教育教学中，我们判断学习者属于哪一种类型的依据往往是个人经验，而不可能是长期的系统观察。即使借助某些心理量表，也存在误判的风险。第二，将学习者按照某些内在特征进行分类是轻率和不负责任的。罗森塔尔效应告诉我们教师的期望对学习者所具有的影响力，以及这种影响力的两面性——对学习者及其学习方式抱有偏见的教育者对学习者的负面影响是难以估量的。消除这些偏见是一项复杂的系统性工程，我们在教育实践中为此做出贡献的第一步，就是积极开展自我反思，对和自己的教育信念相左的观点要保持开放的态度。

七、学习活动的社会性及教育启示

（一）社会脑的结构与功能

社会性是人类的基本属性，正是在社会互动中我们得以从不同的角度理解世界、认识自我。积极的社会因素对大脑发育和行为表现都具有重要影响，情感丰富和正向的社会互动有助于儿童青少年的学习能力发展。与环境的互动是人类的基本能力，早在新生儿时期就已经体现在和父母的日常相处中。婴儿的许多活动都是自发进行的，但社会交往仍然能够提供一个充满刺激的丰富环境，支持早期学习活动的顺利进行。亲子互动对于儿童成长发展的意义是具有基础性和先导性的，个体在未来的人际互动中的许多习惯都能在发展早期找到萌芽。人类的大脑并不仅仅是存储知识、认知加工的器官，也是参与社会性活动的结构。亲子关系、师生关系、同伴关系等重要的社会联结对于儿童青少年的重要性无须赘言，脑科学为我们更加深入地理解社会因素的作用机制提供了有益的视角。

20 世纪 70 年代，神经科学学者证实了人类的解剖学特征是与社会相关联的。此后，研究者开始致力于阐明支持我们进行社会互动、建立社会联结的神经网络。在进化的视角下，高度社会化的大脑对于人类的环境适应能力是有所裨益的，我们有关合作和集体活动的生活经验也能为此提供支持。在自然选择将原始氏族转化为庞大的、分工明确的组织的同时，人类的大脑也逐渐演化为与社会联系的复杂网络（科佐林诺，2019）。社会交往的重要价值在早期发展阶段就已经显现，随着大脑的发育成熟，我们的学习能力不断提高，直接经验渐渐不能满足所有的学习需要，从经过选择的间接经验中获取知识技能成为主要的学习方式。即使是在人类精神财富和文明遗产无比丰厚、知识与信息的载体形态无比多样化的今天，我们也不能完全依赖文字、音乐、图片和视频等承载的间接经验，而忽略真实世界的人际交往。

（二）社会脑的发展：学校环境的价值

当代教育面临诸多挑战，许多挑战都指向了一个共同问题，即基于现代工业生产模式的学校系统不能满足日益多元化的人类社会需要，以效率和产品质量为导向的学校教育将学习者视为同质的工业原材料，而忽略了他们在社会情感和认知能力等方面的差异。教师教育采用类似的模式，像训练流水线工人一样培训未来的教育者。学生和教师不是统一的原材料和流水线上的工人，而是有着漫长进化历史、有着文化背景和生活故事、要生活、要呼吸、形形色色的人类。教师的职责是在真实世界中传道、授业、解惑，培养适应社会生活的健全的人（科佐林诺，2019）。人类是高度社会化的生物，学校教育除了促进个体认知发展的功能，还承担着促进学习者个性和社会性发展的任务。我们期望接受学校教育的学习者最终能够成为适应社会的成熟个体，不仅能对日常生活中的各种刺激做出符合社会规范的反应，而且能理解他人的社会行为，并在此基础上主动地参与社会活动。

学校教育对社会脑的塑造作用是对学校无用论的最好回击。学校为各方面尚不成熟的儿童青少年提供了安全、有目标的集体生活，对于个体的成长发展具有不可或缺的作用，并且在校园以外的任何地方都是很难找到的。人类大脑是在与环境和他人的交互作用中发展成熟的，互动本身就是脑的基本学习方式之一。互动无处不在，我们在日常生活中就有大量与环境和他人互动的机会和条件，学习生涯结束后走上工作岗位，社会互动将更加复杂、丰富。相比之下，学校教育中的互动在数量上可能更加有限，但关键的优势在于学校生活中的互动是有计划和经过设计的，互动指向学习这个目标，当我们基于脑科学的视角讨论互动问题时，互动还具有塑造社会脑的价值，因此，教师对这些互动的把握就更加重要。《学记》中说："安其学而亲其师，乐其友而信其道"，我们在与学生的互动交流中要为他们营造有安全感的班级氛围，提倡团结友爱的人际交往，构建温暖和谐的师生关系，如此才能让学生更愿意投入学习，更有动力参与到自我发展的活动中来。

自然条件下发生的互动可能是有目的的，也可能是漫无目的的，互动的对象可能是主动选择的，也可能是偶然相遇的，因而每一次互动所蕴含的教育价值参差不齐，对于学习者发展成长的作用也各不相同。那么在课堂教学的互动中，教师应当怎样帮助学生从互动中获得更好的效果，怎样发掘师生和生生互动中蕴藏的教育价值呢？时机、方式和内容都十分关键。首先是时机，在传统的讲授式教学中，师生之间的互动往往是角色明确、流程清晰的，即教师扮演提问者、解释者，而学生则扮演应答者、要求解释者，但这种授课形式下的师生互动往往是有限的，集中于个别同学和教师之间，更多潜在的师生互动资源并未得到充分发掘。而在小组合作学习中，社会互动不仅为学习提供了可能性，而且成为学习的主要途径。我们常常说每一个班级都是一个微型的社会系统，其实在小组合作学习的过程中，这种类似社会的性质同样存在，小组中的学习者在认知、情绪和行为等方面的表现与独立学习和在讲授式教学的课堂中都会呈现出细微的差异，这是因为在小组中学习者需要直接面对特定的他人，日常生活中的关系基础、同伴展现出的能力、同伴对自己的评价，以至于整个合作学习过程中的氛围都会左右学习者的表现。对于在这种情境下开展的学习，我们就不能仅仅着眼于个别问题的解决或学习者的认知发展，而要考虑到学习者从社会互动中更加广泛意义上的收获，如自信心、学习兴趣、人际关系、社会技能等。为今后的学习提供良好的基础，相比于在当前的学习任务中取得优异的表现可能更加值得关注。

（三）教育启示

学习活动的社会性对学校教育的启示在于，理解社会功能和社会性发展的神经基础对于社会能力的养成至关重要，社会能力对学习和学业成就具有重要意义，反之亦然。

首先，理解社会性行为的神经生理基础有助于全面认识学业成功和失败的原因，从而成为找到改善学习过程和学习结果的有效路径。小组合作学习中的团体动力机制对学习的影响是在单独学习中难以体现的。在学校教育中，学习方法的价值毋庸质疑，没有行之有效的方法，就不可能有理想的学习。可惜的是，即使在教学中注重学习方法的指导，我们也还是能看到许多学生坚持采用不适于学习情境或个人特点的学习方法。事实上，面对短期和长期的学习任务，不能只依靠个人的力量来确定学习方法，无论是教育者还是学习者个人都是势单力薄的。注重营造良好的班级氛围，在合作学习中激发朋辈互助的动机，则更可能对不同的学习方法进行呈现，从而帮助学习者找到适合自己的学习方法。

其次，要重视师生互动的教育价值。在教育教学情境中，师生互动的教育价值不仅体现在知识学习层面，更体现在德育层面。教育者要重视为学习者提供具体的反馈，针对特定的学习结果给予即时和明确的回应。当学习者遇到困难时，教育者要引导他们对当前的情境做出具体分析，而不是受到消极情绪的支配。教育者不要吝惜对学生的鼓励，成功的体验能够孕育更多的成功。例如，通过抄写来学习生字时，从针对错误的惩罚到针对正确的负强化，取得的效果存在显著不同。此外，对不同学生最有效的激励往往是不同的，对学生积极反馈的形式是灵活多样的。教育者需要根据对学生偏好的了解决定选择何种反馈形式，同时还要从整个班级的角度考虑做出反馈后对其他学生的影响，避免出现得不偿失的情况。在师生互动中需要特别注意的是，要用恰当的理由（努力归因，自己可以掌控学习）给予学生积极反馈，避免对学生的评价沦为廉价的施舍或敷衍。我国著名的教育家陶行知先生曾说"千教万教，教人求真，千学万学，学做真人"，如果我们以培养真诚的人为教育目标，就必须决然地抛弃教学中的虚伪成分，同样，如果我们希望学习者的成长不仅仅是认知层面的，而是在日常教学中时刻保持对道德问题的敏感。因此，握有奖惩大权的教育者在运用激励的手段时要全面考虑其长短期影响，包括学习者的个体特征等。

最后，学习活动的社会性还意味着我们可以在正式教学之外的许多活动中挖掘教育价值。观察学习、社会比较等社会心理机制在学校情境中普遍存在，其中既有发生在教育者视线内的（例如，课堂上的师生与生生互动），也有发生在课堂运行"后台"的（如学生在课间和放学路上的交流）。一种有效的教学方式是在学习任务完成之后，或在学习阶段结束之后鼓励学生自我评价和学生之间相互评价，强调学生为自己的评价提供依据。这一过程不一定发生在教育者的监控之下，对班级中具有影响力的学生要保持关注。在直接的教育行为之外，我们还需要在班级管理上投入时间和精力，通过整个班级的塑造来影响学习者个体。

第三节　展望未来

大人者，不失其赤子之心者也。

——孟子

一、脑与终身学习

（一）终身学习的背景与内涵

20世纪五六十年代的科学技术革命不仅变革了现代生产，丰富了人类社会的物质财富，而且深刻改变了学习和教育的意义，推动人类步入了学习化社会。联合国教科文组织国际教育发展委员会（1996）在《学会生存——教育世界的今天和明天》中指出，教育的目的，就它同就业和经济进展的关系而言，不应培养青年人和成年人从事一种特定的、终身不变的职业，而应培养他们有能力在各种专业中尽可能多地流动，并永远刺激他们自我学习和培养自己的欲望。终身学习理念的初衷指向促进已经进入职场的成年人参与继续教育。在技术进步、经济重构的大背景下，劳动者出于适应环境的需要选择继续接受教育培训，以新的知识、新的技能武装自己，提升自己的生产效率和竞争力。此外，技术进步不仅对劳动者的受教育水平提出了更高的要求，而且为学习者创造了更多有利条件，其中最引人注目的是信息技术在教育场景中的应用，教育信息化突破了传统教育在时间和空间维度的局限性，学习的发生呈现出更加自由、泛在的特征。

时至今日，终身学习的意义早已超越了劳动技能的提升，而在更为广泛的意义上与人们的日常生活相关联。人们逐渐意识到，终身学习是个人紧跟时代潮流的必由之路，也是未来社会发展的必然趋势。实现建设学习型社会的目标既需要完善的顶层设计和资源投入，也需要不同年龄层次的普通民众的共同努力。在不远的未来，保持良好的学习习惯将是构建积极生活方式的前提条件，对学习活动的热情和兴趣将是未来民众的必备特质。

（二）终身学习与人的全面发展

联合国教科文组织（2001）发布的报告《教育——财富蕴藏其中》进一步阐发了终身学习思想，报告认为终身学习是进入 21 世纪的一把钥匙，超越了启蒙教育和继续教育之间的传统区别，响应迅速变革的世界的挑战。在报告中，促进人的全面发展是终身学习的最高目的。正如前面所提到的，人类大脑为不同层面的学习活动提供了神经生理基础，在大脑支持之下的学习具有无限的可能性，在前沿领域不断做出突破的开创者正是这种可能性的证明。随着人类知识的不断增长，终身学习的意义已经不再局限于提升劳动技能以适应生产力的发展，而是作为一种实现人生价值的方式在更广泛的层面上存在。

（三）终身学习与脑

大多数人在青春期经历的神经生理和社会性层面的剧烈变化将于 30 岁左右趋于稳定。总体来看，人类的大脑发育与情绪控制能力、问题解决能力的发展存在同步性，当我们能够更加自如地应对生活和工作中出现的各类问题，更加从容地掌控自己的情绪时，我们的大脑将以更加高效的方式发挥功能。前额叶皮层的白质联结进一步强化，而较为低效的灰质则减少（Sowell et al.，1999）。在成年早期，特别是在男性中，额叶的外侧特异化达到了峰值，包括抑制可能降低认知过程效率的大脑区域。在中年时期，皮质中的神经元数量持续下降，而皮质下的结构则变得稳定，呈现出更加集中、特异和高效的特征（Allen & Barres，2005）。成人大脑的结构性变化体现了进化机制在现代人类神经生理结构中留下的痕迹，迅速思考优于审慎思考的策略在成年后逐渐反转，这一过程是与个体适应更加复杂、多样化的社会角色相关联的。

从终身发展心理学的角度来看，成年人的各项心理能力虽然已经达到了成熟水平，但仍然具有继续发展的可能性。成年人的大脑具有一定程度的可塑性，可以通过持续的学习来促进认知和非认知能力的提升，在学习过程中维持大脑的良好运转。理解成人大脑的发展规律在今天尤其关键，伴随着越来越多的国家步入老龄化社会，世界范围内的老年人比重日益上升，老龄化时代的到来将使终身学习理念得到更广泛的认可。神经科学的研究揭示了大脑衰老的过程具有逐渐加速的特征，因此对老化的研究不能局限于老年人，而应当将时点前移，关注整个成年时期的大脑变化。

相当一部分老年人比其他人能更加自如地应对老化的挑战，大约有 25% 故去的老年人在生前没有遭受阿尔茨海默病的困扰，但针对他们的尸检却发现了相关病理（Ince，2006）。这说明在他们的大脑中存在一些支持抵抗疾病的因素。研究证实，健康老龄化与支持神经健康以及可塑性的生物化学机制有关（Morrison & Hof，2003）。通过增加环境和社交刺激，伴随年龄增长的智力下降趋势可能停止甚至反转，其原因可能在于这些丰富的经验刺激提高了大脑的可塑性，从而使得更加稳固、复杂和灵活的大脑功能得以保存。对教育者来说，理解学习不仅是业务需要，而且是实现更高层次理想的要求。在业余时间保持对学习活动的投入有助于教育工作者的生涯发展，也有助于大脑的健康发展。通过持续的学习实现自我价值的提升应当成为教育者的基本信念，为学习者做出良好的榜样。

二、破解神经神话

（一）神经神话的起源与发展

神经神话是指源于神经科学，但在演变过程中偏离了原始研究，而在非神经科学领域中传播和稳定下来的观念（周加仙，2008）。神经神话综合了基本的科学知识、合乎逻辑的细节和看似权威的言论，其表面上的可信度相当高，对于非专业的人们（包括大部分一线教师）具有强烈的诱导性。神经神话不仅使得错误的观念在教育者群体中大行其道，而且可能促使教师基于错误观念开展教育教学实践。因此，澄清神经神话的错误和危害性对教育实践具有关键意义。

有意识地将神经科学的研究思路和成果迁移到日常的教育教学工作中，是未来教师的一项重要素养，但在把科学兴趣转化为教学实践之前，首先需要澄清科学知识与神经神话的区别。这一点对于教师来说格外重要，因为我们对自己一知半解的事物更容易采取一种轻率的态度。特别是像神经科学这样一门知识和技术日新月异的新兴学科，我们很难从中了解大脑活动的详尽信息，更不用说基于对大脑的认知提炼出一系列有据可依的最佳行为，并与瞬息万变的教学情境相适应。事实上，如果我们对教育心理学的发展历史感兴趣，也许会了解心理学理论从研究院所和实验室走进教育一线和课堂的过程经历了多少曲折，我们又为此付出了多少代价。马克思把商品转换成货币称为"商品的惊险的跳跃"，这个跳跃如果不成功，摔坏的不是商品，而一定是商品的占有者。我们也可以说，从理论到实践的转换是一次惊险的跳跃，失败的跳跃摔坏的不是教育者，但一定是脆弱的学习者。即使是日趋成熟规范的心理学，在教育场景中的应用也需要教师慎之又慎，结合学生和教学的实际情况来理解和解释理论知识。

尽管神经科学的高门槛阻碍了绝大多数教育工作者从第一手文献中获取结论，但是，老师对于神经科学及其教育价值仍然充满热情。一项调查研究发现，90%左右的教职员工认可神经科学观点对教育学的重要价值，并且赞同将神经科学内容运用于日常教学（Pickering & Howard-Jones，2007）。正因为如此，有关教育的神经生理基础的各种观点在坊间广为传播，并借助社交媒体时代的"东风"而不断加速。纷繁复杂的观点从不同的角度来解释大脑的结构、功能及其与学习和教育的关联，碎片化信息流把这些不乏矛盾的内容推向四面八方，引起了学生家长、教育工作者等群体的讨论甚至争辩，催生了大量"网红"自媒体的同时也造就了许多神经神话——其中既有改头换面的古旧谣言，也有新鲜炮制的新的误解。

资料卡📝

广为流传的神经神话

神话1：我们只利用了大脑能力的10%。

神话：在《科学美国人》（*Scientific American*）上，有研究者（Boyd，2008）指出，这一神话的出处最早可以追溯到美国心理学家詹姆斯在《人的能量》一书中描述的内容，其中詹姆斯认为人类仅仅能利用生理与心理潜能中极其有限的一部分。而"未开发的潜能"这一概念逐渐发展为 10% 的神话。

事实：神经科学学者贝耶斯坦（Barry Beyerstein）基于脑损伤、生物进化、脑成像、脑功能区域和脑退化的概念提出了驳斥这一神话的主张。我们无时无刻不在使用全部的大脑 (Sala & Beyerstein, 2007)。

神话 2：突触数量 = 智力水平。

神话：在教育文献中，人们将神经突触密度与智力水平直接关联起来，认为两者之间存在线性关系，突触数量越多，人越聪明，学习能力也越强。

事实：迄今为止，在人类神经科学的研究中还没有数据表明儿童和成人的突触密度与学习能力之间存在关系。正如神经科学家拉基克所说的，虽然大多数神经科学家认为，对行为现象的解释将最终来自对神经细胞之间突触传递的理解，但没有人认为，神经结构的发育与其功能之间呈简单的线性关系 (Goldman-Rakic，1986)。

神话 3：对"莫扎特效应"的夸大宣传。

神话："莫扎特效应"来自 1993 年美国加利福尼亚大学神经科学家罗切尔等人的研究。他们把 36 名非音乐专业大学生分为 3 组：实验组听 10 分钟的莫扎特《D 大调双钢琴奏鸣曲》，对比组听 10 分钟的通俗音乐，控制组则静坐 10 分钟。随后进行斯坦福－比奈智力测验，结果发现实验组在空间推理任务上的表现显著优于其他两组，提高了 8~9 个百分点，这一效果持续 10~15 分钟。而对比组与控制组相比则没有差异 (Rauscher，Shaw，& Ky，1993)。人们将莫扎特音乐能提高人的学习和记忆能力的现象称为"莫扎特效应"。

事实：其实该研究证明的是，当大脑的某些区域处于理想状态时，可以暂时地、小幅度地提高完成任务的成绩。儿童的大脑是在多种感官的刺激下发育成熟的，各种类型的音乐，不管是流行音乐，还是古典音乐，都能对大脑产生刺激。

（二）神经神话的问题及应对

神经神话会深刻影响教育者对神经科学及其教育应用的认知和信念，我们必须审慎地理解神经科学和教育学之间的关系。面对神经科学，我们自然产生了以下三个问题：一是什么样的教育者更容易受到神经神话的影响，二是神经神话对教育教学的影响如何，三是我们如何应对神经神话并独立思考。

首先，对神经科学的态度更加积极的老师往往更容易相信神经神话（Dekker et al.，2012）。这再次提醒我们，学习并不是线性展开的过程，在此过程中往往存在各种困惑、误解甚至谬误。为了不迷失在知识海洋中，我们必须时刻保持清醒——学习知识的目的不在于知识本身，而在于为促进学生发展的实践服务。除了对学习方向的把握，为了理性地应用新知识，教育者还要强化自我认识，以平和的心态理解自我的局限，而不过于担忧神经神话对自我价值的损害。一方面，教育实践中的许多问题仅仅依赖经验是无法解决的，因此对新的理论、新的知识的学习是教育者必备的素养，而开放和多学科的视角是不断学习的最好保障；另一方面，不能"只见树木不见森林"，过于关注个别的、零散的结论，而忽略了整个学科的性质。进入新的领域、开展新的学习并不容易，对神经科学这样的新兴学科更是如此，关键是要找到适合自己的学习路径，建立真实的、有意义的联系。

其次，神经神话是在无数次重复的有关大脑发育和工作的故事中形成的，而不是一些完全错误的观念。尽管阻碍了人们对学习本质和规律的认识，但是神经神话仍然具有积极意义。神经神话往往来自对科学的有偏见的理解，因此识别、澄清其中的不科学因素就是一种学习的过程。正如我们提倡对学习中的错误持有宽容的态度，教育者也应当发现神经神话中蕴含的潜在价值。当我们面对一个有关脑与学习的新观念时，基于经验和直觉判定其正确性固然是一种做法，但并非最好的选择。神经神话同其他广泛传播的教育神话一样有其生存、滋长的土壤，即使在研究者和科普工作者的努力下终将破灭，也往往要经历一个长期过程。问题的关键在于，我们是否意识到神经神话在我们信念系统中的存在，以及诱发我们思考方式偏向的危险。神经神话的最大问题在于，对此深信不疑的人们总能在日常经验中找到支持的证据，无论这些证据在其他人（例如，接受良好训练的科研人员，甚至是普通的教育工作者）看来有多么荒诞。由于人类的认知资源是有限的，我们往往会选择性地注意支持我们信念的现象，而在无知无觉中忽略了那些反例。如前所述，我们有着强烈的寻求意义感的冲动，即使在面对毫无逻辑的材料，也倾向于找到有意义的模式。在大多数情况下，我们都认为自己是有逻辑、讲道理的个体，因此在建立一套解释时总会想方设法地寻找支持自己的证据，并设法为相反的事实找到替代性的解释。借助生物学领域的专业术语，神经神话更容易将自己包装成为"科学"，相信这种"科学"对于教育创新和变革的危害是显而易见的——如果教育者根据神经神话对课堂教学做出调整，并且在一段时间后获得了积极的效果，他很可能将改善归因为自己的调整，进而对神经神话更加坚信。

最后，我们应当怎样应对神经神话的影响，并建立自己的独立思考。这个问题与神经神话的产生和维持有着直接的关系。纵观各种各样的神经神话，不难发现这些观点或多或少都存在过度简化的问题，即将神经层次与行为层次的论述进行简单的一一对应。在神经科学与教育实践之间建立联系，首先需要在基本的概念层面达成一致，如大脑内部的变化与通常意义上的"学习""记忆"并不能简单地画上等号。因此，应对神经神话对教学观点的影响，第一步是要跳出个别的、零散的观点，从学科方法论的高度理解神经科学与教育科学的差异，明确生物学解释和社会文化因素作用下的实际现象的不同。除了澄清对教育神经科学的理解，我们还需要认识自身的局限性，特别是对"科学知识"的迷信。有的教师可能会觉得奇怪，科学知识不就是经过科学研究验证的发现吗？我们不相信科学发现，难道相信自己的直观经验吗？实际上，教师在平时接触的"科学知识"很可能已经不是它最初的样子了，而是经过了大众媒体、亲朋好友等传播的二手信息。每个人在接收信息时，往往都会有选择性地"听"，而在转述时又会有选择性地"说"，一来一回之间就增添了许多主观因素。为了吸引眼球，有些媒体还会采取夸张、强调、剪裁的方法来改编原有信息，市场上受欢迎的教育读物往往都具有强烈的主观色彩，观点大于内容。尽管教师无法从根源上改变信息在传播中的失真现象，但可以做到对自己的"听"与"说"负责任，以实事求是的态度对待科学观点。说到底，能直接获取第一手资料当然是最好的，退而求其次，也要确保能查找到原始文献，方便在出现新的问题时追根溯源。

（三）正确认识教育神经科学

虽然教育神经科学对于教育实践具有潜在的价值，但不能简单地认为教育神经科学的知识能为教育教学实践提供现成的答案，原因是认知神经科学的研究目的在于观察和描述大脑内部结构的功能与各种认知活动的关系，而不是直接转化为教育教学实践的具体操作。教育领域是神经神话盛行的"重灾区"，类似于只有10%的大脑得到利用这样的神话也许会让教育者对表现不佳的学生更加宽容，但有时这些神话则会成为不当牟利的帮凶，利用伪科学对无效的教育方法进行虚假宣传曾流行一时。随着监督机制的完善和教育从业者素质的提升，伪科学与资本的合谋不会像过去那样猖狂，但我们仍然不能放松警惕。然而，神经神话的一个基本特征是利用与科学知识的相似性增加可信度，其产生和发展与教育者渴望更多地了解大脑，但同时又缺乏便捷、可靠的知识渠道密切相关。

教育科学必须依靠理论发展来推动，而非简单的观察和推论。科学的观点认为，相对于传说、宣传和粗放的比较，实证的证据和严格的方法才是促进教育可持续发展的根本。当然，社会科学研究在本质上也是对经验的处理，因此不可避免地存在偏见或错误的可能，关键在于我们要学会区分不同证据的可靠性，结合实际需要做出判断。事实上，教师对于神经科学的兴趣是自然而合理的，只是缺乏时间精力对有关的观点加以系统性的质疑。神经科学的发展历史中也存在过形形色色的神话，但敢于质疑永远是科学研究的核心精神。因此，破解神经神话的关键在于自我革命的勇气，以及开拓的眼界和基于证据的思维方法。

人类大脑的复杂性远远超出当前科学研究的手段，神经科学自身的局限性为许多神经神话的产生提供了条件。首先，研究者的先验知识、不同的理论基础、研究方法的选择都会影响研究结果的解释。其次，研究者对大脑结构功能的观察往往只能举其一端，在有限的情境中研究大脑的部分功能。如果对神经科学的了解仅限于大众媒体或通俗读物，我们自然就会对其抱有不切实际的期望，进而容易以不加思辩的态度理解相关的研究结论，甚至是经过剪裁的结论。此外，媒体对神经科学研究的不当解释也是神经神话产生的重要原因之一。如前所述，神经科学的高门槛必然使得普通大众转向经过简化加工的二手知识，这并不必然导致具有危害性的神经神话。但是，这样一门尚不成熟的学科并没有为科普工作者提供明确和非歧义的原始资料，而我们这些不愿接纳不确定性，更偏好形式完善、内容翔实的科学结论的普通大众，当然更愿意相信确切无疑的教育建议，而不是语气模棱两可的潜在启示。

综上所述，破解神经神话的根本在于提高对教育神经科学的认识，想要做到这一点并不容易，它首先需要教育者将自己的短期热情发展为长期兴趣，从而有动机投入神经科学的学习中。在我们的观察中，具备强烈的求知欲和好奇心的教育者通常也是在日常教学中善于发现问题，并渴望通过自我提升来解决实际问题的教育者。教育者同时作为神经科学的学习者，应当注意培养自己的科学和探究精神，不仅仅满足于从媒体和未经证实的消息源获取二手信息，不仅仅追求感官上的猎奇享受，而是尝试追踪原始文献，逐步建立起探寻真相的习惯和技能，通过对有关证据的识别、解释和批判来建构自己的判断。

三、脑科学面临的挑战：从实验室到教室

（一）学习科学与脑研究的关系

当前，与脑相关的教育观念远远落后于现代的科学理解，放眼未来，建立在充分的神经科学证据基础上的教育创新正方兴未艾，也面临着严峻的挑战。随着科学理解的进步，这一领域的发展也将加速（Howard-Jones，2019）。

经济合作与发展组织提出了学习科学与脑研究的主要问题和研究导向（秦金亮等，2016）。

①从脑科学到学习科学、神经教育学。实验室研究是脑科学研究的主要范式，以去情境化的认知脑机制为核心，其研究结论很难被应用于教育情境。与之相对的学习科学、神经教育学则是基于教育问题的研究，有助于理解学习和教育的神经生理基础。

②关注毕生发展，包括婴幼儿、儿童、青少年、成年和老年。

③以"学习中的脑"和"学习的脑机制"为研究关切。

④其他领域的研究已经识别出能够影响学习的因素，学习科学与脑研究应当对这些因素给予足够的重视。

⑤脑、意识和自我的联系为相关研究引入了伦理道德的维度，捍卫人类尊严、促进社会公平是学习科学和教育实践的共同追求。

⑥尽管学习科学和脑的研究迅速发展，但是目前我们对人类大脑的结构功能及运转规律仍然知之甚少，因此基于证据做出推论必须审慎，避免对某一类证据的过度依赖，特别是涉及具体的教育教学举措时。

（二）脑科学走向实践的阻碍

神经科学从实验室走向教室的阻碍之一，即研究者通常采用的研究范式都是去情境化的，以简单的方式关注大脑的功能结构。这种研究范式有助于我们将注意力集中在感兴趣的区域，打开大脑结构功能耦合的黑箱，探明与学习相关的认知神经机制。发生在真实情境中的复杂学习活动要求我们必须以整体的方式理解大脑运转的规律，牢牢记住整体大于部分之和的教育信条，摒弃在信息加工心理学中常见的还原主义，即认为从局部的简单叠加能够获得关于整体或近似整体的知识。

学习活动的复杂性给学习领域的研究者带来了挑战。在进行研究情境的设计时，研究者往往面临着两难的选择：如果注重研究情境的外部效度，就需要让任务设计尽可能接近真实的学习，这会引入许多无关因素，对推论逻辑的严密性产生影响；而如果考虑研究结论的可靠性，就需要尽可能地排除无关变量的干扰，采取简洁的设计思路，这又会使得研究情境脱离实际。仅从信息加工的角度来看，研究简单材料的再认、联想等初级学习相比于意义建构、概念重组等高级学习过程无疑要容易得多。心理学家可以借助简单的计算机程序来记录学习过程中产生的各种数据，进而分析学习效果及其影响因素。或许在技术发展的助力下，未来的脑科学研究者能设计更为接近真实的研究情境，获得的脑科学研究结果能够更好地指导教育实践。

（三）针对教育者的行动建议

脑科学是一门年轻的学科，其近年的迅速发展看似积累了丰硕的成果，但当我们希望从众多的研究结果中寻找可借鉴的教育启示时，却发现这些结论要么过于简略以至于无法直接应用，要么过于理想化。我们时常希望教育相关各方能够通过积极的对话促进儿童青少年的身心发展，但在现实情境中，随意的和不成体系的对话往往缺乏明确的目标，而只着眼于应对层出不穷的短期问题。针对该现象的一种解决思路是，将教育政策、教养方式和课程教学建立在科学证据的基础上，从而使教育研究者、教育决策者、一线教师、家长和脑科学领域的专家达成有益的共识，形成长效的对话机制。

充分发挥神经科学的教育价值需要科学研究与实践知识的相互作用，理想的相互作用是动态和双向的，科学研究从实践场域中发现亟待解决的问题，教育实践则接受科学研究的指导和建议。然而，现实情境中的神经科学知识并不能转换为服务于教育实践的资源，建立连接研究与实践的媒介对于知识的转化至关重要。连接大脑、心智和教育是神经科学实现教育价值课题中应有之义，有志于此的研究者不能局限于象牙塔内，而应当努力进入真实的学校和课堂，不仅在其中发现和提炼研究问题，而且在一线采集研究资料。教育实践同样要为科学研究提供素材，只有形成实践和研究相互支持的共同体，才能推动神经科学与教育的结合更加紧密和可持续。

同时，我们要意识到在当前的教育实践中，认知心理学是比神经科学更成熟、更经得起检验的微观理论基础。神经科学的研究领域充满活力，不断有新的研究成果产出，几乎每一篇学术论文在尾声部分都会提及对教育实践的启示。神经科学对教育的影响虽然客观存在，但仍然相对有限，对此赋予过高的期望往往是不切实际的。我们对神经科学的了解仍然是有限的，关于大脑的结构功能连接是如何发挥作用的，不同的大脑分区是否具有内外一致的合理性等问题尚待进一步澄清。简而言之，期待神经科学的发展解决教育自身的痼疾是一种天真的幻想，并且从未成为社会政策的主流方向——虽然每年各国政府对脑科学研究的投入不断增长，但没有哪位研究者敢于提出在课堂教学中规模化应用研究成果的方案。此外，连接神经科学与教育实践的工作还需要组织层面的统筹规划，我们如何选择有价值的研究结论作为改进学校教育的依据，如何制订具体可行的教育改革计划，以及如何评估改革成效，这些都不是个体研究者力所能及的任务。

尽管建立脑科学和实践学科的联系需要宏观支持，但教育者仍然能为此做出贡献。首先，正如在破解神经神话部分中提到的，不要迷信神经科学；其次，要对这样一门迅速发展的学科抱有信心，神经科学的发展对教育改革的益处已经得到了诸多证据的支持，我们有充分的理由对神经科学的未来发展保持乐观的态度。评价脑科学研究者的最高标准是对教育情境的需要和问题的关注，对来自实践领域的声音保持开放，并认可其价值，转变范式，反思研究的局限性和社会价值，对研究的外部效度、可推广性保持清醒的认识，避免结论的过度解读；教育者和家长要打破对经验的路径依赖，注意教育教养实践中的问题的总结归纳，借鉴神经科学的思路指导实践，明确神经科学的结论是在特定情境下取得的，不存在放之四海而皆准的真理，敢于从自身的实践出发对研究结论提出怀疑。总之，教育神经科学的发展需要各相关方平等、有效的合作。

主要参考文献

坂井建雄，桥本尚词.（2017）.全新 3D 人体解剖图.孙越，唐晓艳，译.石家庄：河北科学技术出版社.

保罗·霍华德-琼斯（2019）.教育神经科学研究导论.周加仙，译.上海：上海教育出版社.

车文博.（2001）.心理咨询大百科全书.杭州：浙江科学技术出版社.

陈宝国.（2004）.双语双文教学促进小学生智力、非智力因素发展的研究.心理科学，27（1）：97-100.

陈梦阳，卢家楣.（2013）.小学生注意品质与学业成绩的相关研究.心理学与创新能力提升——第十六届全国心理学学术会议论文集，1615-1616.

陈巍，张静，丁峻.（2011）.进化认知神经科学：人类行为研究的新视域.自然辩证法通讯，33（5）：71-75+127.

陈英和，赖颖慧．（2013）．儿童非符号数量表征的特点及作用探析．北京师范大学学报（社会科学版），（1）：33-41.

程凯文，邓颜蕙，颜红梅．（2019）．第二语言学习与脑可塑性．心理科学进展，27（2）：209-220.

程晓堂，赵思奇．（2016）．英语学科核心素养的实质内涵．课程·教材·教法，36（5）：79-86.

程晓堂．（2015）．英语学习对发展学生思维能力的作用．课程·教材·教法，35（6）：73-79+127.

迪昂．（2018）．脑与阅读．周加仙，等译．杭州：浙江教育出版社．

董奇，薛贵．（2001）．双语脑机制的几个重要问题及其当前研究进展．北京师范大学学报（人文社会科学版），（4）：91-98.

董琼，李虹，伍新春，等．（2012）．汉语发展性阅读障碍儿童的阅读相关认知技能缺陷．中国临床心理学杂志，20（6）：798-801.

费尔腾，等．（2006）．奈特人体神经解剖彩色图谱．崔益群，译．北京：人民卫生出版社．

关丹丹．（2017）．高中生数学成绩的性别差异研究．数学教育学报，26（6）：22-25+32.

黄怀飞．（2011）．汉语母语者第二语言习得成绩的年龄效应研究．厦门：厦门大学出版社．

霍克．（2010）．改变心理学的40项研究．白学军，等译．北京：人民邮电出版社．

金才兵，陈敬．（2015）．好课程是设计出来的．北京：机械工业出版社．

经济合作与发展组织．（2014）．理解脑：新的学习科学的诞生．周加仙，等译．北京：教育科学出版社．

卡拉特 .（2011）.生物心理学 .苏彦捷，等译 .北京：人民邮电出版社 .

科佐林诺 .（2019）.优化课堂中的依恋与学习：大脑神经可塑性带来的启示 .杨安博，姜雪，译 .上海：华东师范大学出版社 .

李虹，伍新春，张洁，等 .（2010）.不同形式分享阅读对儿童字词学习和阅读动机的长期影响 .教育学报，6（5）：89-95.

李欢，张晓玟，韦玲，等 .（2019）.近十年英汉阅读障碍干预方法的比较研究 .现代特殊教育，（2）：49-57.

李吉林 .（2019）.李吉林与情境教育 .北京：北京师范大学出版社 .

联合国教科文组织 .（2001）.教育——财富蕴藏其中 .联合国教科文组织总部中文科，译 .北京：教育科学出版社 .

联合国教科文组织国际教育发展委员会 .（1996）.学会生存——教育世界的今天和明天 .华东师范大学比较教育研究所，译 .北京：教育科学出版社 .

廖从舒，李婧，李东风 .（2009）.叉头框 P2（FoxP2）基因与鸟鸣 .生理科学进展，40（4）：369-371.

林崇德 .（2009）.发展心理学 .北京：人民教育出版社 .

凌顺诗 .（2019）.小学英语自然拼读教学历程回顾与展望——以广州市番禺区的研究与实践为例 .英语学习，（11）：16-20.

刘昌 .（2004）.数学学习困难儿童的认知加工机制研究 .南京师大学报（社会科学版），（3）：81-88+103.

刘电芝 .（1989）.解题思维策略训练提高小学生解题能力的实验研究 .心理科学通讯，（5）：14-19.

刘丽虹，张积家，谭力海 .（2004）.双语脑的研究：不同的语言是否有不同的皮层机制 .心理科学，（3）：759-762.

卢静，李媛媛，陶沙．（2020）．英语学习和汉语学习：1加1大于2.教育家，（32）：56-57.

卢竹兵，马小琴，吴汶娟，等．（2020）．基于情感分析和情感遗忘的协同过滤推荐策略．重庆师范大学学报（自然科学版），37（5）：103-108.

罗薇，王芳，刘艳虹．（2009）．初中学业不良学生感知学习风格研究．中国特殊教育，（1）：58-63.

马捷，李洪晨，郝志远．（2022）．阅读媒介会导致发展性阅读障碍吗？——一项面向学龄儿童群体的实证研究．中国图书馆学报，48（5）：59-72.

马俊巍．（2012）．学龄儿童近似数量表征的研究．（硕士学位论文，东北师范大学）．

梅德明，王蔷．（2022）．新时代义务教育英语课程新发展——义务教育英语课程标准（2022年版）解读．基础教育课程，（10）：19-25.

潘始军，靳仕信，张万盛，等．（1988）．胎儿和新生儿左右颞平面不对称性的定量分析和动态学观察．解剖学报，（1）：16-20.

潘始军，张万盛．（1987）．胎儿和新生儿左右外侧裂不对称的观察．大连医学院学报，（1）：1-5.

彭聃龄．（1991）．语言心理学．北京：北京师范大学出版社．

彭聃龄．（2018）．普通心理学（第5版）．北京：北京师范大学出版社．

秦金亮，夏琼，卢英俊，等．（2016）．神经教育学：心智、脑与教育的集成．杭州：浙江大学出版社．

秦岭，吴歆，邓赐平．（2012）．D-N：CAS和PREP的应用进展．

中国临床新医学，5（1）：75-77.

沈迪飞．（2014）．对阅读源起的探讨——读《脑的阅读：破解人类阅读之谜》等四部专著．新世纪图书馆，（6）：5-10.

舒华．（2013）．我与儿童语言阅读发展研究．中国教师，（23）：42-46.

斯科特（2021）．我说话像河流．刘清彦，译．北京：北京联合出版公司．

苏泽．（2005）．脑与学习．"认知神经科学与学习"国家重点实验室，脑与教育应用研究中心，译．北京：中国轻工业出版社．

苏泽．（2016）．人脑如何学数学．赵晖，等译．上海：上海教育出版社．

泰勒斯通．（2017）．提升教学能力的10项策略：运用脑科学和学习科学促进学生学习．李海英，译．北京：教育科学出版社．

王翠翠，陶沙．（2020）．怎样实现高效英语阅读？大量听说助你一臂之力．教育家，（44）：71-72.

王恩国，刘昌．（2008）．语文学习困难儿童的工作记忆与加工速度．心理发展与教育，（1）：94-100.

王玺．（2015）．基于大样本的大脑结构性别差异研究．（硕士学位论文，北京师范大学）

王亚鹏，李继利．（2016）．第二语言学习的脑机制及其对外语教学的启示．教育生物学杂志，4（4）：186-193.

威林厄姆．（2010）．为什么学生不喜欢上学？赵萌，译．南京：江苏教育出版社．

魏书生．（2010）．班主任工作漫谈：教育专家魏书生教学管理（中）．桂林：漓江出版社．

魏小东，张凯．（2022）．第二语言教育游戏设计策略研究．电化教育研究，43（5）：70-75.

吴江滨，吴祖仁，回艳，等．（2018）．从脑科学谈中西方语言体系的差异与汉语教育改革．湖北文理学院学报，39（2）：78-84.

吴飒，唐灵芝，毛海燕．（2011）．感知学习风格与中学生英语学业成就的关系．上海教育科研，（5）：63-65+43.

吴思娜，舒华，王彧．（2004）．4～6年级小学生发展性阅读障碍的异质性研究．心理发展与教育，（3）：46-50.

伍海燕，王乃弋，罗跃嘉．（2012）．脑、认知、情绪与教育——情绪的神经科学研究进展及其教育意义．教育学报，8（4）：48-54.

邢强，蔡新华，陈小洵．（2011）．小学数学学习困难学生应用题问题表征特点研究．教育导刊，（12）：31-34.

胥兴春．（2003）．数学学习困难及其心理分析．中国特殊教育，（3）：52-55.

徐国成，韩秋生，霍琨．（2015）．人体解剖学图谱．武汉：湖北科学技术出版社．

央视网．（2017）．国际时讯．https://tv.cctv.com/2017/08/11/VIDEi1J3nWO0hax5LBSuZP7E170811.shtml?spm=C53156045404.PQNlgpv34ATQ.0.0.访问日期：2024年9月1日．

央视网．（2021）．我不是笨小孩．https://tv.cctv.com/2021/01/22/VIDAOfWCFG4pyLK8iB1v0jqQ210122.shtml.访问日期：2024年9月1日．

央视网．（2023）．大脑深处．https://tv.cctv.com/2023/01/16/VIDAAAwAgZiUG9vYATV9rMaY230116.shtml.访问日期：2024年9月1日．

尹文刚.（2012）.神奇的大脑：大脑潜能开发手册.北京：世界图书出版公司北京公司.

袁运开.（2013）.科学（八年级下册）.上海：华东师范大学出版社.

恽晓平.（2014）.康复疗法评定学.北京：华夏出版社.

曾盼盼，俞国良.（2002）.数学学习不良的研究及趋势.心理科学进展（1）：48-56.

曾琦，倪文锦.（2018）.脑科学视域下儿童二语习得关键期的解析与反思.教育学报，14（3）：42-47.

詹森.（2005）.适于脑的教学.北京师范大学"认知神经科学与学习"国家重点实验室，脑科学与教育应用研究中心，译.北京：中国轻工业出版社.

詹森.（2008）.基于脑的学习：教学与训练的新科学.梁平，译.上海：华东师范大学出版社.

张晗.（2012）.高级数学认知加工的脑机制及其顶叶领域特异性探讨.（硕士学位论文，北京师范大学）

张明红.（2020）.0—3岁婴幼儿语言发展与教育.上海：华东师范大学出版社.

张玉平，董琼，宋爽，等.（2023）.小学低年级儿童的阅读发展轨迹：早期语言认知技能的预测作用.心理发展与教育，39（2）：210-218.

章雷钢.（2007）.大、小数量表征的心理机制.（硕士学位论文，浙江大学）.

中国青年网.（2017）.世界唯一"大学生"猩猩去世 能听懂英语.https://picture.youth.cn/qtdb/201708/t20170812_10499225_33.htm.访问日期：2024年9月1日.

周加仙．（2008）．"神经神话"的成因分析．华东师范大学学报（教育科学版），（3）：60-64+83.

周加仙．（2009）．语言学习敏感期的脑与认知机制研究——兼谈我国外语教育政策和实践．全球教育展望，38（9）：20-25.

朱滢．（2016）．实验心理学（第4版）．北京：北京大学出版社．

朱正威，赵占良．（2012）．义务教育教科书生物学七年级下．北京：人民教育出版社．

Abutalebi, J. & Green, D.（2007）. Bilingual language production: The neurocognition of language representation and control. Journal of Neurolinguistics, 20（3）：242-275.

Allen, L. S., & Gorski, R. A.（1991）. Sexual dimorphism of the anterior commissure and massa intermedia of the human brain. Journal of Comparative Neurology, 312（1）：97-104.

Allen, N. J., & Barres, B. A.（2005）. Signaling between glia and neurons: Focus on synaptic plasticity. Current Opinion in Neurobiology, 15（5）：542-548.

Arnold, M. B.（1970）. Feelings and emotions: The Loyola Symposium. New York: Academic Press.

Ashcraft, M. H., Yamashita, T. S., & Aram, D. M.（1992）. Mathematics performance in left and right brain-lesioned children and adolescents. Brain and Cognition, 19（2）：208-252.

Aydin, K., Ucar, A., Oguz, K. K., et al.（2007）. Increased gray matter density in the parietal cortex of mathematicians: A voxel-based morphometry study. American Journal of Neuroradiology, 28（10）：1859-1864.

Baddeley, A. (1992). Working memory. Science, 255 (5044): 556-559.

Baldwin, D. A. (2014). Understanding the link between joint attention and language. In Chris, M., Philip, J. D., Phil, D. (Eds), Joint attention. London: Psychology Press.

Banerjee, S. (Ed.). (2013). Attention deficit hyperactivity disorder in children and adolescents. Croatia: Intech Open.

Bassett, D. S., & Gazzaniga, M. S. (2011). Understanding complexity in the human brain. Trends in cognitive sciences, 15 (5): 200-209.

Bialystok, E., & Feng, X. (2009). Language proficiency and executive control in proactive interference: Evidence from monolingual and bilingual children and adults. Brain Language, 109 (2-3): 93-100.

Bialystok, E., Craik, F. I. M., & Freedman, M. (2007). Bilingualism as a protection against the onset of symptoms of dementia. Neuropsychologia, 45 (2): 459-464.

Black, J. M., Xia, Z. C., & Hoeft, F. (2017). Neurobiological bases of reading disorder part II: The importance of developmental considerations in typical and atypical reading. Language and Linguistics Compass, 11 (10).

Blatter, D., Bigler, E., Gale, S., et al. (1995). Quantitative volumetric analysis of brain MR: Normative database spanning 5 decades of life. AJNR, 16 (2): 241-251.

Bookheimer, S. Y. (2002). Functional MRI of language: New approaches to understanding the cortical organization of semantic processing. Annual Review of Neuroscience，25（1）：151-188.

Bookheimer，S. Y.，Zeffiro，T. A.，Blaxton，T. A.，et al. （1998）. Regional cerebral blood flow during auditory responsive naming：Evidence for cross-modality neural activation. Neuroreport，9（10）：2409-2413.

Bouchard，T. J.，Lykken，D. T.，McGue，M.，et al.（1990）. Sources of human psychological differences：The minnesota study of twins reared apart. Science，250（4978）：223-228.

Bower，G. H.（1979）. Psychology of learning and motivation. New York：Academic Press.

Boyd，R.（2008）. Do People Only Use 10 Percent of Their Brains? Scientific American. https://www.scientificamerican.com/article/do-people-only-use-10-percent-of-their-brains/. 访问日期：2024 年 9 月 1 日.

Butterworth，B.，Varma，S.，& Laurillard，D.（2011）. Dyscalculia：From brain to education. Science，332（6033）：1049-1053.

Cadinu，M.，Maass，A.，Rosabianca，A.，et al.（2005）. Why do women underperform under stereotype threat? Evidence for the role of negative thinking. Psychological science，16（7）：572-578.

Castro-Caldas，A.，Petersson，K. M.，Reis，A. I. D.，et al. （1998）. The illiterate brain：Learning to read and write during childhood influences the functional organization of the adult brain. Brain，121（6）：1053-1063.

Chen，X. X.，Sachdev，P.，Wen，W.，et al.（2007）. Sex differences in regional gray matter in healthy individuals aged 44-48 years：

A voxel-based morphometric study. NeuroImage, 36（3）: 691-699.

Cheng, D., Xiao, Q., Cui, J., et al.（2020）. Short-term numerosity training promotes symbolic arithmetic in children with developmental dyscalculia: The mediating role of visual form perception. Developmental Science, 23（4）.

Cheour, M., Martynova, O., Näätänen, R., et al.（2002）. Speech sounds learned by sleeping newborns. Nature, 415（6872）: 599-600.

Conel, J. L.（1939）. The postnatal development of the human cerebral cortex. Vol. 1. The cortex of the newborn. Harvard University Press.

Cui, J., Yu, X., Yang, H., et al.（2013）. Neural correlates of quantity processing of numeral classifiers. Neuropsychology, 27（5）: 583.

Dantzig, T.（1954）. Number: The language of science. New York: MacMillan.

de Lacoste-Utamsing, & Holloway, R. L.（1982）. Sexual dimorphism in the human corpus callosum. Science, 216（4553）: 1431-1432.

Dehaene, S.（1999）.The number sense: How the mind creates mathematics. Oxford University Press.

Dehaene, S., & Cohen, L.（1998）. Levels of representation in number processing. In B. Stemmer & H. A. Whitaker（Eds.）, The handbook of neurolinguistics（pp. 331-341）. New York: Academic Press.

Dehaene, S., Dupoux, E., Mehler, J., et al.（1997）. Anatomical variability in the cortical representation of first and second language. NeuroReport，8：3809-3815.

Dekker，S.，Lee，N. C.，Howard-Jones，et al.，（2012）. Neuromyths in education：Prevalence and predictors of misconceptions among teachers. Frontiers in Psychology，3：429.

Diamond，M. C.，Lindner，B.，& Raymond，A.（1967）. Extensive cortical depth measurements and neuron size increases in the cortex of environmentally enriched rats. Journal of Comparative Neurology，131（3）：357-364.

Eccles，J. S.（1984）. Sex differences in mathematics participation. Advances in motivation and achievement，2：93-137.

Eger，E.，Sterzer，P.，Russ，et al.（2003）. A supramodal number representation in human intraparietal cortex. Neuron，37（4）：719-726.

Ehri，L. C.（2005）. Learning to read words：Theory，findings，and issues. Scientific Studies of Reading，9（2）：167-188.

Ellis，R.（1985）. An introduction to second language acguisition. Oxford：Oxford University Press.

Emerson，R. W.，& Cantlon，J. F.（2015）. Continuity and change in children's longitudinal neural responses to numbers. Developmental Science，18（2）：314-326.

Fabbro，F.（2000）. Introduction to language and cerebellum. Journal of Neurolinguistics，13（2）：83-94.

请扫描二维码，查看全部参考文献

图书在版编目（CIP）数据

教育脑科学：从心理学实验室走向教育实践／曾琦著．—
北京：北京师范大学出版社，2024.10
　　ISBN 978-7-303-29169-4

　　Ⅰ．①脑…　Ⅱ．①曾…　Ⅲ．①脑科学　Ⅳ．① R338.2

中国国家版本馆 CIP 数据核字（2023）第 093013 号

图书意见反馈　gaozhifk@bnupg.com　010-58805079

JIAOYU NAOKEXUE: CONG XINLIXUE SHIYANSHI ZOUXIANG
JIAOYU SHIJIAN

出版发行：北京师范大学出版社 www.bnupg.com
　　　　　北京市西城区新街口外大街 12-3 号
　　　　　邮政编码：100088
印　　刷：北京盛通印刷股份有限公司
经　　销：全国新华书店
开　　本：880 mm×1230 mm　1／32
印　　张：10
字　　数：260 千字
版　　次：2024 年 10 月第 1 版
印　　次：2024 年 10 月第 1 次印刷
定　　价：86.00 元

策划编辑：周益群　　　　　　　　责任编辑：宋　星
美术编辑：李向昕　焦　丽　　　　装帧设计：李向昕　焦　丽
责任校对：陈　荟　　　　　　　　责任印制：马　洁